COMMENT
IL FAUT VIVRE

AVERTISSEMENTS ET CONSEILS

S'ADRESSANT AUX MALADES ET AUX GENS BIEN PORTANTS

POUR VIVRE

D'APRÈS UNE HYGIÈNE SIMPLE ET RAISONNABLE

ET UNE THÉRAPEUTIQUE CONFORME À LA NATURE

PAR

Sébastien KNEIPP

CURÉ A WŒRISHOFEN (BAVIÈRE)

SEULE TRADUCTION FRANÇAISE AUTORISÉE PAR L'AUTEUR

KEMPTEN (BAVIÈRE)

Jos. KŒSEL, IMPRIMEUR-ÉDITEUR

1891

Vente exclusive en France chez P. LETHIELL'
10, rue Cassette, PARIS.

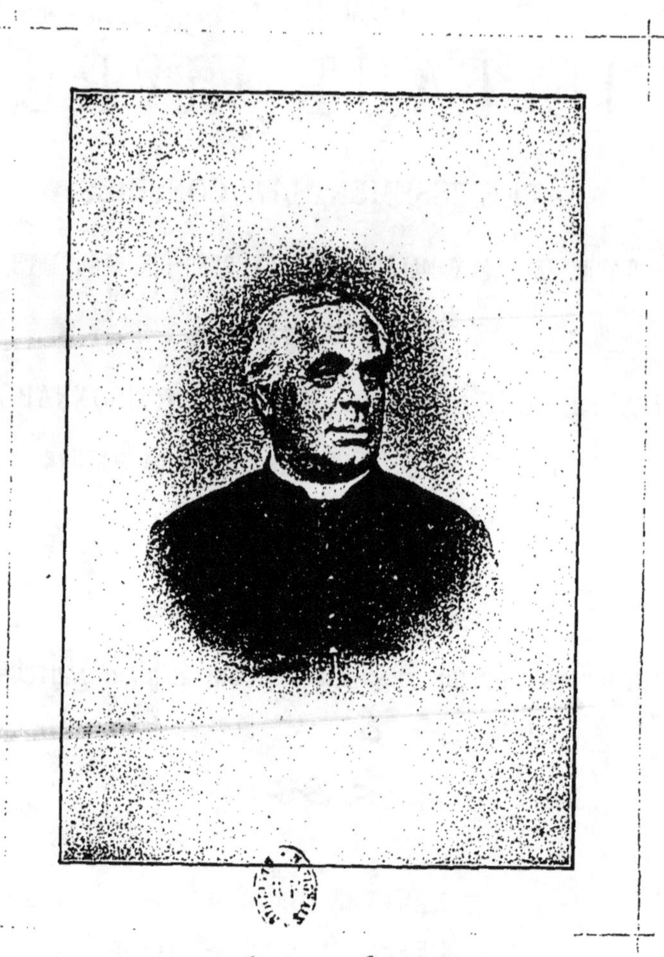

COMMENT
IL FAUT VIVRE

AVERTISSEMENTS ET CONSEILS

S'ADRESSANT AUX MALADES ET AUX GENS BIEN PORTANTS

POUR VIVRE

D'APRÈS UNE HYGIÈNE SIMPLE ET RAISONNABLE

ET UNE THÉRAPEUTIQUE CONFORME À LA NATURE

PAR

SÉBASTIEN KNEIPP

CURÉ A WOERISHOFEN (BAVIÈRE)

SEULE TRADUCTION FRANÇAISE AUTORISÉE PAR L'AUTEUR

KEMPTEN (BAVIÈRE)

Jos. KŒSEL, IMPRIMEUR-ÉDITEUR

1891

Vente exclusive en France chez P. LETHIELLEUX, Libr.-Edit.
10, rue Cassette, PARIS.

Introduction.

Il me suffit de jeter un regard sur la vie humaine pour constater que la plupart des hommes sont obligés de travailler et de peiner pour subvenir aux besoins de leur famille, et pour voir qu'ils gagnent réellement leur pain à la sueur de leur front. L'arrivée de l'homme en ce monde, son pèlerinage ici-bas et son départ pour l'éternité m'enseignent que notre corps, tout en servant d'enveloppe à une âme immortelle, est un chef-d'œuvre, mais bien fragile. Enfin les nombreuses souffrances physiques et morales sont faites, je l'avoue, pour rendre plus difficile aux créatures l'accomplissement de leurs devoirs, et c'est „un joug bien dur que celui qui pèse sur les enfants d'Adam depuis l'heure à laquelle leur mère les a mis au monde jusqu'à la minute où ils retournent à la terre, notre mère à tous“.

Qu'il ait pu en être autrement, la raison nous le dit, puisque l'homme, par son âme immortelle et libre, est l'image de son Créateur tout-puissant, plein de bonté et de sagesse. Comme nous l'enseigne aussi l'Église, toute la création gémit sous la malédiction que nous a value le péché originel et sa punition; la justice divine veut que l'homme supporte son sort avec patience et qu'il soit prêt à la mort, quelle que soit l'heure, quel que soit le lieu. Mais celui qui a dit: „Demandez et vous recevrez“ peut aussi, touché par notre humble prière, prolonger les jours de notre existence; il peut retenir le bras vengeur levé pour nous châtier et pour nous infliger les infirmités et les misères. L'homme ne doit donc pas se contenter de demander à Dieu la santé et une longue vie, il doit aussi employer son intelligence à chercher dans la nature les trésors que Dieu y a déposés pour guérir les maux de la vie. Ici encore c'est le cas de répéter: Aide-toi, le ciel t'aidera!

De tout temps il y eut des hommes qui se firent un devoir de chercher les moyens de guérir la plupart des maladies. Aussi faut-il renoncer à compter les ouvrages qui nous initient aux vertus des plantes et aux effets salutaires des minéraux. Quant aux livres, qui nous renseignent sur les moyens de combattre tel ou tel mal par le feu ou par le bistouri, ils sont incalculables.

Dès mon jeune âge, j'ai remarqué dans bien des indispositions les excellents résultats des herbes ramassées par de vieilles gens. On considérait alors la vie d'une façon plus réfléchie que de nos jours, et l'on savait élever son âme vers le ciel d'où viennent la guérison et le salut. Les simples, en si haute estime chez les anciens, sont aujourd'hui méprisées ou oubliées; quelques-unes seulement sont encore recherchées par de braves gens, et utilisées dans la médecine domestique. Le sort de ces plantes est un peu celui des vieilles modes. Les vêtements solides et utiles ont cédé la place à des parures sans goût, aussi laides que nuisibles, et qui usent le corps.

Désireux de soulager les maux de mes semblables dans la mesure du possible, j'ai renoué connaissance avec les simples abandonnées ou oubliées, j'ai expérimenté leurs vertus et j'ai débarrassé plus d'un homme de maladies cruelles et invétérées. Et combien de fois n'ai-je pas dû m'écrier: O mon Dieu! que vos œuvres sont admirables! Ce que l'homme dédaigne, ce qu'il foule aux pieds, vous l'avez semé devant ses yeux pour qu'il y puise du secours dans les souffrances.

La main bienfaisante du Tout-Puissant a donné à la pauvre humanité un remède tout spécial, qui se rencontre partout et qui guérit de nombreuses maladies; c'est l'eau. Ce grand don de la bonté divine non seulement calme la soif de l'homme et des animaux, mais il est aussi le premier de tous les remèdes, le meilleur et le plus commun.

La nature d'ailleurs ne se charge-t-elle pas d'indiquer elle-même à l'homme de cent façons différentes que l'eau doit être employée comme remède. Voyez comme il paraît doué d'une nouvelle vie et de forces plus grandes celui qui, soit après une dure journée de labeur, soit le matin à son lever, s'est bien lavé la figure, les mains, le cou et la poitrine. Si l'on est un peu observateur on n'est pas sans remarquer que les animaux eux-mêmes recherchent l'eau comme un remède à leurs souffrances. En ceci encore, l'homme qui a l'intelligence se montre plus déraisonnable que la créature qui en est privée.

L'eau, en tombant sur la terre au printemps ou en été, excite partout la vie et la croissance, infiltre dans les organes des plantes une vie nouvelle et une activité plus forte. Elle rafraîchit et vivifie les parties du corps que tout homme civilisé approprie chaque jour. N'est-ce pas suffisant pour indiquer que l'eau doit être employée aussi bien par les gens bien portants que par les malades pour débarrasser l'épiderme des matières nuisibles, et pour rafraîchir l'ensemble des organes et leur donner une nouvelle activité. — Mais il en est de ceci comme d'une foule d'autres choses. On cherche la guérison où elle n'est pas, ou dans ce qui est contraire à la nature, et on délaisse ce qui est simple, conforme à la nature, et raisonnable. On peut même dire que plus une nouvelle méthode curative est extraordinaire, plus ses adeptes et ses amis seront nombreux, jusqu'à ce que la foule de ces crédules remarque qu'elle a été dupe et que le célèbre praticien a su se remplir les poches. Ce que la Sainte Écriture dit de l'eau surnaturelle, de la grâce, on peut aussi l'appliquer à l'eau ordinaire : „Ils ont abandonné les sources vivifiantes (c'est-à-dire qui donnent et soutiennent la vie) et ils ont creusé des citernes qui n'ont point d'eau (partant point de vie).“

Cela peut se dire aussi de la façon de vivre de la plupart des hommes aujourd'hui. Si l'on considère les absurdités auxquelles on se livre surtout dans l'éducation physique des enfants, on en arrive à douter du bon sens des hommes et de leur logique. Pourquoi donc ne pas prendre nos ancêtres pour modèles ! Pendant des siècles ils employaient l'eau non seulement pour la propreté du

corps mais aussi pour la conservation de la santé ; par
des bains d'eau froide ils donnaient au corps des enfants
la force de résistance nécessaire pour lutter contre toutes
les influences nuisibles du climat et des saisons. Regardons encore plus en arrière. Ne voyons-nous pas les
Romains, dans leurs expéditions, construire des bains partout où ils établissaient des retranchements, et quand,
d'une façon ou d'une autre, ils étaient entrés en transpiration, ils arrosaient leur corps d'eau froide. Ces anciens,
dont nous pourrions encore apprendre beaucoup, faisaient
de l'eau un tel cas qu'ils disaient proverbialement : „Béni
soit celui qui trouva le bain !“ C'est à l'usage raisonnable
de l'eau ainsi qu'à leur vie frugale que nos ancêtres attri-
buaient leur âge avancé, et cette force musculaire qui en
faisait des géants.

Dans ces derniers siècles il y eut toujours des hommes
qui s'efforcèrent de faire revenir l'humanité à l'hygiène des
anciens, et de ramener les hommes à ces règles de vie
aussi raisonnables que simples. Je prendrai pour exemple
les grands fondateurs d'Ordres ; dans les règles qu'ils im-
posaient à leurs communautés ils déclaraient la guerre à
toutes ces absurdités qui tendent à débiliter le corps, par
suite ils rendaient les membres de l'Ordre aptes à remplir
les devoirs de leur dure vocation, tout en étant bien portants et en vivant longtemps. Bien des médecins ont aussi
reconnu la vertu de l'eau et l'ont regardée comme étant
d'un grand secours pour la guérison des misères humaines.
Parmi ces praticiens les plus contemporains, je citerai Hufe-
land et Priesnitz.

Ce n'est ni par goût, ni par amour de la médecine,
mais par nécessité que j'ai expérimenté les heureux effets
de l'eau. Quand l'on est dans le besoin on prie et on
utilise son intelligence ! En 1847 je fus condamné par
deux célèbres médecins, j'avais un pied dans la tombe, et
les deux savants me déclarèrent perdu. Grâce à l'eau je
vis encore aujourd'hui, je suis gai et encore capable de
beaucoup d'œuvres.

Il est vrai que je ne le dois pas à l'eau seulement, mais
aussi à ma forte constitution, à mon hygiène tout-à-fait
serrée et en désaccord avec celle de beaucoup de gens.

Ce qui m'a procuré la santé, à moi, candidat de la mort, pourra sans doute aussi servir à bien d'autres : ce remède fut uniquement l'eau. Je prends à témoin tous ceux qui ont été guéris en suivant ma cure d'eau, et ils peuvent se compter par centaines. Mais, comme je l'ai dit, ce qui m'a conservé une excellente santé pendant plus de 40 ans, ce ne fut pas seulement l'usage de l'eau, mais aussi la façon de me nourrir, de me loger, de dormir et de me vêtir.

C'est pourquoi les amis qui m'avaient engagé à publier ma „Cure d'eau," me pressèrent de publier mes expériences sur les bons effets d'une hygiène d'accord avec la raison et les forces physiques. Je m'y décidai difficilement. Les devoirs de ma vocation sacerdotale doivent avant tout absorber mes forces ; c'est dans ce but d'ailleurs que viennent à moi le grand nombre de ceux qui, dans leurs diverses souffrances, me demandent de les soulager ; rien que pour cette année j'en compte déjà plus de mille. Le second motif qui me fit résister, c'est que j'ai 69 ans et que j'aurais besoin de repos et de ménagements. Écrire ce livre, c'était donc retrancher un certain temps à mon existence. Ce qu'il contient a été écrit par pièces, comme cela se présentait à mon intelligence, ou sur un fonds de notes que j'ai prises dans les cas les plus graves. On voudra donc bien me pardonner si on retrouve dans ce livre des choses déjà dites dans mon ouvrage „Cure d'eau." Ce que j'ai déjà dit était-il bon ? — et le succès de l'ouvrage précité semble le confirmer — alors je puis le dire deux fois ; on ne s'en souviendra que mieux.

Les médecins formés à l'académie de médecine n'acquiesceront sans doute pas à tout ce qui est dit dans cet ouvrage, ils ne le trouveront pas à la hauteur de ce que l'on appelle la science contemporaine. Cela ne m'empêchera cependant pas de l'écrire parce que le résultat est le meilleur guide de la vérité ; ce qui est de quelque secours pour l'homme, ce qui le rend bien portant, ne peut être que bon pour lui. S'il est traité suivant les règles de la science et qu'il vienne à mourir, ce sera pour lui une bien mince consolation que de savoir qu'il a été soigné selon les meilleures données scientifiques. Je n'ai encore invité personne à venir se faire soigner par moi ; et j'ai l'habitude, dans les cas graves, d'adresser d'abord le malade à un médecin savant et renommé, pour qu'il l'ausculte et lui dise où siège son mal. Alors seulement je me décide à le soigner. Je ne vise pas non plus à faire concurrence à la médecine savante ; je reconnais volontiers le bien où je le trouve. Mais je me dois à moi-même de donner un témoignage à la vérité et de déclarer faux ce qui est reconnu comme tel. Je ne suis guidé par aucun intérêt terrestre ; la compassion pour ceux de mes semblables qui souffrent, voilà le mobile auquel j'ai obéi et j'obéis encore aujourd'hui.

Si l'on m'objectait que ma vocation n'est pas de guérir les gens, je répondrais : Le samaritain n'était pas non plus un savant docteur et il soigna cependant le malheureux tombé entre les mains de voleurs qui l'avaient presque tué, et il ne se préoccupa point du blâme que pourraient lui infliger ses compatriotes pour sa trop grande miséricorde.

Je ne redoute pas une critique malveillante de mon ouvrage, je n'y prêterai pas attention, quand même elle se draperait dans le manteau de la soi-disant science. Un médecin a pu dire de mon premier ouvrage : „Le livre serait bien s'il n'était l'œuvre d'un calotin;“ et une telle franchise indique grandement l'état d'âme de ce grand bienfaiteur de l'humanité. Moi, je réponds tout tranquillement „les soldats non plus n'ont pas inventé la poudre, et ils tirent cependant très bien.“ Je renonce à toute gloire et à tout honneur ; le Pater que dira pour moi celui que j'aurai guéri me sera bien plus profitable que tous les diplômes d'honneur de ceux qui se croient appelés à jouer le rôle de défenseur et de sauveur de la science.

Quant à ceux que cela pourra intéresser, je leur déclarerai que mon ouvrage „Cure d'eau“ en est à sa 26 ème édition. Il n'y a pas encore trois ans que ce livre est publié et il n'y a pas un coin de terre allemande qui ne le connaisse et où il ne soit accueilli comme l'ami du foyer. Il a même pénétré dans d'autres pays et y a des amis Je puis donc concevoir le modeste espoir que l'humanité bénira aussi cet ouvrage, dont le but est de dire aux hommes comment ils doivent vivre, s'ils veulent être et demeurer sains et forts, et engendrer une race qui leur ressemble. Si, dans „Cure d'eau", j'expliquais aux lecteurs comment, grâce à l'eau et aux simples, ils pouvaient retrouver une santé perdue, ce nouvel ouvrage leur enseignera l'hygiène à suivre dans le choix de la nourriture, du logement, du vêtement, etc., pour conserver la santé et prévenir les maladies. Ce sera la première partie.

À la requête de mes amis, j'ai traité, dans la seconde partie, d'un certain nombre de cas de maladies qui ont quelque intérêt ou qui complètent ceux que j'ai exposés dans „Ma cure d'eau." Je n'ai pas simplement énuméré les traitements qui ont été suivis, mais aussi les effets que je désirais obtenir afin de guider celui qui n'a pas un médecin près de lui, et lui enseigner comment il peut employer l'eau en attendant l'arrivée du médecin, sans qu'il y ait à redouter le moindre danger pour la santé.

Toi aussi, mon second ouvrage, commence donc ton voyage sous la protection du Tout-Puissant. Aborde d'abord ceux qui, par la lecture de „Cure d'eau", ont eu occasion de se lier d'amitié avec l'eau et qui usent de l'eau comme d'un sauveur contre la maladie. Tu leur diras ce qu'ils doivent savoir pour compléter ce qu'ils ont acquis avec la lecture du premier ouvrage. Si tu te fais autant d'amis que le précédent ouvrage, ma joie sera grande parce que j'aurai le témoignage d'avoir aidé quelque peu au bien de mes semblables. Pour moi-même je ne désire qu'une chose, c'est que ceux qui ont été guéris par moi ou que mes deux livres ont aidés à prolonger leur joie de vivre et leur temps d'expiation sur la terre, me donnent un petit souvenir dans leurs prières. Ainsi soit-il.

Wœrishofen, 15 septembre 1889.

L'auteur.

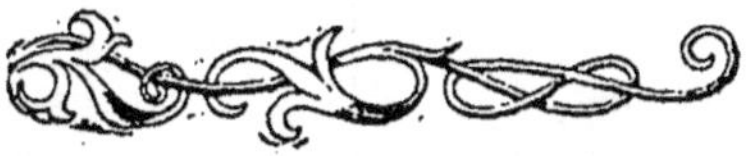

Table des matières.

COMMENT

IL FAUT VIVRE

PREMIÈRE PARTIE

Des

conditions de la santé

et des

moyens de la conserver.

Chapitre I

Influence de la lumière sur la santé de l'esprit et sur celle du corps.

Quelle énorme différence entre le jour et la nuit! Comparez un bel après-midi, où le soleil brille d'un éclat bien vif sans un nuage à l'horizon, avec une heure d'une nuit si profonde que les ténèbres elles-mêmes semblent obscurcies et que les objets ne peuvent plus être distingués. L'effet sera le même que si vous considérez d'abord un salon immense, orné de beaux tableaux et d'objets d'art, puis un cachot sombre et froid dans lequel tout est ténèbres, et tout est étrange. La vue du salon élèvera l'âme et réjouira, le cachot au contraire n'inspirera que de la crainte et une profonde tristesse. Quel est celui qui voudrait élire domicile dans un lieu aussi sombre? Chacun se dirait qu'il y dépérirait, et tous préféreraient un salon vaste, bien éclairé et orné d'objets d'art. C'est à ce salon que ressemble la création quand elle est éclairée par la lumière du soleil. Elle apparait alors dans tout ce qu'elle a de grandiose et de beau. Mais quand la terre par sa position empêche les rayons du soleil d'éclairer la nature qui nous environne, elle est alors semblable à un sombre cachot. Et si le soleil cessait de se lever et de se coucher pendant quelques semaines, quelles conséquences cela n'aurait-il pas pour toute la création! Qu'adviendrait-il de l'homme, la plus belle créature de la terre? Quelles en seraient les conséquences pour la santé et même pour la vie de l'homme?

Considérons seulement une plante qui a poussé dans un endroit obscur ou dans une cave où ne peut pénétrer qu'un maigre filet de lumière! Elle est comme flétrie, sa couleur est pâle, ses fruits sont insipides et elle se fane promptement. On peut dire en général : Ce qui croît à la lumière du soleil se développe sain, puissant et complet, ce qui pousse dans l'obscurité est et demeure chétif. Ce qui est frappant d'ailleurs, c'est que la plus grande partie des plantes et surtout les fleurs se tournent toujours vers la lumière! Le tournesol attend au matin le soleil levant, reste tourné vers lui jusqu'au soir et s'incline avec l'astre vers le couchant. Beaucoup de fleurs d'ailleurs ferment leur corolle le soir comme le commerçant sa devanture! Quand le soleil se lève, elles s'ouvrent de nouveau. Il en est des animaux comme des plantes ; quand le jour disparaît, ils aspirent au repos, et quand le soleil se lève, ils ont plus de vivacité et une nouvelle vigueur. Il n'y a presque pas d'oiseaux qui chantent le soir ; tout ce qui peut chanter commence au matin.

Si la lumière exerce une telle puissance sur les autres créatures, pourquoi n'aurait-elle pas une influence particulière sur le corps humain et sur l'esprit ? Voyez quelle tristesse une journée sombre procure à l'homme malade! L'homme bien portant est, lui aussi, moins gai ; mais quel agrément n'éprouve-t-on pas quand, après plusieurs jours de pluie, un joyeux rayon de soleil pénètre dans la chambre du malade, dans l'atelier ou dans toute la nature ! Chaque homme subit l'influence de la lumière aussi bien au coucher qu'au lever du soleil; mais le malade éprouve doublement la chose. Il est facile aussi d'observer sur l'homme les avantages de la lumière ou les dommages causés par le manque de lumière. Il est rare de trouver un tisserand, un ouvrier de fabrique, un mineur, ou tout autre appelé par sa situation à se priver de la lumière du jour, qui ait une figure bien portante et fraîche. N'ont-ils pas tous une fleur de la mort sur leur visage. Nos collégiens ont une nourriture abondante et sont soignés presque plus que de raison, et cependant tous manquent de la fraîcheur de la vie et d'une santé complète. On peut dire, à bon droit, que la clarté et la lumière du soleil contribuent beaucoup à procurer à l'homme une bonne disposition et de l'esprit et du corps.

On pourrait peut-être dire : Quand nous manquons de soleil, nous avons cependant une excellente lumière pour le remplacer. En ce genre on a certainement fait des inventions extraordinaires. Comme enfant j'ai vu autrefois allumer des éclats de bois pour la veillée, et on filait à la lueur de cette misérable lumière ; quelquefois aussi on plaçait sur un chandelier un copeau bien sec, on l'allumait à une extrémité et il brûlait lentement jusqu'au bout, les bonnes gens se contentaient de cette lumière et filaient jusqu'à 9 h. du soir. L'huile de lin et les chandelles furent ensuite employées communément pour l'éclairage aussi bien dans les ateliers que dans les maisons particulières. Avec le temps on est arrivé à découvrir maintes sortes de combustibles ou de modes d'éclairage. On a abandonné l'huile de lin et les chandelles parce que les nouvelles matières fournissaient une lumière bien plus claire. On a nui par là énormément à la nature humaine et aux yeux tant par l'éclat éblouissant de la lumière que par l'air corrompu que l'on respire par exemple avec l'éclairage au gaz.

Placez sur une table entourée de 5 à 6 personnes soit une lampe à huile de lin, soit une chandelle comme autrefois et invitez ces personnes à lire le plus longtemps possible ; vous entendrez bientôt tout le monde se plaindre du manque de lumière, preuve évidente que la vue est aujourd'hui plus faible qu'autrefois et que nos lumières ingénieuses ne sont pas sans causer du dommage aux yeux. Le grand nombre de ceux qui portent lunettes est encore une preuve évidente de ce que nous avançons. Je ne me souviens pas d'avoir vu dans mon enfance un jeune homme porter lunettes. On croyait communément alors que les lunettes étaient faites pour les vieilles gens et pour quelques étudiants. Aujourd'hui, au contraire, on rencontre dans les villes et même par ci par là à la campagne des enfants de 8 à 12 ans qui sont déjà obligés de porter lunettes, et ne peuvent pas supporter la lumière du soleil. On en viendra bientôt sans doute à faire porter lunettes aux enfants à la mamelle. Quant à moi, voici quelle est ma conviction : Quand la nature de l'homme est endurcie par la lumière du soleil, chacun a une bonne vue ; quand la lumière du soleil fait défaut, le corps s'affaiblit et avec lui la vue. Il faut donc faire son possible pour ne pas être privé de la chaleur et de la lumière du soleil, et les yeux comme le corps ne s'en porteront que mieux. Mais quand on en arrive à habiter, et cela surtout dans les villes, des chambres ou des ateliers où ne peuvent pénétrer ni la clarté du jour ni la chaleur du soleil, comment ces deux agents pourraient-ils nous rendre bien portants et vigoureux ! Considérez les gens, enfants ou grandes personnes qui se développent et travaillent en plein air, en pleine lumière du soleil ; comme les yeux de ces gens-là sont sains en comparaison de ceux de nombreux habitants des grandes villes ou de ceux qui travaillent dans de sombres ateliers ! C'est là une grande preuve à l'appui de mon dire ! L'homme aujourd'hui peut s'habituer à beaucoup de choses surtout quand la mode le prescrit. Il y a des appartements dont les fenêtres sont garnies de sombres et épaisses tentures de façon à faire régner dans tous les coins une sorte de crépuscule, ou bien encore il y fait sombre comme dans un cachot. On se garde cependant communément encore d'y lire le soir afin de ne pas affaiblir la vue ; et les personnes qui travaillent beaucoup dans cette sorte de crépuscule affaiblissent leur vue et débilitent leur corps. A mon avis on ne saurait trop s'arrêter à cette pensée : Quiconque vit et se meut à la clarté du jour et à la chaleur du soleil, celui-là conservera une vue excellente et un corps très sain du moins pour autant que la lumière peut avoir de l'influence sur ce point.

Chapitre II
Influence de l'air sur la santé.

J'étais arrivé tout à coup au bord d'un assez grand ruisseau. L'eau était si transparente que l'on aurait pu y distinguer la plus petite pièce de monnaie. Le ruisseau était assez profond et assez large et on y voyait passer, rapides comme des flèches, des truites, de petites et de grandes. Leur vivacité, leur fraîcheur, indiquaient suffisamment le bien-être qu'elles goûtaient dans cette eau limpide et belle, dans laquelle elles passaient leur existence. Eh bien cet élément que l'on appelle eau est une toute petite image de l'air. L'air est aussi un élément transparent, impondérable, dans lequel se meuvent les oiseaux, comme la truite nage dans l'eau, de même que l'homme et les animaux vivent sur la terre. L'homme respire et absorbe, sans pouvoir jamais s'arrêter, l'élément qui lui est tellement nécessaire à l'existence qu'il lui serait impossible de vivre sans lui. L'air étant transparent et les matières qui y sont contenues étant invisibles, il nous est impossible de voir comment il est composé. Quant aux éléments que l'homme absorbe à chaque aspiration, ce sont: l'oxygène, l'azote, le carbone et la vapeur d'eau. Ces substances sont nécessaires à la vie, mais la plus nécessaire est l'oxygène. Aussi quand l'air ne contient que les principes nécessaires à la nature humaine, la santé n'en souffre pas. Malheureusement ce n'est pas toujours le cas, et l'air est souvent composé de substances malsaines ou bien manque des principes indispensables.

Nous pouvons nous trouver au bord d'un ruisseau ou d'une rivière qui roule des immondices ou de la vase, et dont l'eau est tellement trouble qu'il est impossible de voir le fond, malgré cela nous pourrons y remarquer des poissons et même de très gros. Ces poissons sont moins vifs et moins gais que les truites, aussi ne verrez-vous aucune de ces dernières qui ne se plaisent que dans une eau de source bien limpide. Il y a donc une différence notable entre l'eau de source et l'eau sale de la rivière; Celle-là jaillit transparente et pure, tandis que les flots de celle-ci charrient bien des ordures. Il en est ainsi de l'air qui peut être pur ou chargé de principes malsains.

De même que la plus belle eau peut devenir subitement trouble et sale si l'on y jette des ordures, l'air le plus pur peut aussi se charger rapidement de substances nuisibles. Que quelqu'un fume un cigare pendant quelques minutes seulement dans une chambre où règne un air pur et aussitôt l'air sera vicié, et il le sera davantage encore, si les fumeurs sont en nombre. Et si l'air peut se corrompre aussi facilement, quelle sera sa composition dans les villes où tant de causes contribuent à le vicier. Ne voyez-vous pas d'ailleurs avec quel plaisir le citadin va à la campagne pour y respirer un air plus pur et plus sain qui enrichira le sang et transformera les tissus. Quiconque tient à sa santé et y attache un certain prix, fait son possible pour passer sa vie dans un air pur, et évite avec soin de respirer un air mauvais et vicié. Dans un autre chapitre je dirai les soins à prendre pour avoir un air pur dans sa chambre.

Chapitre III

Influence du froid et de la chaleur sur la santé.

Parmi les nombreux éléments qui enveloppent la terre, il en est deux qui sont de vrais géants et dont l'un a une puissance supérieure à celle de l'autre; tous les deux se disputent le pouvoir, c'est tantôt l'un qui l'emporte, tantôt l'autre. Ces géants s'appellent: Le Froid et la Chaleur. Qui pourrait énumérer les maladies causées par le chaud et le froid. Combien de milliers de vies humaines ont succombé à leur influence néfaste. Il est donc indispensable de se protéger aussi bien contre le froid que contre le chaud. Les oiseaux du ciel et les animaux terrestres sont, comme l'homme, sujets à l'influence de l'air. Mais Dieu prend soin lui-même de ces créatures. En hiver comme en été, l'oiseau reçoit un vêtement en rapport avec la température de la saison. Les animaux terrestres reçoivent pour l'été un léger vêtement de poils et pour l'hiver une fourrure bien épaisse et bien garnie. Les poissons eux-mêmes n'échappent pas aux soins du Créateur pas plus que les vers à qui Dieu a donné la terre pour abri.

Quant à l'homme, Dieu, l'ayant doué d'intelligence et de raison, a voulu qu'il se protégeât lui-même contre

les deux géants. L'homme reçoit cependant une direction
suffisante s'il observe son Créateur et s'il est attentif
aux soins que le Tout-Puissant donne aux autres créatures. Il apprend alors qu'il est besoin de vêtements
différents pour l'hiver et pour l'été si l'on veut échapper
aux influences néfastes du froid et du chaud. Au chapitre suivant on verra quelle est la méthode la plus
simple et la plus sûre à suivre en cette matière.

Chapitre IV
Des Vêtements.

Au chapitre précédent nous avons comparé le froid
et le chaud à deux géants toujours en lutte, et contre
lesquels l'homme devait se protéger lui-même. Il est à
considérer que cette lutte a lieu non seulement dans l'air,
mais dans le corps même de l'homme, d'une façon moins
grande il est vrai. Le froid aspire à la victoire pour
mener le corps à la mort, la chaleur tend à l'empire et
si elle l'obtient elle cause les plus grands troubles dans
l'organisme. Si je réussissais à guider dans la façon dont
on se doit protéger contre les influences néfastes du chaud
et du froid, je croirai avoir rendu service à l'humanité,
car sous ce rapport il existe souvent une profonde ignorance qui cause la ruine de bien des santés.

L'homme veut-il échapper aux funestes effets du
froid, son premier soin doit être alors d'avoir dans le
corps la chaleur nécessaire. Tout le corps puise sa chaleur dans le sang. Par de petits canaux nommés veines, le sang pénètre jusqu'aux extrémités du corps, et
celui-ci s'en nourrit et s'en réchauffe. En partie diminué, en partie rafraîchi, le sang revient au cœur, et,
plus riche et plus chaud, repart de nouveau dans
les veines. De même que pour entretenir le feu d'un
poële on a besoin de combustible, de même faut-il du
combustible pour entretenir dans le corps de l'homme
la chaleur nécessaire. Celui donc qui désire avoir un
sang bon et riche en chaleur doit d'abord songer au
combustible nécessaire à la nature pour produire cette

chaleur et la conserver. Heureux l'homme qui peut se vanter d'avoir un sang riche et fort pour nourrir et réchauffer son corps, il a le premier et le meilleur des préservatifs contre le froid, il a le fondement de la santé. Il faut plaindre au contraire celui dont le sang est faible ou en petite quantité; il fait l'effet d'une chambre insuffisamment chauffée à cause de la pénurie du combustible. L'homme qui n'a pas un sang riche et pur éprouve une sensation de malaise. Ceux qui désirent connaître le moyen d'avoir un sang riche et réchauffant l'apprendront au chapitre où je parle de la nourriture et de l'exercice nécessaires à la santé.

Le second moyen de se protéger contre le froid c'est d'avoir un vêtement en conséquence. Il y a sur ce point encore plus de méprises que sur les moyens de se procurer la chaleur naturelle. Si vous voulez vous vêtir avec intelligence, considérez ce qui suit. Il est des parties du corps qui ne se recouvrent pas et qui peuvent s'endurcir ainsi sans que le froid puisse leur nuire, par exemple le visage et les mains. La figure ne doit jamais être couverte, et la tête doit l'être très peu de façon à ne pas développer une trop grande chaleur. Pour me faire bien comprendre, je prendrai pour exemple les coutumes et les mœurs qui régnaient autrefois, et les changements qui sont survenus depuis 50 ou 60 ans au grand détriment de la santé et de la durée de la vie.

La jeunesse mettait sa fierté à porter un chapeau simple et rien de plus; quand le froid était plus vif on attachait un mouchoir sur les oreilles mais seulement pendant les grands froids. Si parfois, en hiver, on portait un chapeau garni de fourrure, la fourrure ne faisait pas le tour du chapeau et la chaleur n'était guère plus forte qu'avec un chapeau ordinaire. Quand la tête est trop bien couverte, la chaleur qui en est la conséquence attire encore plus le sang à la tête, ce qui est nuisible. Pourquoi une masse de gens après avoir marché ont-ils la tête couverte de sueur? Parce que la grande chaleur amène le sang à la tête et la coiffure empêchant la transpiration il en résulte une plus grande chaleur.

Autrefois, en hiver, les pauvres s'enveloppaient le cou dans un mouchoir de coton, les riches dans un mouchoir de soie; la gorge n'était pas couverte davantage et on aurait regardé comme un efféminé celui qui aurait fait plus. Le cou est le siège de bien des maladies; s'il est trop enveloppé, la chaleur s'y accumule et le sang y afflue davantage, et la respiration entraînant un air trop froid dans la gorge, il en peut résulter un catarrhe ou toute autre maladie. Celui qui veut éviter ces maux doit donc endurcir cette partie du corps. Je puis affirmer, et avec moi tous ceux qui ont mon âge avancé, que l'on connaissait bien peu autrefois les maladies de la gorge qui aujourd' hui font d'innombrables malheureux et coûtent la vie à un grand nombre. Je me souviens encore parfaitement de l'époque à laquelle ont apparu les grands mouchoirs de coton que l'on tournait deux ou trois fois autour du cou. On commençait alors à s'efféminer, et on a continué à le faire encore plus au lieu de revenir aux coutumes d'autrefois. Du mouchoir de coton on en est venu à celui de laine ou cache-nez et on en a enveloppé le cou deux ou trois fois. On a toujours été plus avant dans la voie efféminée et les maux de tête, de gorge, de poitrine, se sont augmentés en proportion. Des milliers d'hommes ont ainsi abîmé leur santé et sont morts trop tôt. J'affirme que pour augmenter le nombre des maladies il n'y avait pas de meilleur moyen que de s'envelopper ainsi la gorge. Je conseille à ceux pour qui la santé est précieuse d'endurcir leur tête et leur gorge, c'est la vraie façon d'éviter de nombreuses maladies.

Je me rappelle que, à peine âgé de 12 ans, je demandais un jour à mes parents de m'acheter une casquette d'hiver bordée en peau et dont le prix était de 40 kreutzers. On me fit entendre que je pouvais me contenter d'un bonnet en coton de 18 à 20 kreutzer. Et cependant nous avions une heure de chemin pour aller à l'église. „Si ta coiffure ne te suffit pas, avait-on ajouté, tu attacheras ton mouchoir sur les oreilles." J'avoue que tout en ayant été privé de ma casquette de peau, je ne suis cependant pas tombé malade. Eh bien aujourd'hui si l'on désire être bien portant, avoir moins de maux de gorge et de poitrine, il faut endurcir le cou et la tête. Avec le cache-nez on en est venu à être obligé de le porter presque toute l'année et souvent à ne pas même le quitter aux repas et dans une salle chauffée. Je pourrais même nommer telle et telle personne, qui, en juin, juillet et août, ont journellement le cache-nez autour du cou et ne peuvent pas aller en plein air sans craindre une forte toux.

La mode ne s'en est pas tenue au cache-nez. Maintenant pendant toute la journée on s'enveloppe le cou et la tête dans d'épais mouchoirs de laine au point que l'on ne voit plus ni les yeux, ni le nez, ni la bouche. On peut à peine distinguer une jeune fille d'une grand' mère. Les santés sont dans un état déplorable avec cette mode! Grâce à cet épais vêtement de laine le sang afflue à la partie supérieure du corps et y occasionne de violents maux de tête. Le sang quitte les mains et les jambes, et l'on peut dire sans crainte : plus il y a de laine accumulée sur la tête et la poitrine, plus les pieds sont froids. Cette façon de se vêtir préjudiciable à la santé et une hygiène mal réglée augmentent la pauvreté du sang.

Les vêtements de laine ont ce second inconvénient : la tête, le cou et la poitrine étant tenus trop chaudement sont plus sensibles au froid extérieur et il en résulte des rhumatismes et des crampes quand l'air frais vient à frapper les parties ainsi emmitouflées. D'ailleurs une gorge ainsi réchauffée est cependant obligée de respirer de l'air froid et il en résulte des catarrhes de toute sorte : catarrhe du nez, des oreilles, de la bouche, du larynx, des poumons, ou de l'estomac. Il arrive ainsi que tout en étant bien enveloppé, on tousse et on souffre toujours ou bien l'on a tellement froid aux pieds et aux mains que c'est pitié. Que voulez-vous, c'est le désir de vivre selon la mode qui est la cause de toutes ces misères. Si un chef de famille faisait entrer dans sa maison tous les gueux, les réchauffait, les soignait, et qu'il vînt ensuite se plaindre d'avoir tant de gueux dans sa maison, vous lui diriez : Renvoyez ces coquins et vous serez tranquilles. L'homme doit agir de la même façon avec les maladies qui se sont déclarées parce que la tête, le cou et la poitrine étaient trop enveloppées.

Donnez donc à votre tête une coiffure qui la protège contre le froid afin qu'il ne la frappe pas trop crûment et qu'il soit arrêté en partie. N'enveloppez jamais votre gorge, que ce soit avec un foulard ou autre chose, au point de ne pas permettre à l'air d'y arriver. Le vêtement du cou ne doit être que la bordure du vêtement du corps. Le meilleur préservatif contre les maux de gorge c'est de se couvrir la gorge aussi peu que possible et de livrer à l'air un complet accès. Il y a quarante ans, les étudiants avaient comme coiffure, hiver comme été, la traditionnelle petite casquette et au cou un petit ruban ; ils étaient cependant joyeux et bien portants, et ceux qui agissent encore ainsi s'évitent bien des maladies. Les femmes aussi de 40 à 50 ans avaient une coiffure toute simple et portaient au cou un léger foulard ; si la génération actuelle les prenait pour modèles elle aurait là le vrai moyen de retrouver une santé perdue.

Plus d'un lecteur et plus d'une lectrice pensera et dira : Je veux aussi me débarrasser des maladies que m'ont causées mes vêtements, et je veux m'habiller d'une façon simple, et comme il est dit dans ce livre, à la mode de nos ancêtres. Un instant ; cela ne se fait pas si facilement ni si vite. Le père de famille qui, pendant un certain temps, a hébergé des vauriens et les a soignés, ne peut pas les jeter à la porte tout d'un coup et par la violence. Il doit pour s'en débarrasser agir avec sagesse et avec prudence. Il en est de même quand il s'agit de ces compagnons insupportables appelés maladies ; on ne peut pas les repousser brutalement d'un seul coup, il faut y aller avec patience et prévoyance. Quand je parlerai des maladies je dirai comment il faut s'y prendre pour endurcir la nature et se débarrasser des maladies engendrées par des soins trop efféminés.

Les mains ne doivent pas être couvertes si l'on veut qu'elles s'endurcissent et qu'elles soient capables de remplir leur office. A cause de la diversité des travaux auxquels elles se plient, elles doivent être à même de subir toutes les variations de la température. Tantôt elles ont à supporter des froids piquants, tantôt de grandes chaleurs, ou bien elles sont humides et d'autres fois sèches. C'est le cas surtout pour les femmes. L'air endurcit les mains à cause du passage du froid à la chaleur. En été les mains s'habituent à la chaleur, en automne petit à petit au froid, de sorte qu'elles finissent par supporter le froid de l'hiver aussi facilement qu'elles supportent la chaleur en été. Il est cependant bon de porter des gants, par les grands froids, quand l'on conduit une voiture ou que l'on porte un fardeau, c'est-à-dire toutes les fois que le corps entier n'est pas mis en mouvement et par suite excité à la chaleur.

Puisque je parle de l'endurcissement à donner aux mains, je profite de l'occasion pour citer comme exemple la conduite des femmes qui vivaient il y a 40 et 50 ans. Leurs manches de chemise couvraient à peine la partie supérieure du bras, et pendant les occupations quotidiennes les bras étaient exposés au vent et à la température ambiante. En hiver seulement les bras étaient protégés par les manches d'un vêtement. Les jeunes filles éprouvaient une certaine fierté d'avoir des bras fortement musclés et à l'épreuve des variations de la température. Elles ne manquaient pas de sang et ne gelaient pas ; aussi avaient-elles pour les soins du ménage la résistance et la force nécessaires. Quand aujourd'hui au contraire on considère les vêtements que la mode impose à nos pauvres jeunes filles, on ne s'étonne plus de les voir fanées, faibles et sensibles au moindre changement de température. On s'efforce aujourd'hui de faire échec à l'air qui est cependant le meilleur aide pour ceux qui veulent s'endurcir ; on en est arrivé à faire pour les mains des vêtements de peau ou de laine qui, sous le nom de gants ou de mitaines, sont des sbires chargés d'interdire tout accès à l'air. De cette façon un grand nombre d'adorateurs ou d'adoratrices de la mode ont rendu leurs bras extrêmement sensibles et ont gagné des rhumatismes ou des crampes ; la maigreur des bras est chose fréquente et il semble souvent qu'ils ont plutôt été remplis d'eau que de chair.

Comparons seulement avec les personnes endurcies au froid et dont le visage, le cou, les bras et les mains sont résistants; une créature efféminée qui à l'automne et au printemps souffre du froid, qui en hiver ne peut plus se réchauffer mais geint continuellement, nous verrons alors laquelle est la plus heureuse. Si l'on voulait s'appliquer sérieusement à laisser de coté ces coutumes efféminées et s'endurcir quelque peu, on éprouverait bientôt un bien-être général, et une force de résistance plus grande donnerait à la vie plus de gaieté.

Tout en se protégeant contre le froid, en endurcissant certaines parties de notre être, il faut cependant d'autre part donner au corps un vêtement plus chaud en hiver. L'oiseau lui-même n'a-t-il pas un manteau plus chaud pour l'hiver? Il y a 50 ou 60 ans on ne connaissait que les chemises de toile, un peu seulement celles de coton. Les gens pauvres portaient de grossières chemises de lin qui étaient quelquefois un peu plus fines que le coutil employé à la fabrication des sacs à blé. Ces chemises étaient suffisamment longues pour couvrir les jambes, elles étaient tellement larges qu'elles faisaient de nombreux plis sous les autres vêtements. Les vêtements étant destinés à conserver la chaleur du corps, une pareille chemise était donc tout à fait convenable pour cet usage puisque l'air se conservait chaud entre ses plis. Par dessus la chemise on revêtait encore une camisole de toile qui rendait le même service que la chemise. En hiver, les vieilles gens et les infirmes portaient aussi des gilets de flanelle ou de laine. Enfin par dessus ces vêtements on mettait une blouse en toile grossière ou en coutil pour les ouvriers. Les pantalons des ouvriers étaient en coutil ainsi que les caleçons, ces derniers étaient peu en usage. Les caleçons de laine étaient l'exception, et encore l'ouvrier portait-il par dessus un pantalon de coutil. C'était un vêtement très chaud, à bon marché et résistant; cela n'empêchait pas bon nombre de personnes d'atteindre quatrevingts ans, tandis que c'est le petit nombre qui atteint cet âge aujourd'hui. Un pareil vêtement avait aussi ceci de bon, c'est que la chemise remplissait vis-à-vis du corps l'of-

fice d'une brosse et l'excitait à l'activité. Les habits.
des jours de fêtes étaient en laine, quelques-uns en cuir.
En Souabe, par exemple, l'usage du pantalon de cuir était.
très répandu ; ce vêtement ne coûtait pas cher, durait.
plusieurs années et protégeait bien contre le froid. Les.
jours de fêtes on mettait aussi des vêtements de toile,
du moins les hommes, et, comme alors la toile était de
meilleure qualité qu'aujourd'hui, plus d'un villageois gardait pendant 10 et 20 ans ses vêtements des jours de
fête. On dépensait alors beaucoup moins qu'aujourd'hui.
pour se vêtir. Les femmes portaient volontiers par dessus leur chemise de lin un vêtement de laine ou de coton, et ainsi elles protégeaient le corps contre les attein-
tes du froid ; les paysannes avaient l'habitude de porter
des vêtements de coton. Il y a 40 ans à peu près que
les chemises de coton ont fait leur apparition ; mais elles ne convenaient pas pour l'hiver, elles ne protégeaient.
pas assez les paysans contre le froid. On ne les aimait
pas non plus parce que, par la transpiration, elles se
collaient à la peau, par suite on avait froid et il en résultait un malaise. De plus quand elles étaient mouillées par la sueur, elles ne séchaient pas aussi rapidement.
que les chemises de toile. Enfin on s'en plaignait encore parce que la saleté s'y attachait plus fortement,
aussi les chemises de coton n'eurent-elles pas beaucoup.
de partisans ; on s'en servit cependant pour les vêtements.
de dessus. Aujourd'hui la mode est de ne plus porter
ni chemises de toile, ni chemises de coton, mais d'envelopper presque tout le corps dans la laine. On n'a.
pas seulement des chemises de laine, mais aussi des caleçons de laine ou autres vêtements qui touchent la.
peau.

Chers lecteurs, vous êtes avides de connaître mon.
opinion sur la mode actuelle, et je vous réponds : Je n'ai.
jamais frayé avec la mode. Comme je suis issu de
la plus basse classe de la société, je reste donc très volontiers avec les pauvres et je me préoccupe très peu.
de savoir quels sont les vêtements des autres. Mais.
voici ce que l'expérience m'a appris sur ce que l'usage des.
chemises et des caleçons de laine pouvait avoir de bon

ou de mauvais. J'ai eu la visite de bien des gens qui de la tête aux pieds souffraient de rhumatismes et de crampes. Tous m'ont déclaré avoir porté des chemises de laine ; mais c'était surtout le cas de ceux qui se plaignaient du froid aux pieds ou de congestions à la tête. Deux fois seulement il arriva que des hommes qui étaient complètement rhumatisants me répondirent : „Je porte des chemises de toile et pas de chemises de laine mais depuis quatre semaines seulement.“ Autrefois on rencontrait rarement des paysans souffrant de rhumatismes ou de crampes tout en travaillant beaucoup et en transpirant ferme ; mais aujourd'hui que les adorateurs de la mode sont si nombreux, il y a un nombre incalculable de ces maladies. Il me faut avouer que dans le nombre des malades qui sont venus à moi il n'y en a pas un seul qui ait toujours porté une chemise de toile. Autrefois les cas d'hystérie ne se constataient que chez les femmes, aujourd'hui l'hystérie se rencontre aussi chez les hommes. Je ne veux pas attribuer toutes les maladies à la chemise et aux vêtements de laine, mais je dois dire que l'expérience m'a démontré que ces vêtements en étaient souvent la cause déterminante. Et comment des vêtements de laine peuvent-ils produire ce résultat ? Voici : La laine touche à la peau et développe plus de chaleur que la toile, mais c'est le corps qui doit fournir la matière de cette chaleur, c'est donc à ses propres dépens que le corps se réchauffe. La chemise de laine une fois bien chauffée, cette chaleur s'écoule à l'extérieur, il s'ensuit donc une dépense de calorique plus grande et pour laquelle la nature doit fournir les matériaux. Il en est de même quand le corps repose au lit sous plusieurs couvertures de laine, la chaleur est produite aux dépens de l'organisme. De plus cette trop grande chaleur rend le corps plus sensible au froid, et la nature s'affaiblit en dépensant toute cette chaleur. Les rhumatismes et les crampes, ici encore, résulteront facilement de la transition de l'air libre dans une chambre chaude ou vice versâ. Le cas se présentera facilement la nuit quand la couverture ne recouvrira pas entièrement le corps et que le bras ou le pied se trouveront

exposés à l'air, même pendant un temps très court. Ainsi,
plus d'un, croyant se reposer et se fortifier la nuit, y
gagne au contraire un rhumatisme au bras, à la nuque,
aux épaules ou à quelque autre partie du corps.

On demandera peut-être pourquoi l'on ne peut pas
faire usage de toile fine, et quel préjudice il en peut résulter ? Voici ma réponse : La toile fine empêche à peine
la chaleur de s'échapper, c'est une sorte de muraille
épaisse qui ne peut pas retenir la chaleur ni écarter le
froid.　Le chemise de toile fine protège trop peu le corps.
De plus, si l'on transpire, la chemise de toile fine est
bientôt trempée, elle se colle à la peau et ne sèche que
très lentement.　Chacun le sait, c'est par les pores que
se fait la transpiration, la sueur sèche donc sur la peau
et dans la chemise, aussi une chemise de toile grossière
est-elle excellente parce qu'elle reçoit non seulement la
transpiration, mais parce qu'elle fait l'effet d'une brosse
en frottant la peau.　Grâce à la toile grossière la sueur
est non seulement vite recueillie mais elle s'évapore
aussi promptement, de plus elle est, je l'ai déjà dit, d'un
grand secours pour l'entretien de la peau.

Celui qui porte une chemise de laine m'objectera :
Je porte justement une chemise de laine parce qu'elle
ramasse beaucoup de sueur et que l'on n'a pas sur la
peau la sensation de l'humidité.　J'accorde, mais cette
humidité sèchera-t-elle plus vite avec la chemise de laine
qu'avec celle de toile ?　La peau reste-t-elle aussi sèche
et aussi propre si vous portez une chemise de laine que
si vous portez une chemise de toile ?　Prenez par exemple
une chemise de laine et une de toile, plongez-les dans
l'eau, pendez-les l'une à coté de l'autre, et regardez combien il faudra de temps à l'une et à l'autre pour sécher.
La chemise de laine demandera plus de temps pour sécher que la chemise de toile.　Si donc l'air a tant de
peine à débarrasser la chemise de laine de son humidité,
celle-ci disparaîtra-t-elle plus facilement quand elle se
trouvera sous les vêtements.　A mon avis on sent l'humidité sous la chemise de laine, et cette transpiration
s'évapore plus difficilement que dans la chemise de toile.
La chemise de laine conserve aussi une mauvaise odeur

de transpiration, et est bien plus difficile à nettoyer que
la chemise de toile, il suffit pour s'en convaincre de
songer aux foulons employés pour nettoyer la laine. Je
suis même convaincu qu'il est impossible de nettoyer
complètement les chemises de laine. Si nous considérons
aussi la composition de la laine et de la toile, nous verrons que tout parle en faveur de cette dernière. La toile
est préparée avec les filaments d'une plante qui a grandi
à l'air libre et sous les rayons du soleil. La laine se
produit sur le dos des animaux et puise surtout sa force
dans la graisse de la bête. Or un proverbe dit: Dans
tout troupeau il y a une brebis galeuse. Qui pourra
alors affirmer que des germes de maladie n'ont pas pénétré dans la laine. Le cas échéant ces germes pourront se communiquer par la chemise de laine au corps
de l'homme, d'où un danger pour la santé. Je n'ai pas
encore entendu dire que pour panser une plaie un chirurgien ait employé de la charpie faite avec de la laine,
on emploie toujours la charpie faite avec les fils de la
toile; il y a certainement un motif à cela. Il m'est indifférent que chacun porte ce qui lui plait, et ce n'est
pas le désir de faire une réclame à telle ou telle indus-
trie qui me pousse à écrire ce qui précède. J'en parle
sans parti pris mais d'accord avec la conviction que j'ai
acquise par une longue expérience. Si quelqu'un désire
un conseil, le voici: Portez sur la peau une chemise de
grosse toile, elle conservera la chaleur qui émane du corps,
entretiendra l'activité et sera facile à laver. C'est un
vêtement propre; et si quelqu'un m'objecte qu'une chemise de laine peut se porter durant trois et même six
semaines sans la faire blanchir comme cela a lieu souvent, je lui répondrai: La chemise de toile peut se porter aussi longtemps, la seule différence c'est que sur la
toile on voit mieux la saleté. Et franchement, une chemise de laine portée pendant quinze jours n'est pas non
plus bien appétissante.

Je prie de remarquer que ma critique des chemises de laine attaque surtout celles qui sont étroites et fines. Il en est autrement pour celles qui
sont larges et grossières. Ces dernières approprient la

peau par le frottement et permettent à l'air d'arriver jusqu'au corps.

Si le coutil était autrefois employé pour les pantalons des ouvriers à cause de sa résistance, de sa facilité à conserver la chaleur et surtout à cause de son bon marché, cet article est aujourd'hui tout à fait démodé et la laine a pris sa place. Je voudrais faire sentir ici combien les habits de travail étaient à bon compte autrefois, en comparaison de ce qui est porté aujourd'hui. Un pantalon de coutil revenait avec la façon à un goulden; quant à ce que coûte aujourd'hui un pantalon de laine, chacun ne le sait que trop. Le prix des chemises de toile comparé au prix actuel des chemises de laine était minime. Il en est de même pour les autres vêtements qui coûtent aujourd'hui horriblement cher. On me demanda un jour si j'étais pour ou contre les pantalons de cuir, voici quelle fut ma réponse: Aujourd'hui comme autrefois les pantalons de cuir sont encore en faveur dans bien des contrées; ils tiennent chaud en hiver surtout si le cuir est fait avec de la peau de cerf ou autre plus forte. Ils sont donc d'un long usage, et celui qui ne les portera que les jours de fête et les dimanches, pourra s'en servir pendant une vingtaine d'années. Et quand même ils coûteraient un peu plus cher que les autres de façon, ils reviendront cependant toujours à meilleur marché à cause de leur résistance. Voici par exemple un point important à remarquer: Si le pantalon de cuir colle à la peau, la transpiration est arrêtée tout comme avec les vêtements de caoutchouc. En empêchant la transpiration ces pantalons produisent des dépôts qui engendrent des maladies. Si le cuir a la réputation de tenir chaud en hiver en empêchant le froid de pénétrer, il entretient aussi la fraîcheur en été en ne livrant pas accès à la chaleur. On peut d'ailleurs choisir pour l'été un pantalon plus léger, imitant en cela les oiseaux qui en été portent un vêtement moins épais.

On a souvent demandé si je recommandais de porter des caleçons et quels étaient ceux qui avaient ma préférence. Il est certain que l'on n'a pas besoin de caleçon en été ; un pantalon de toile tient suffisamment chaud, et quiconque ressent le froid avec ce pantalon en été, ne se réchauffera pas davantage avec un caleçon. Les pantalons de toile ne doivent pas être étroits par exemple. Quant aux caleçons de laine voici ce que l'expérience de mes malades m'a appris : Les braves gens avaient porté un, deux, et même trois caleçons de laine, et leur chaleur corporelle diminuait de plus en plus ; ils étaient toujours gelés même dans des pièces chauffées! A mon avis, quand arrive l'hiver et que le simple pantalon de toile ne suffit plus, on peut alors mettre des caleçons mais de toile comme il a été dit plus haut au sujet des chemises. Le caleçon de laine affaiblit tellement l'activité des membres que l'air froid et surtout la température hivernale détermine bientôt des rhumatismes et des crampes ; c'en est fini alors du plaisir de vivre. J'avoue aussi toute ma joie de ne pas être astreint à porter des pantalons étroits comme le veut la mode actuelle ! C'est à croire que les jambes sont enfermées dans des camisoles de force, et il est impossible qu'elles s'endurcissent ainsi comme il conviendrait pour résister aux rhumatismes. Dans les pantalons larges l'air pénètre facilement, diminue la trop grande chaleur et communique aux jambes une température plus douce. Voilà ma façon de voir sur la question des vêtements, mais chacun reste libre d'en agir à sa guise.

Froid aux pieds.

S'il est important d'endurcir la tête, le cou, la figure et les mains contre le froid, il est nécessaire de le faire aussi pour les pieds. Car ceux-ci ne se trouvent pas seulement exposés à l'air froid mais reposent encore sur un sol froid ; ils doivent donc être aptes à une double résistance. Dans la nature tout tend à monter, même la fumée produite par le feu ; il en est de même pour le sang qui monte à la poitrine et à la tête et en laisse les pieds complètement dépourvus. Les pieds tirant leur chaleur du sang, on peut donc dire: Plus vous

aurez de sang aux pieds, plus vous y aurez chaud ; plus
les pieds seront froids moins il y aura de sang. On peut
aussi admettre comme principe fondamental que : plus
les pieds seront endurcis mieux on s'en trouvera, car
ils seront alors relativement pourvus de sang et ils seront chauds ; plus les pieds seront sensibles plus on souffrira, en ce sens que le sang et la chaleur disparaîtront
en rapport de leur faiblesse.

Il est donc important de connaître le moyen d'endurcir les pieds. La figure ne s'endurcit pas en restant
auprès d'un poële tout chaud mais en allant au grand
air, et il en est de même pour les pieds, il faut les exposer à l'air. Celui qui le fera souvent n'aura pas à
craindre que ses pieds se ressentent des changements de
température. L'hiver ne sera pas à redouter pour celui
qui en agira ainsi, surtout s'il se donne la peine de
continuer à les endurcir et à ne pas mettre des chaussures de luxe. Le bas étant communément en usage, je
dis que les meilleurs bas seraient certainement ceux de
toile parce qu'ils entretiendraient mieux la chaleur. On
peut cependant employer plus facilement la laine pour
les bas que pour les chemises et les caleçons, parce que
l'air empêche les pieds de faire une trop grande dépense
de calorique. La chaussure la plus communément adoptée
est le soulier ou la botte, et c'est là une très bonne
chaussure parce que le cuir est un excellent préservatif
contre le froid, et empêche aussi l'humidité qui est excessivement dangereuse quand elle pénètre dans la chaussure. Les souliers ne doivent pas être étroits, pas plus
que les bas, car plus il y a de place pour l'air entre la
peau et les bas, plus on est porté à avoir chaud aux
pieds. Entre le bas et le soulier il doit aussi y avoir
un espace occupé par l'air, si l'on veut que le développement de la chaleur soit normal et que le pied se trouve
à l'aise. Le bas au contraire s'adapte-t-il étroitement à
la peau, et le soulier est-il si étroit qu'il devient une
gêne pour le pied, le sang alors ne peut plus produire
la chaleur normale, le froid extérieur pénètre plus facilement, le sang remonte à la partie supérieure du corps
et l'on a froid aux pieds. De fâcheuses conséquences

peuvent résulter de ce retrait du sang : les maux de tête, de poitrine, d'estomac, etc. Mais ce qu'il y a de pire à redouter c'est que le sang, en se retirant à l'intérieur du corps et en s'y arrêtant, n'y provoque une abondance de sang suffisante pour arrêter la formation d'un sang nouveau ; il y aura alors de l'anémie comme nous en avons des milliers d'exemples. Bon nombre de personnes se déforment aussi les pieds en portant des chaussures trop étroites ; tôt ou tard elles expient leur vanité par la maladie ou de terribles souffrances, mais il est bon de les avertir que le sang n'a plus accès dans toutes les parties du pied ainsi bridé, il peut même en résulter des tumeurs ou encore des abcès dangereux. J'ai aussi vu dans bien des cas une décomposition du sang résulter des frottements de la chaussure ; et j'avoue ne pas comprendre les gens qui voudraient changer les membres que la Providence leur a donnés.

Marcher nu-pieds voilà le meilleur moyen de se les endurcir, et les paysans ou autres, qui à cause de leur condition vont nu-pieds, sont heureux, car leur santé en profite. Il ne s'en suit pas que ceux qui ne sont pas des paysans ne puissent pas faire usage du même remède. Et je ne vois pas qu'il y ait honte à se promener en été nu-pieds dans son jardin ou dans une prairie ou chez soi sur un dallage. Pourquoi, avant de se coucher, ne se promènerait-on pas nu-pieds dans sa chambre pendant quelques minutes pour permettre à l'air de frapper la peau ; le sang affluerait aux pieds qui s'endurcieraient ? Si on agissait ainsi on ne frissonnerait plus au moindre froid. Qu'est-ce qui empêcherait aussi, en plus de ces promenades faites nu-pieds, de se baigner de temps à autre les pieds dans de l'eau froide, on aurait encore bien plus chaud et l'avantage que l'on en tirerait pour la santé compenserait largement un instant d'ennui. Que peut-il d'ailleurs y avoir de plus désagréable que d'avoir froid aux pieds toute la journée ou de passer son temps à chausser des pantoufles de feutre que l'on aura peut-être encore dû chauffer avant de mettre ? Et cependant n'est-ce pas aller au-devant de ces ennuis que de ne pas endurcir ses pieds et agir de façon à ce qu'ils aient toujours une chaleur normale ?

A mon avis personne ne transpirerait plus des pieds si ceux-ci étaient endurcis d'une façon raisonnable, et bien certainement il n'y aurait plus de podagres. On se moque volontiers de cette dernière maladie, parce que l'on est convaincu qu'elle la conséquence d'une vie de bien-être. Et j'avertis en passant qu'il n'y a pas de meilleur moyen de favoriser le développement de cette maladie que de mettre des chaussons de laine ou de fourrure, ce que j'ai dit plus haut le prouve. Une autre façon encore de débiliter l'organisme c'est de bassiner le lit avant de se coucher ou d'y mettre des cruchons d'eau chaude ! Nous reviendrons sur ce point ; pour le moment contentons-nous de retenir qu'un moyen de vivre longtemps c'est de s'endurcir les pieds d'une façon intelligente.

Il y a 50 ou 60 ans presque tous les paysans allaient nu-pieds ; j'en ai fait autant jusqu'à l'âge de 22 ans. On allait nu-pieds depuis le printemps, c'est-à-dire depuis la fonte des neiges, jusqu'à l'automne, c'est-à-dire jusqu' en octobre et même jusqu' en novembre. Mais comme les pieds aussi étaient endurcis ! On ne se préoccupait pas beaucoup plus de la mode pour les autres vêtements, et le corps s'endurcissait. On n'entendait pas parler de toutes ces maladies des enfants qui aujourd'hui font tant de victimes. Les paysans d'alors ne connaissaient pas non plus le rhumatisme articulaire. Il n'en est plus ainsi aujourd'hui parce que depuis le berceau jusqu' à la tombe chacun veut suivre la mode !

Modes absurdes.

Les femmes portaient et portent encore aujourd'hui trois et quatre jupons à la fois et malgré cela elles portent aussi des culottes de laine ; ce qui est le vrai moyen de s'affaiblir et de prêter flanc à bien des maladies. La peau est ainsi complètement à l'abri de l'air et devient trop sensible. Elles devraient au contraire s'endurcir la peau et les pieds si leur vie, leur santé, leur est chère, et si elles veulent avoir la force de résistance nécessaire à leur destinée.

Le corset, qui est une mode détestable, ne se rencontrait autrefois que dans les villes, mais aujourd'hui il pénètre aussi dans les campagnes. Il y a 50 ans à peu près que cette mode nous est venue, et je me souviens d'avoir lu dans les journaux de l'époque une foule de cas de mort qui en étaient la conséquence. Il est horrible de voir la passion de la mode s'insurger ainsi contre le Créateur et vouloir donner au corps humain une forme autre que celle qu'il a reçue de Dieu. Que ceux qui ont des oreilles pour entendre, entendent ! Je sais bien que je serai la risée de tous les rédacteurs de journaux de mode et de toutes les femmes folles et frivoles, mais elles feront une autre figure quand par leurs sottises elles auront détruit leur santé. J'ai déjà entendu les plaintes de bien des mères de famille à qui j'ai prouvé et qui ont avoué que leurs maladies étaient le résultat de leur culte pour la mode et pour l'esprit du siècle. Dans les temps les plus reculés on s'est déjà insurgé contre cette mode épouvantable, et bien des ouvrages ont démontré le dommage qui en résultait pour la plus grande partie du corps. Quiconque porte des jarretières trop serrées gagne des varices parce que le cours du sang a été arrêté. Celui dont la cravate est toujours serrée est exposé à avoir un cou très gros ; à quels maux ne doit donc pas s'attendre celle qui porte ce détestable corset bon pour empêcher la circulation du sang.

J'eus un jour la visite d'une mère tout éplorée parce qu'en l'espace de six ans elle avait mis au monde quatre enfants mort-nés ; elle se reprochait d'avoir porté corset depuis son enfance jusqu'à son mariage, et elle avouait que son corps avait été rétréci, mais elle ne pouvait que se désoler de son malheur. Si les gens allaient plus souvent voir ensevelir les morts, ils constateraient qu'on ne leur met pas de corset et que l'on ne se soucie pas de la mode, et peut-être commettraient-ils alors moins de folies sous ce rapport. Les mères, dont le devoir est de veiller sur leurs filles et de les rendre aptes à accomplir leur destinée, ne devraient pas permettre à leurs enfants de suivre une mode si funeste, et elles n'auraient pas à regretter leur folie dans la suite.

Une sotte habitude consiste aussi à ne pas donner au corps un vêtement proportionné. Autrefois on avait la mode risible des paniers ; aujourd'hui on porte une bosse de chameau au bas du dos, une paire de singes y tiendraient à l'aise. Ce bourrelet est-il destiné à développer une grande chaleur à l'endroit où il se trouve et à occasionner de douloureuses hémorroïdes ? Oh alors la mode va droit au but. Si quelqu'un recommandait une pareille sottise avant qu'elle ne soit devenue une mode, on prendrait ce bon apôtre pour un fou et l'on n'aurait pas tort ; mais parce qu'un fervent de la mode la recommande et dans les livres et dans les tableaux, alors toutes les femmes qui composent son auditoire ouvrent yeux et oreilles et suivent fidèlement le conseil. A mon avis un des premiers devoirs de l'homme qui veut conserver sa santé est de ne jamais porter de vêtements trop serrés ; le corps du jeune homme ne sera pas alors arrêté dans son développement, et l'homme fait pourra remplir les devoirs de sa destinée. Tous les vêtements doivent être portés par les épaules et ne doivent être liés au corps qu'autant qu'ils ne le gêneront pas dans la marche ou au travail. Il faut se mettre en garde aussi contre cette habitude anormale qui consiste à emprisonner le cou dans une chemise étroite ou dans des cols. Tous les organes souffrent alors d'une pression qu'ils ne peuvent pas supporter longtemps. La circulation du sang est arrêtée, il survient quelque tumeur, la voix est affaiblie ou même se perd. Une triste expérience m'a appris à moi-même comme il est difficile pour ne pas dire impossible de guérir de pareilles maladies. — Je crois avoir dit ce qu'il y a de plus nécessaire sur les vêtements, du moins en tant qu'ils sont appelés à nous protéger contre le froid. Mais je désire que l'on se souvienne de l'exemple dans lequel je rappelle les soins de la Providence à l'égard de l'oiseau dans l'air et de l'animal sur la terre ; de même que l'oiseau

a en hiver un vêtement différent de celui qu'il porte en
été, ainsi l'homme doit-il se procurer un vêtement en
rapport avec la saison, léger en été et plus chaud
en hiver.

Précautions à prendre contre la chaleur.

J'ai dit que le froid et la chaleur étaient deux
géants contre lesquels il fallait se protéger.

Précédemment on a vu quels soins il fallait prendre
pour se protéger contre les influences du froid. Nous
allons considérer maintenant les précautions à prendre
contre la chaleur, elles sont très importantes aussi.
L'homme doit se prémunir contre les influences du froid
en endurcissant son corps et en le vêtant d'une façon
spéciale ai-je dit, les mêmes moyens sont à employer
pour nous rendre aptes à supporter la chaleur.

Sans crainte de se tromper on peut dire : Quiconque
est capable de supporter le froid est apte aussi à résister
à la chaleur. Pour s'endurcir contre la chaleur il faut
de nouveau faire jouer un rôle à l'air frais et vif.
Comme en automne à la disparition de la chaleur l'air
devient plus frais et endurcit le corps progressivement
contre le froid, ainsi au printemps l'air devenant plus chaud
prépare le corps à supporter la chaleur. L'homme donc
qui soumet son corps à l'influence de l'air supportera
aussi facilement les chaleurs de l'été que les froids de
l'hiver. L'air facilite ainsi à l'homme la transition du
froid au chaud, et ne pas user de ce secours c'est s'exposer à de fâcheuses conséquences.

Ce ne sont pas seulement les variations graduées
de la température de l'automne et du printemps qui doivent nous rendre aptes à supporter les rigueurs de l'hiver
et les chaleurs de l'été, mais ce sont aussi les différences
entre la chaleur du jour et celle de la nuit, entre la
chaleur du matin et celle du midi ou du soir qui doivent aider à nous endurcir contre les changements brusques de la température. C'est pourquoi les paysans qui
travaillent avec les mêmes vêtements le matin, à midi,
et le soir à l'air, ne redoutent pas plus le froid que la

chaleur. Il en sera tout autrement pour le casanier qui évite autant que possible d'aller à l'air; il devra d'abord passer le bout de son nez afin de savoir s'il doit revêtir un habit plus chaud avant de se hasarder à sortir. Un tel homme ne pourra pas plus supporter la chaleur de l'été que le froid de l'hiver, il sera somnolent et deviendra peut-être malade. Que chacun donc s'endurcisse à l'air pour lutter également contre les conséquences du froid et contre celles de la chaleur.

L'exemple suivant montrera le danger de s'exposer à la chaleur sans y avoir préparé le corps.

Une jeune fille, après avoir passé un an dans un pensionnat, voulut retourner chez elle un jour de grande chaleur. Elle avait sept heures de marche à faire tout en portant un paquet de vêtements. Au milieu de son voyage elle tomba accablée par la chaleur. Quand on la trouva elle avait complètement perdu connaissance et mourut au bout de 18 heures. La chaleur n'aurait pas nui ainsi à une paysanne, mais la jeune fille précitée n'étant pas assez endurcie ne put pas résister à la chaleur.

Le second moyen pour pouvoir supporter la chaleur c'est de se vêtir en conséquence. Si en hiver on porte un vêtement plus épais et plus chaud pour se protéger contre le froid, il faut au contraire en été se couvrir d'habits plus légers. Je ne conseille donc pas de porter plusieurs vêtements l'un au-dessus de l'autre, ils conserveraient entre eux une couche d'air chaud. Comme il ne faut pas se couvrir la tête en été avec un chapeau épais pour que l'air puisse plus facilement sécher la transpiration, de même doit-on se vêtir de façon à permettre à la chaleur de se dissiper, tout en protégeant le corps contre les influences néfastes d'un soleil brûlant. Il est bon que les vêtements soient amples pour permettre à l'air d'agir avec douceur sur la chaleur du corps.

L'eau froide est le troisième moyen donné à l'homme pour se protéger contre la chaleur; elle le débarrasse du surcroît de chaleur, ramène le corps à l'état normal, et l'endurcit. Celui qui, en été, travaille pendant toute une journée à l'air sent comme des flammes dans le

corps quand arrive le soir; la fraîcheur de la nuit le
débarrassera en partie de ce trop plein de chaleur mais
il en restera encore beaucoup, et s'il travaille ainsi pendant deux ou trois jours de suite, cette chaleur extraordinaire ira en augmentant de jour en jour. L'eau
seule peut obvier au malaise qui en résulte.

J'ai connu un domestique qui aux jours les plus
chauds de l'été se plongeait pendant plusieurs minutes
dans l'eau d'un ruisseau qui coulait près de la maison.
Il se lavait alors les mains et la figure et disait habituellement: „La rivière me soutire la fatigue par les
pieds, et je suis de nouveau frais et dispos“. Ce domestique agissait ainsi très bien et il serait bon que tous
les paysans vinssent à l'imiter. Ils reposeraient mieux la
nuit et seraient plus dispos pour reprendre leur travail
du lendemain. Ce domestique conduisait souvent aussi
ses chevaux à la rivière, le soir, pour qu'ils se rafraî-
chissent et que leurs fatigues disparaissent.- Les bêtes
sentaient bien que l'eau leur faisait du bien, et quand
on les faisait sortir de l'écurie, ils allaient d'eux-mêmes
à la rivière.

Je suis allé moi-même à la rivière sur le dos d'un
cheval. Arrivée au milieu la bête se coucha afin de
mieux se baigner, et cela sans demander au cavalier si
elle agissait bien ou mal. Le cheval avait pris cette
habitude, aussi personne ne voulut-il plus le monter pour
le conduire à la rivière.

Je voudrais que tous les paysans agissent comme
agissaient beaucoup de ceux que j'ai connus et qui
usaient de la puissante vertu de l'eau. Les chevaux eux-
mêmes sont menés trop rarement à la rivière. Si l'on
suivait mon conseil on établirait une maison de bains
partout où il y a un cours d'eau; car je suis aussi convaincu que possible de l'utilité d'un pareil établissement.
Comme on éprouverait du bien-être aux jours des grandes
chaleurs de l'été à se plonger dans un bain qui nous
aiderait à lutter contre cette débilitante température! Ne
manquez donc jamais l'occasion de prendre un bain, c'est
rendre service à votre santé.

Chapitre V

Travail, Mouvement et Repos.

L'eau calme et tranquille se corrompt vite ; le soc au repos se rouille promptement ; une machine exposée longtemps aux intempéries sans être utilisée se refusera bientôt au service, et tombera rapidement en ruines sans que l'on ait pu en faire usage. Il en va ainsi avec le corps de l'homme. N'est-ce pas une machine si fine et si artistement composée que la sagesse divine était seule capable de la concevoir et de la produire ? On l'appelle à bon droit le chef-d'œuvre de la création. Cette splendide machine qui est tout à la fois la résidence et l'instrument de l'intelligence humaine doit aussi être toujours en activité. Cette machine travaille même quand le labeur de la journée est terminé et que l'heure du repos a sonné. Le Créateur lui-même veut que la machine travaille. N'a-t-il pas dit au premier homme : Tu gagneras ton pain à la sueur de ton front. Toute la création est réglée d'après la divine sentence ; quiconque veut obtenir quelque chose sur la terre doit chercher à l'obtenir par le travail, ou il ne réussira pas. Le labeur développe les forces, et plus un homme est vigoureux plus il peut compter sur la santé et sur une longue vie. Aussi les laboureurs sont-ils les plus heureux des hommes, puissent-ils seulement mieux comprendre leur bonheur ! Ils travaillent à la clarté du soleil, ils respirent l'air le plus pur, et leur travail entretient et développe les forces corporelles. Plus le corps est bien portant et vigoureux, plus l'esprit est dispos et capable de grandes pensées. Si les gens de la campagne vivaient raisonnablement et ne tourmentaient pas leur nature par de sots égarements, ils seraient les gens les mieux portants et ils atteindraient un âge très avancé. Je voudrais pouvoir donner à tous les paysans le conseil suivant : Vivez d'accord avec le raison ; estimez-vous très heureux de travailler à la clarté du soleil ; ne viciez pas vous-mêmes l'air pur que vous pouvez respirer ; ne débilitez pas votre corps en lui demandant plus qu'il ne peut donner, ou en d'autres termes: N'agissez pas sottement envers vous-mêmes.

Après les laboureurs ce sont les ouvriers que je regarde comme les plus heureux, surtout ceux dont les métiers aident à la conservation et au développement des forces. Ils sont surtout heureux si leur activité s'exerce à la clarté du jour et dans un air salubre. Les métiers que je considère comme les moins favorables à la santé sont ceux dans lesquels le travail physique n'a qu'une petite part. La force du corps n'y trouvera jamais un développement complet. Les travaux faciles ne valent rien pour l'homme, surtout quand il est encore jeune. Le jeune homme ne doit évidemment pas être écrasé par le travail, mais il ne faut pas non plus que son travail soit trop facile. L'exemple suivant dira suffisamment la mesure selon laquelle les forces doivent être exercées.

Un jeune homme de 18 ans désirait exercer son petit doigt à soulever un certain poids et voir quel fardeau il pourrait porter au bout d'un certain temps en augmentant tous les jours ce poids. Pendant tout l'été ce jeune homme était manœuvre et faisait le mortier pour les maçons. Il avait commencé à soulever d'abord deux briques qui pesaient dix livres et qui étaient liées ensemble avec une corde. On y ajoutait chaque jour un faible poids et le gaillard le soulevait plusieurs fois par jour. Cet exercice dura cinq mois. Mais le lecteur est curieux de connaître le poids qui pouvait alors être soulevé, et voici la réponse: Le jeune homme soulevait alors 100 livres avec son petit doigt. Je ne l'aurais pas cru et j'aurais pensé que l'on voulait m'en conter si je n'avais pas connu personnellement le jeune homme! Aussi me permettrai-je d'ajouter que les forces de tout le corps augmentèrent en proportion grâce à cet exercice. Il est évident qu'un peintre ou un tailleur n'obtiendraient jamais ce résultat même par l'exercice, parce que leur métier n'a pas développé leurs forces physiques. Je regrette même de voir faire si peu pour augmenter et conserver les forces; ou l'on ne s'occupe pas du tout de cette question, ou bien l'on se met à l'œuvre d'une façon déraisonnable de telle façon que les forces n'augmentent pas ou bien elles sont détruites par un trop grand effort.

Voici un exemple qui montrera comme un effort raisonnable peut influer puissamment sur le corps. Les tisserands à la campagne ne s'occupent guère de leur métier qu'en hiver ; en été ils s'adonnent aux travaux des champs. Le dommage qu'ils se causent en hiver en respirant un air vicié et en travaillant dans une demi-obscurité, la perte de forces qui résulte de leur occupation sont réparés en été par leurs travaux à la chaleur et à la lumière du soleil et dans un air salubre. C'est grâce à ce changement d'occupations que les tisserands de la campagne conservent leur santé. Les tisserands et les autres ouvriers des villes au contraire se débilitent de plus en plus faute de la bonne clarté et de l'air pur si nécessaires au développement des forces. Et combien d'autres métiers encore qui sont nuisibles à la santé et aux forces des hommes ! Ceux qui ne me croiraient pas n'ont qu'à faire assembler des cordonniers, des tailleurs, des écrivains etc. et avec eux autant de bûcherons et de charpentiers et ils pourront constater toute la différence qui existe entre les forces de ces deux camps.

Dans bien des états l'homme ne rencontre pas dans ses occupations le moyen d'entretenir et de conserver ses forces. Il est donc nécessaire que de temps en temps on s'exerce d'une façon ou d'une autre pour donner de l'activité aux différentes parties du corps ; c'est là le moyen d'empêcher des matières nuisibles de s'arrêter dans quelques organes et aider la créature à ne pas avoir le sort de l'eau dormante qui finit par se corrompre.

Il y a encore des hommes qui ont des travaux trop durs et trop en disproportion avec les forces du corps ; il arrive souvent aussi que ces hommes sont en même temps privés d'une bonne lumière et d'air pur. Pour ceux-ci il est d'une importance capitale de respirer le plus souvent possible un air pur et sain, et de choisir comme nourriture celle qui leur donnera la force de résistance nécessitée par leurs durs travaux. Si on néglige ce point, la machine humaine se disloquera avant même le temps fixé par le Créateur comme terme de la vie humaine. Je plains les mineurs et les ouvriers des fabriques, mais je les trouve encore plus à plaindre quand je les vois négliger le soin de leur santé. Dans le chapitre qui traite de l'alimentation je donne la conduite à suivre pour préparer une nourriture saine et fortifiante.

L'eau serait aussi d'un grand secours à cette classe d'hommes pour fortifier la nature et conserver leurs forces, et surtout pour débarrasser le corps de tout ce que le manque d'air et de lumière y a introduit de malsain. Quelques-uns me diront: Que pouvons-nous et que devons-nous faire? Dès le matin nous sommes obligés d'aller au travail, nous peinons jusqu'au soir et aspirons au repos ensuite; et notre salaire est à peine suffisant pour notre entretien.

Je suis l'ami et le protecteur de cette classe d'ouvriers, et c'est pourquoi je leur donne le conseil suivant tiré de ma propre expérience: Vous avez de l'eau qui ne vous coûte rien ou presque rien. Procurez-vous une simple baignoire en bois, remplissez-la d'eau le soir, et le matin plongez-vous-y jusqu'à l'estomac pendant une demi minute, habillez-vous ensuite sans vous sécher et allez à votre travail! Le corps se fortifiera ainsi énormément! Le soir quand vous revenez de votre travail, fatigué et épuisé, et que votre corps est tout à fait affaibli, promenez-vous dans votre bain pendant cinq minutes nupieds, vous rendrez ainsi un grand service à votre corps. La chaleur et la fatigue disparaîtront, vous vous serez rafraîchi et fortifié. Voulez-vous faire la chose en règle, remplissez d'eau deux arrosoirs et donnez-vous une douche; par ce moyen la partie supérieure du corps, où se trouvent les organes vitaux, se fortifie et se rafraîchit. Une fois que vous aurez ainsi expulsé de vos membres la chaleur et la fatigue, le repos de la nuit sera pour vous un rafraîchissement dans lequel vous trouverez pour votre travail une force supérieure à celle qui existerait sans ce soin. De temps à autre vous pourrez prendre un bain de siège d'une minute de durée — s'il n'y a rien qui s'y oppose — pendant la nuit après votre premier sommeil, le résultat sera tout à votre avantage. Si votre pauvreté ne vous permet pas d'avoir un baquet, promenez-vous nu-pieds chaque soir de 5 à 15 minutes sur le sol froid ou sur des pierres arrosées d'eau! Vous débarrasserez ainsi votre corps d'une partie de sa fatigue, le sang descendra de la tête aux pieds; la tête sera plus à l'aise et vous en éprouverez un bien-être général. J'ai encore un autre conseil à vous donner : C'est de laver votre corps en entier, même si vous n'avez qu'un ou deux litres d'eau. Vous pouvez le faire en vous réveillant au milieu de la nuit, ou le matin à votre lever, ou le soir à votre coucher. Ceci ne convient pas à tout le monde parce qu'il en est qui ne peuvent pas le supporter: essayez donc si cela peut aller. Si l'on mettait à exécution ce conseil simple et ordinaire, on pourrait remplir ses devoirs sociaux et accomplir son travail plus facilement et avec plus de joie, et la destinée paraîtrait moins dure. Quiconque voudra, mais avec la prudence nécessaire, essayer ce que je conseille, n'aura certainement pas à s'en repentir.

Le lecteur m'objectera peut-être : Habituellement, après avoir transpiré toute la journée, je rentre chez moi le soir comme plongé dans un bain de sueur, je ne puis donc pas mettre votre conseil en pratique; à l'école on m'enseignait qu'il fallait éviter l'eau froide quand l'on transpirait! — Soyez sans inquiétude, mon ami, vous répondrai-je, ce que vous me dites est une erreur malheureusement trop répandue. Est-ce que l'on n'éteint pas le feu partout où il se trouve. Je vous donne ma parole que je ne vous conseillerais pas l'eau froide quand vous transpirez, s'il devait y avoir quelque danger pour vous. Triomphez deux ou trois fois de vous-même et vous avouerez comme moi que cet avertissement classique est une folie. Faites attention à ceci par exemple: Quand vous êtes en grande transpiration, déshabillez-vous promptement, entrez dans l'eau jusqu'à la ceinture, lavez rapidement le haut du corps, sortez ensuite bien vite de l'eau, ne vous séchez pas, à part la figure, le cou, et les mains, et habillez-vous avec rapidité! Si vous désirez avoir une preuve certaine qu'il n'y pas de danger pour vous, tâtezvous le pouls avant, pendant et après le bain, vous constaterez qu'il n'est nullement agité. Au contraire les pulsations sont régulières ainsi que les battements du cœur.

Il y a aussi une classe d'hommes occupés aux travaux intellectuels, qui ne se contentent souvent pas du travail du jour et y emploient une partie de la nuit. Beaucoup même sont absorbés par des études scientifiques, et s'y adonnent pendant toute la journée. Ils resteront peut-être longtemps sains et forts, feront de grands progrès dans l'étude et amasseront petit à petit un trésor de connaissances. Ils agissent comme le laboureur qui est toujours actif, qui économise, emploie bien son temps et arrive à la richesse. Le laboureur, une fois enrichi, demeure bien portant et fort, son gain ne lui a pas nui, parce que ses occupations ont aidé au développement de ses forces physiques. Ceci est rarement le cas pour les savants; leurs occupations ne contribuent pas au développement de leurs forces, et celles-ci se perdent petit à petit. La tension continuelle de l'esprit nuit aussi aux organes corporels. Or la partie du corps la plus en activité attire toujours le sang, la tension de l'esprit porte donc le sang à la tête. Ce motif ainsi que la vie sédentaire causent un préjudice à la nutrition des autres organes.

Le savant reçoit ainsi un double feu pour son corps; son étude assidue et le sang accumulé en trop grande quantité à la tête. Cette chaleur continuelle puise nécessairement sa nourriture dans la nature, comme le feu se nourrit du bois. Par suite beaucoup de parties du corps sont inactives. Les pieds portent bien le corps de temps en temps d'une place dans une autre, puis ils reposent de nouveau et s'endorment petit à petit. Le sang chauffe la tête mais les pieds sont froids. Il survient donc nécessairement des troubles dans la circulation du sang. Cette inactivité presque générale du corps ne maintient pas la circulation normale du sang, et il en résulte des troubles dans l'estomac. Les artères ont une surabondance de sang, et, par suite de cette accumulation dans les intestins, il se produit des hémorroïdes. Ces

troubles ainsi que la chaleur dissemblable sur les différents
points du corps par suite de la circulation irrégulière du
sang, influent puissamment sur tout l'organisme et alors
surgissent des états morbides tellement nombreux que
les noms font défaut. Aussi peut-on dire : Celui qui est
riche en connaissances est riche aussi en maladies, mais
pauvre en santé et en forces. Et quelles sont, hélas, les
conséquences de pareilles maladies ? Les veines de la
tête ne peuvent plus résister à la pression du sang, et
à la moindre cause elles se déchirent, le sang se répand
dans le cerveau, et cette vie si chère, si riche en sciences
difficilement acquises, n'existe plus !

La fin d'une autre partie de ces gens n'est pas aussi
triste. L'activité du cœur est fatiguée outre mesure par la
circulation déréglée du sang, et ils tombent épuisés comme
le voyageur qui au milieu de sa route se voit complètement privé de forces. Le cœur fatigué cesse de battre.
Puisque la nature humaine ressemble complètement à une
machine, je dis: Qu'arrive-t-il à une machine qui n'est
pas bien graissée, qui chaque jour ramasse beaucoup de
poussière ou de boue et n'est pas nettoyée à fond ? Ne
s'arrêtera-t-elle pas un beau jour au milieu de son
œuvre, ne se brisera-t-elle pas ou ne se refusera-t-elle pas
au travail ? Il en est ainsi pour tous ceux qui n'entre-
tiennent pas l'activité corporelle nécessaire. Dans toutes
les parties du corps se déposent des matières inutiles qui
rongent les organes internes. Si l'on pouvait regarder
l'intérieur de ce corps on dirait: il y a là un trouble
général. Par suite le corps s'effondre, et l'on dit communément: il ou elle a été frappé ou frappée d'un coup
d'apoplexie. Comme nous venons de le faire pour les
cas mortels précédents nous pourrions citer de nombreuses
autres maladies qui ont pour cause un trop faible exercice corporel ; il en résulte toujours des troubles dont
l'un ou l'autre cause la mort. Dans la catégorie des
gens précités il faut ranger non seulement les savants
mais tous ceux qui s'adonnent à un travail intellectuel
et dont les forces physiques ne sont pas exercées et finissent par s'atrophier. Quand une partie du corps n'a plus

sa vitalité, l'organisme finit par crouler de plus en plus jusqu'à ce que le corps entier meure.

Les fonctionnaires, surtout quand ils ont à cœur de remplir leur devoir, sont occupés à un travail intellectuel du matin au soir; et certaines parties du corps sont fatiguées soit par la pensée soit par la parole. En général il n'y a pas dans leurs bureaux un jour bien favorable surtout si le soleil ne pénètre jamais dans la salle. Souvent aussi l'air pur et salubre fait défaut; et pour cela il n'est pas nécessaire d'y fumer, la respiration de plusieurs personnes est suffisante pour vicier l'air, tout comme l'humidité qui se dégage des murs ou autres inconvénients semblables. Comment le corps ferait-il pour ne pas être affaibli par la respiration de toutes ces matières nuisibles? Il s'ensuit donc que non seulement les forces ne sont pas exercées par le travail mais que tout tend à leur amollissement. N'a-t-on pas ici le droit de remarquer que la machine humaine est trop vite hors d'usage? Comme il est pénible aussi pour l'intelligence, désireuse de continuer ses travaux, d'être obligée de constater le dépérissement constant de ses forces! Tantôt c'est la main qui se refusera à écrire, tantôt c'est la gorge affaiblie qui empêchera de tenir un discours, tantôt de fréquentes congestions rendent la réflexion impossible, tantôt ce sont les jambes qui se refusent à porter le corps, etc.

Une pareille perspective n'a en soi rien de réjouissant. Il en est de même pour ceux qui s'adonnent au professorat. Leur esprit n'est jamais en repos, certaines parties de leur corps, comme la gorge, sont toujours en activité, mais les forces physiques n'ont pas d'exercice.

Comment faire pour lutter contre ce mal, comment échapper à tant de maladies qui rendent la vie encore plus dure, comment se protéger contre ces continuelles menaces de mort? Bien des moyens sont à recommander, mais entre tous, ces deux-ci: 1° l'exercice des forces physiques, 2° l'emploi de l'eau. Je vais de suite montrer comment il faut s'y prendre.

Promenade, travail corporel, gymnastique.

Beaucoup s'imaginent avoir agi suffisamment pour l'entretien et la conservation de leurs forces, quand de temps en temps ou même régulièrement ils ont fait une promenade, mais moi je regarde cela comme insuffisant. Par la promenade les jambes et les pieds seulement ont de l'éxercice. Les organes intestinaux demeurent presque inactifs dans la promenade et cette activité est presque aussi faible que celle du corps au repos. La respiration est un peu plus forte, aussi le cœur et la gorge ont-ils une plus grande activité. Les autres organes restent sans mouvement et la promenade ne procure pas plus d'avantage au corps qu'à l'esprit qui se nourrit de la vue de la belle nature. Le corps bénéficie assurément d'un air plus pur à la promenade; mais comme les autres organes restent au repos et qu'ils conservent les matières insalubres absorbées, il n'y a pas de lutte contre l'accumulation des principes maladifs. Un exemple le fera mieux sentir. Au mois de mai, comme il y avait beaucoup de hannetons, je me mis à secouer les arbres de mon jardin pour les en débarrasser, et les hannetons tombèrent tous à terre; en agissant ainsi j'empêchai la dévastation qui s'en serait suivie. Si j'avais pris au contraire les arbres et que les eusse promenés dans mon jardin, les hannetons seraient demeurés sur les arbres et auraient continué leurs ravages.

Il en est de même de l'organisme humain dans lequel se déposent toutes les matières imaginables. Une promenade n'est pas suffisante pour s'en débarrasser, il faut un plus grand effort, comme celui qui résulterait par exemple de durs travaux.

Ce que j'ai dit de la promenade s'entend surtout de la promenade comme elle est faite habituellement. Il y a certainement aussi des promenades qui peuvent aider à entretenir la force physique et à fortifier la santé. Ce qui est le cas, par exemple, quand l'on presse un peu le pas et que par-dessus le marché le chemin est abrupt ou fatigant. Dans ces sortes de promenades il est bon de s'observer et de tenir le corps droit et la poitrine dégagée, car le travail leur inflige souvent une position pliée. Pour cela joignez les mains derrière le dos ou encore tenez votre canne derrière vous à la hauteur des épaules en tenant dans chaque main l'une des extrémités du bâton. Enfin, si l'occasion se trouve, sautez par-dessus des fossés ou donnez aux muscles quelque autre effort de ce genre. Il faut faire en sorte de mettre en activité non seulement les jambes mais encore les autres parties du corps. Je connaissais deux messieurs qui régulièrement allaient se promener dans un bois et s'y livraient à différents exercices pour donner à leur corps la force et le mouvement nécessaires; aussi se portaient-ils très bien.

Comme exemple de l'influence bienfaisante des promenades nous n'avons qu'à considérer les soldats dont les muscles se fortifient dans les marches et les contre-marches qu'ils font en portant leur sac et leurs armes. Quand l'on ne harasse pas trop les hommes, leur santé gagne beaucoup à ces marches.

Je ferai remarquer ici que l'on conseille de fermer la bouche et de respirer par le nez quand l'on se promène et surtout quand l'on gravit une montagne. Si l'on éprouvait le besoin de respirer profondément, il faudrait s'arrêter et avec la bouche ouverte faire plusieurs fortes aspirations.

On peut très bien joindre la gymnastique pulmonaire à la promenade. On s'arrête quelques minutes, on absorbe l'air frais en respirant fortement, on le retient un peu dans les poumons, puis on l'expulse. Il est bon de se livrer à cet exercice dans les bois, et surtout dans les bois de sapins. Au début il faut se livrer à cet exercice quelques fois seulement et sans se faire violence; plus tard on peut le faire plus souvent. Je recommande surtout cette gymnastique aux gens qui ont les poumons faibles ainsi qu'aux personnes qui doivent parler beaucoup. Cet exercice fait sortir des poumons tout l'air vicié qui s'y trouve, tandis que l'air frais et pur y a accès. Cette gymnastique est d'une importance capitale pour la formation du sang et pour sa pureté, et elle fortifie les poumons.

Des travaux physiques! s'écriera plus d'un, mais je n'ai ni le temps ni l'occasion de m'y livrer. Et moi je réponds: celui qui en a envie peut certainement scier du bois de temps à autre. D'autres aussi peuvent bêcher dans leur jardin. A mon avis, ce que l'on veut et cherche on le trouve, et on trouvera sûrement l'occasion d'exercer les forces physiques d'une façon raisonnable. Dans ma jeunesse je me suis adonné aux travaux des champs, c'était même un plaisir pour moi d'aller à la charrue. Comme prêtre j'abordai un jour un domestique qui était à la charrue; je voulais lui montrer que je m'entendais aussi à tenir la charrue. Le domestique me suivait et aurait bien ri si je n'avais pas réussi. En une demi-heure je fus tellement fatigué que je sentis que mes forces étaient passablement diminuées. J'allai ensuite tous les jours à la charrue pendant une heure avec ce domestique. Au bout d'une semaine je sentis que mes forces étaient au moins triplées. Le domestique ne fut pas fâché de me voir l'aider, et moi je m'en suis bien trouvé. Je répète: Ce que nous voulons et cherchons nous le trouvons sûrement ainsi que le temps nécessaire.

Si quelqu'un ne pouvait cependant pas trouver le moyen d'exercer ses forces physiques, il pourrait en tout cas faire de la gymnastique. A mon avis on peut aider beaucoup la nature par la gymnastique surtout quand on sait où est le point faible de l'organisme. Les principaux exercices auxquels on peut se livrer sont: Suspension, mouvement de rotation surtout pour les articulations des pieds et des mains, exercice des muscles des bras et des jambes surtout au moyen des haltères, différents mouvements de la tête et du tronc, etc. Le corps a beaucoup à gagner à cette gymnastique. Bien des gaz méphitiques sont expulsés, la circulation du sang se fait mieux à l'avantage des extrémités du corps. Les différents muscles sont exercés et fortifiés. La chaleur est augmentée, la transpiration et la digestion sont plus régulières. On ne doit pas se livrer à ces exercices aussitôt après les repas mais attendre de deux à trois heures. Si l'on faisait de la gymnastique après les repas il pourrait y avoir des suites graves. Il ne faut pas non plus se fatiguer à l'extrême, l'excès est nuisible en cela comme en autre chose. Il est excellent de se livrer à ces exercices le matin aussitôt après le lever. De plus amples explications sur ce point nous entraîneraient trop loin, ceux qui en désireraient connaître davantage n'ont qu'à se procurer les livres spéciaux à cette matière. Je ferai encore remarquer que la gymnastique est un excellent moyen de se sécher et de se chauffer après le bain quand le mauvais temps ou d'autres motifs nous empêchent de sortir.

On peut souvent tirer une grande utilité de ce que l'on avait négligé jusqu'alors. Je fus obligé une fois de voyager en chemin de fer pendant toute une nuit. Je redoutais les longues heures pendant lesquelles je serais obligé d'être assis car je ne croyais pas pouvoir dormir. Comme il y avait peu de voyageurs le conducteur du train fit en sorte que je sois seul dans un coupé. Je me servis de ma valise comme oreiller, de mon pardessus comme couverture et je me couchai sur la banquette. Une fois le train en marche, je fus jeté de droite et de gauche par de brusques secousses ; le chapeau qui aurait été à ma place serait tombé.

Cependant je me demandai : Quel effet toutes ces secousses doivent-elles produire sur ton corps ? Ma curiosité fut bientôt satisfaite ; je me sentais toujours mieux et au matin je me trouvai aussi dispos que si j'avais reposé dans le meilleur lit du monde, et quatre jours durant je goûtai cet effet bienfaisant. Beaucoup demanderont la raison de ce bien-être, et voici ma réponse : Toutes ces secousses, petites et grandes, ont excité une activité générale dans le corps, sans insister plus sur un organe que sur un autre, ce qui ne lui était pas arrivé depuis longtemps. Je ne veux cependant pas dire par là qu'il faille se faire balancer chaque nuit de cette façon, mais on peut rendre service à la nature en lui imprimant différents mouvements.

L'eau aide à conserver les forces.

L'eau, voilà le second moyen de conserver et d'augmenter ses forces depuis l'enfance jusqu'à la vieillesse. L'eau débarrasse d'abord le corps de l'excédant de chaleur produit par l'activité ou de toute autre façon ; une trop grande chaleur nuit beaucoup au corps. L'eau empêche aussi une trop grande accumulation de graisse et de mauvais sucs. Un hydropathe raisonnable ne sera jamais gros. Par l'emploi de l'eau on empêche les matières malsaines de pénétrer dans les différents coins de l'organisme. Enfin l'eau froide fortifie chaque membre en particulier comme tout le corps. Comme elle met en activité la roue du moulin l'eau donne aussi une grande activité et de la fraîcheur à toute la nature. Les troubles de la circulation du sang nuisent au corps, mais l'eau froide règle parfaitement la circulation et la maintient. L'eau sert à la fois à calmer une trop grande chaleur et à donner de la chaleur au corps qui en est dépourvu, et s'il y a un remède contre toutes les maladies c'est l'eau qui, comme un gardien vigilant, interdit l'entrée de l'organisme à tout ce qui est nuisible.

Mon cher lecteur, vous demandez sans doute comment l'on doit employer l'eau pour atteindre ce but? Voici: Il y a plus de trente ans, j'ai conseillé à un fonctionnaire — qui, au dire des médecins, avait une maladie de foie et des hémorroïdes, et ne voulait pas prendre de drogues, — de faire deux et trois fois par semaine une promenade assez fatigante pour le faire transpirer beaucoup et mettre le sang bien en circulation. Il devait de plus, d'après mon conseil, se mettre dans un bain froid aussi rapidement que possible, y demeurer une demi-minute avec de l'eau jusqu'à la ceinture pendant qu'il se laverait le haut du corps rapidement. Au sortir du bain il devait s'habiller promptement et se donner du mouvement jusqu'à ce qu'il soit complètement séché et qu'il ait chaud. Autant il avait eu de peine au commencement à se plonger dans l'eau froide quand il transpirait, autant il fut zélé ensuite pour le faire. Il mourut d'ailleurs très âgé.

Un prêtre à la fleur de l'âge était accablé de différentes maladies, il fut guéri de toutes ses souffrances par une cure d'eau bien ordonnée. Pour qu'il soit protégé dans la suite contre la maladie et qu'il puisse remplir les devoirs de sa vocation avec le plus de forces possible, je lui conseillai de prendre un bain ou un demi-bain chaque matin à son lever mais pendant une demi-minute seulement. Grâce à ce traitement ce prêtre retrouva toute sa vigueur et toute sa santé.

Je pourrais encore citer un autre prêtre qui, vingt ans durant, se levait chaque nuit, prenait un bain jusqu'à mi-corps et se remettait au lit sans s'essuyer. Par ce moyen il conserva son corps en pleine fraîcheur et en pleine force.

Celui qui n'a pas la facilité de prendre un bain ou un demi-bain, peut se rendre un service approchant en se lavant avec de l'eau froide. Cette ablution enlèvera aussi l'excès de chaleur, augmentera le développement du calorique et aidera la nature à retrouver toute son activité.

Une jeune fille, très maladive, et ne trouvant de remède nulle part, retrouva sa santé et ses forces en se lavant le corps deux ou trois fois la semaine pendant la nuit et en prenant deux fois par semaine un bain de siège d'une minute.

Par ce qui a été dit chacun comprendra toute l'influence de l'eau pour guérir le corps et le protéger contre toutes les maladies. On ne peut donc pas recommander trop chaudement l'eau comme moyen de conserver la santé.

Dans ce chapitre je dois exhorter à se méfier de tout excès de zèle. Tandis que les uns craignent l'eau comme le diable; les autres au contraire trouvent qu'ils n'en ont jamais assez, ce qui est le cas surtout de ceux qui sont redevables à l'eau de la santé qu'ils ont retrouvée. Il faut ici encore garder une juste mesure. Le cocher a un fouet pour exciter les chevaux au besoin, mais non pour taper dessus à plaisir. J'avertis sérieusement tout le monde qu'il faut se modérer dans l'emploi de l'eau, si l'on ne veut pas affaiblir le développement de calorique, et ainsi donner prise au froid, le grand ennemi de la nature.

Par ce qui a été dit, on verra clairement que non seulement les malades mais aussi les gens bien portants doivent employer les moyens précités pour conserver et développer leurs forces.

Les gens bien portants croient communément qu'ils n'ont rien à faire. Ils ressemblent un peu à un homme très fort qui ne ferme pas la porte en se disant qu'il aura vite fait de jeter dehors le coquin qui pénètrerait. Il arrivera un jour où, lui présent, un adroit filou le volera. Que l'on prenne garde de ne pas se laisser manquer de vivres; est-ce que le premier soin après celui de l'âme ne doit pas être celui de la santé? Le devoir de la conservation demande que l'on prenne ce soin, et certainement Dieu ne laissera pas impuni celui qui néglige sa santé, le meilleur de tous les biens. Que tout homme bien portant suive donc mes recommandations afin de conserver sa santé. Un de nos principaux devoirs est de chercher le bien de notre prochain, la religion nous le demande avec instance. Tout homme raisonnable est content de recevoir un bon conseil qui l'aide à atteindre un grand bonheur ou à se préserver d'un malheur. C'est pourquoi j'ai donné les conseils précédents. Beaucoup ne les apprécieront peut-être pas énormément. C'est souvent une tâche ingrate que celle de faire remarquer aux autres qu'ils n'auront pas un avenir souriant s'ils ne sont pas prévoyants. Dites à un ivrogne qu'il perdra sa santé s'il ne lutte contre son défaut; il ne le croira pas, et pour finir s'irritera contre celui qui lui donne un si bon conseil. Mais quand sa passion l'aura mené au bord du tombeau, et qu'il se verra à la mort, il demandera alors du secours. J'ai déjà réussi bien des fois à égayer des personnes de ma connaissance en leur offrant de combattre le mal avec l'eau quand elles avaient la mine d'un malade ou quand elles me citaient les prodromes de la maladie, mais je n'ai réussi que rarement à les faire user de mon remède.

Un de mes confrères me parlant un jour de ses souffrances me demanda si je n'avais pas un remède autre que l'eau pour les combattre. Comme il refusait l'eau pour remède, il lui arriva ce que j'avais pensé ; il mourut au bout de six mois, à la fleur de l'âge.

Je fus cité un jour devant les tribunaux comme accusé de guérir les gens et d'enlever aux médecins leur pain. Le juge me dit de m'abstenir de guérir avec l'eau. Je lui répondis alors : Est-ce que l'on doit laisser les infortunés sans secours, et laisser mourir ceux que l'on pouvait sauver facilement ? Il me répondit que ce n'était pas mon métier de guérir et que je devais laisser cela aux gens du métier. En sortant du palais je fus accosté par deux hommes qui savaient que je devais comparaître ; ils me demandèrent comment cela s'était passé. Très bien, répondis-je, on n'avait aucune prise sur moi. Le juge m'a conseillé de ne plus traiter avec l'eau, et il en aurait un plus grand besoin que les autres, car il aura une attaque avant peu, il y a beaucoup de symptômes. Au bout de quinze jours il eut en effet une attaque et mourut bientôt. On aurait très bien pu empêcher la chose, j'en suis convaincu.

Si l'on n'a pas par état les connaissances nécessaires pour conserver et développer les forces du corps, on doit être content de trouver dans l'eau un moyen de sauver sa santé et de conserver à son être la force de résistance nécessaire.

Si l'eau est un excellent moyen pour l'homme bien portant de conserver sa santé et sa force, c'est aussi un excellent remède contre la maladie ; c'est le plus naturel, le plus simple, le moins cher, et aussi le plus sûr quand il est bien employé. Je montrerai plus loin par des exemples comment on doit employer l'eau dans les cas particuliers.

Chapitre VI

De l'habitation.

Celui qui veut bâtir une maison cherche d'abord une place convenable. Il regarde si le terrain n'est pas marécageux, pour ne pas avoir une demeure malsaine ; il faut aussi que ce ne soit pas un terrain meuble, pour que le bâtiment ne croule pas ; enfin il faut que la maison ait

une bonne exposition et pour la santé et pour la vue.
Après avoir été attentif à l'emplacement, celui qui fait
bâtir aura soin que la maison réponde bien aux exigences,
s'il ne veut pas être obligé de recommencer la construction.
On doit apporter dans le choix d'une habitation le soin
que l'on met à en construire une. Il ne faut pas loger
dans une maison située sur une place humide, cette demeure ne serait pas saine. Si le terrain est humide les
murs le seront aussi. Les murs humides nuisent à la santé
parce qu'ils ne laissent pas renouveler l'air qui par conséquent est corrompu. Le crepi se décolle et tombe,
ou bien il se forme du salpêtre sur les murs. Quand
on voit les murailles aussi malades ira-t-on s'étonner si
les locataires de l'immeuble ont quelques douleurs? ce sont
d'ailleurs les enfants qui ont le plus à en souffrir. On
voit souvent dans les demeures humides des taches toutes
mouillées qui peuvent servir de baromètres aux locataires. Quand on remarque de l'humidité sur le mur, on
dit: nous aurons de la pluie; et quand il se forme des
gouttelettes sur les parois, on sait que la pluie tombera
avec violence. Quand les habitants d'une pareille maison
ne savent pas tout ce que l'évaporation des murs a de malsain, ils sont à plaindre, parce qu'ils ne prendront pas les
moyens de parer à tous les inconvénients qui en résultent.

Par une aération bien réglée on peut remédier un
peu au mal. Il faut toujours que l'air insalubre sorte
et que l'air pur puisse entrer. Quand le mur est devenu
mauvais par suite de l'humidité qu'il conserve, il faut
agir avec lui comme avec un vieil habit, il faut le quitter
et prendre un autre logement. Si l'on n'aère pas les
chambres humides dans une maison, petit à petit les
autres chambres deviennent insalubres.

Comme je viens de le dire, on doit avoir soin de
faire une bonne aération. Même dans les chambres in-
habitées l'air doit pouvoir entrer librement. Il faut surtout faire attention à ce que la chambre où l'on se réunit
en commun puisse toujours avoir un air frais et bon.
Une chambre humide et sombre dans laquelle la lumière
pénètre peu, ou rarement, ou jamais, et où il ne règne
pas un air pur, est plutôt une prison qu'un appartement

et les habitants sont à plaindre. Le séjour dans ce lieu est nuisible aux hommes faits, mais encore plus aux enfants, qui naissent presque toujours à demi-malades, et qui, dans cet air vicié sont réduits à se débiliter déjà dès le berceau. Quand la lumière et l'air pur manquent dans une chambre à coucher, c'est encore plus pernicieux que dans une chambre d'habitation. En effet l'on sort plusieurs fois par jour de la chambre d'habitation et l'on respire un air frais; tandis que l'on ne sort pas de la chambre à coucher de toute la nuit. Fatigué et épuisé par son travail, l'homme se met au lit le soir, et respire largement les matières nécessaires à son existence et particulièrement l'oxygène. Sa nature doit être réconfortée pour supporter le travail du lendemain. Mais si des murailles humides gâtent l'air de sa chambre à coucher, et si cette pièce n'est pas bien ouverte pour l'aération, l'homme, au lieu de trouver les matières nécessaires à sa santé, ne trouvera que celles qui lui sont nuisibles. Rien n'est malsain comme un air renfermé dans une chambre à coucher. Tout comme l'eau qui n'a pas de mouvement, l'air se corrompt. J'en ai fait l'expérience. Quand je couchais quelque part, et que l'odeur de la pièce me disait qu'elle n'était pas bien aérée, je souffrais le lendemain d'un catarrhe et j'avais un violent mal de tête. Quand, au contraire, j'avais pris la précaution d'ouvrir une fenêtre, que ce soit en hiver ou en été, je ne sentais jamais de douleur. Cet exemple explique aussi pourquoi l'on entend dire souvent que l'on ne dort pas bien quand l'on couche hors de chez soi. J'accorde que l'on ne dorme pas bien quelquefois parce que l'on n'est pas habitué au lit, mais c'est à l'air de la chambre qu'il faut s'en prendre le plus souvent. Quand les murs sont gâtés par faute d'aération et ont puisé dans leur humidité tout ce qu'elle renferme, il ne faut pas s'imaginer qu'il suffira de quelques minutes d'aération pour réagir. On en a une preuve dans cette odeur détestable qu'une chambre mal aérée conserve si longtemps. D'ailleurs il n'est pas nécessaire que les murs soient humides pour corrompre l'air d'une chambre, il suffit que l'aération ne se fasse pas régulièrement.

La nature souffre encore bien davantage, quand plusieurs couchent dans une chambre mal aérée. La respiration de plusieurs personnes et l'évaporation de plurieurs lits agissent d'une façon mauvaise sur l'air. La respiration de cet air corrompu et chargé d'acide carbonique vous affaiblit et vous fatigue, au lieu de vous donner de nouvelles forces pour le travail. On ne saurait donc trop recommander de choisir pour chambre à coucher celle dans laquelle pénètrent les rayons du soleil, et où un air pur peut avoir accès. ,

En hiver il faut chauffer les chambres d'habitation et les cabinets de travail, seulement on ne conserve pas toujours une juste mesure. La nature est comme la cire; on peut l'habituer à une forme ou à une autre. Il y a des gens qui chauffent jusqu'à la moyenne de vingt degrés et ils vivent commodément dans une telle chaleur ; il y en a beaucoup d'autres qui se contentent de 12 à 15 degrés. Quel est le mieux entre les deux ? Si la chaleur est trop forte dans les chambres d'habitation ou dans les cabinets de travail, la nature s'affaiblit et ces personnes finissent par ne plus pouvoir supporter le froid. Le grand mal consiste en ce que le feu absorbe l'oxygène. La chaleur aspirée rend aussi les organes de la respiration très sensibles au froid. Comme on éprouve du bien-être en arrivant, au sortir d'une chambre chauffée, dans un air frais et froid; cela rafraîchit et on est content. On éprouve tout le contraire quand on arrive du grand air et que l'on entre dans une chambre chaude. Celui qui, en hiver, vit beaucoup à l'air, n'habite pas dans une chambre trop chaude et se couvre raisonnablement, n'a pas à craindre les rhumes. Celui qui agit autrement sera sûrement enrhumé. A un rhume succède toujours un autre rhume. Songeons un peu à cette brusque transition à laquelle nous nous exposons quand nous sortons d'une pièce chauffée à 16° ou 20° pour arriver à l'air libre où il y a de 6 à 12 degrés de froid. Une nature affaiblie ne peut pas supporter cette transition, elle succombe et la fièvre triomphe. L'homme endurci supportera au contraire facilement le passage d'une chambre légèrement chauffée à l'air libre et froid.

Combien de degrés de chaleur doit-on avoir dans une chambre d'habitation ? Voici : Une chaleur de 12° à 15°, par exception 16°, est la meilleure, au delà de 16° elle est nuisible à la santé. Beaucoup de gens de la campagne diront : Nous aimons beaucoup la forte chaleur, et quand nous avons de 16° à 20° nous nous trouvons parfaitement auprès du fourneau. Les paysans qui ont passé toute la journée à l'air frais et pur, qui sont endurcis contre les changements de température, et qui ont respiré toute la journée l'air le plus salubre, n'éprouveront pas un grand dommage pour leur santé en passant deux heures du soir dans une chambre chauffée, surtout qu'ils se sont alors débarrassés de leurs lourds vêtements de travail. Mais ce qui peut ne pas nuire à un paysan endurci, peut causer la mort d'une nature affaiblie. Que celui donc qui veut rester dans un juste milieu ait dans sa chambre au moins 12° de chaleur et pas plus de 16°; il s'en trouvera bien.

Il y a 50 ou 60 ans, dans maints villages, on ne trouvait aucune chambre à coucher pourvue d'un fourneau ; maintenant on en rencontre beaucoup. Il y a bien des gens qui chauffent leur chambre à coucher le soir ; ils croient par là rendre un grand service à leur santé. Je puis affirmer à tous qu'ils se font plus de mal que de bien. D'abord parce qu'ils s'habituent trop à la chaleur qui les rend sensibles et dormeurs, ensuite parce que tous les germes de maladie sont ainsi éveillés ; mais le pire, c'est que l'oxygène est détruit par la chaleur, et qu'il se forme d'autres gaz nuisibles. Ceux-ci agiront d'une façon d'autant plus destructive sur l'organisme qu'on respirera à plus longs traits, ce qui arrive dans le sommeil. Le changement de température d'une pareille chambre à coucher est à craindre aussi. Quand l'on quitte une chambre chaude pour aller se promener à l'air, l'on marche et l'on excite la chaleur du corps, la transition n'est alors pas trop redoutable. Tandis que la chambre à coucher a certainement une chaleur de 16° quand on se couche, mais cette température descend entre 7° et 8° pendant que l'on repose tranquillement dans son lit, aussi les conséquences sont-elles désastreuses. C'est aussi un moyen de s'affaiblir de plus en plus. Demandez aux gens âgés si pendant leur jeunesse on connaissait un tas de souffrances et de maladies comme aujourd'hui? Non, on ne les connaissait pas, parce que les chambres à coucher n'étaient pas chauffées. Je suis convaincu de l'heureuse influence de l'air frais sur le sang et de l'influence malfaisante de l'air chaud. Si pour les personnes faibles et âgées l'on fait du feu, que l'on ne chauffe pas au delà de 8⁰ ou 10⁰ au plus. Un autre inconvénient c'est que l'on est porté à augmenter le degré de chaleur quand on a commencé, parce que la chaleur vous affaiblit déjà.

Il y aussi une façon toute spéciale de chauffer les chambres à coucher, et qui consiste à mettre le fourneau dans le lit, je veux parler des cruchons d'eau chaude. Il faudrait plaindre énormément celui qui aurait si peu de chaleur qu'il serait obligé de chauffer son vêtement avant de s'en couvrir. Et le lit est-il autre chose que le vêtement de nuit? En chauffant le lit avec des cruchons d'eau chaude, on empêche non seulement la chaleur corporelle de se développer, mais on amoindrit la force de résistance des pieds. Cette chaleur artificielle sèche aussi par trop les pieds. Comment veut-on pouvoir supporter la transition entre la chaleur artificielle du lit et la température de la chambre, surtout si celle-ci est froide? S'il est malsain de chauffer une chambre à coucher, il est encore plus nuisible de chauffer le lit. On se débilite par là sans même vouloir en convenir.

On objectera peut-être: S'il est mauvais de chauffer la chambre à coucher ou le lit, peut-on agir d'une façon tout opposée et laisser la fenêtre de sa chambre à coucher ouverte, même en hiver? On dit ordinairement que l'air de la nuit est malsain! Je réponds: Si l'air de la nuit était réellement malsain, Dieu aurait donc commis une faute en créant la terre. Or il est certain que l'air libre est le meilleur. Que l'on se mette donc à songer aux vieilles huttes, comme elles existaient il y a cinquante ans. Elles consistaient en un assemblage de poutres dans les interstices desquelles les rayons du soleil pouvaient passer. Plus tard on ne s'occupa pas beaucoup non plus des fermetures des fenêtres! En définitive il n'y avait que ce qui pouvait geler qui gelait dans les chambres à coucher. Il y régnait la même température qu'à l'air libre, sauf qu'elle était plus calme. Cela a-t-il porté préjudice aux gens? Pas le moins du monde. Nulle part alors on ne voyait non plus de cruchons d'eau chaude dans les lits. Chacun était capable de chauffer lui-même son vêtement de nuit — ce qui démontre que les gens étaient endurcis et résistants. Personne ne se plaignait de la fraîcheur des nuits. Je laissais pendant des semaines l'une des fenêtres de ma chambre à coucher ouverte, et par 12° et 15° de froid; je ne me suis jamais mieux porté. Je ne veux pas dire par là de laisser toutes ses fenêtres ouvertes et de s'exposer au froid tout d'un coup, quand l'on s'est affaibli auparavant, ce serait attenter à sa vie. Mais quand la nature a été endurcie petit à petit par l'eau, alors on peut essayer de coucher, avec une fenêtre ouverte. Il faut d'abord donner de la force et de la résistance au corps en l'endurcissant et en lui servant des aliments nourrissants et qui remédieront à la pauvreté du sang. Les nombreuses personnes qui sont toujours en voiture, qui vivent et se reposent à l'air, hiver comme été, nous montrent ce dont l'homme est capable. Elles sont habituées à toutes les températures et se passent du médecin et du pharmacien. Voyez ce qu'endurent les animaux des bois qui, hiver comme été, vivent à l'air et n'ont qu'une épaisse fourrure pour se protéger contre le froid. Si quelqu'un veut s'endurcir et respirer la nuit aussi un air frais, il a plusieurs précautions à prendre: il ne faut pas que le vent pénètre par la fenêtre ouverte, sans cela en dormant tranquillement on gagnera un violent rhume dès la première nuit. Il n'est pas non plus nécessaire que la fenêtre de la chambre à coucher soit complètement ouverte; il suffit qu'un bon air puisse y pénétrer de façon que l'air demeure salubre. Il faut ouvrir, si possible, non pas le bas mais le haut de la fenêtre. Si je pouvais réussir par ce que je dis à démontrer à beaucoup tout ce que l'affaiblissement contient de dangers, et tout le bonheur réservé à ceux qui s'endurcissent, et s'ils commençaient ensuite à s'endurcir et à respirer autant que possible un air pur, la nuit comme le jour, il y aurait

4*

alors des milliers de malades en moins et de nombreuses
personnes seraient un peu plus contentes de vivre. Il y
a beaucoup de personnes à qui les souffrances rendent la
vie amère ; si elles cherchent leur salut dans la médecine,
elles sont perdues.

A notre époque le repos est souvent aussi une cause
d'affaiblissement. Autrefois des milliers couchaient sur la
paille, parce qu'ils n'avaient pas le moyen de se procurer
un lit moelleux. Je me souviens encore très bien que
l'on parlait de la guerre, des impôts qui pesaient sur le
pays et pour ces motifs tout le mobilier était misérable.
Les pauvres couchaient sur la paille, avaient pour oreiller
un sac de paille et pour couverture un simple dessus de
lit. Malgré cela, le repos et le sommeil étaient agréables.
Rien n'est aussi mauvais que de coucher dans un lit de plumes
parce que la chaleur y est très forte, et que la nature
s'affaiblit et devient somnolente. Les édredons sont communément remplis de duvet à tel point que la chaleur
qu'ils développent est trop forte ; et si l'on quitte cette
chaleur pour aller à l'air frais, on s'enrhume facilement.
Si en plus d'un pareil édredon, l'on a encore un fourneau
dans sa chambre à coucher, tout concourt alors à la destruction de la santé. Aujourd'hui paraît encore une autre
belle mode qui consiste à avoir des draps de laine ! Ainsi
pour affaiblir il n'était pas suffisant d'avoir un édredon
trop garni de duvet, et des couvertures de laine suffisantes
pour se couvrir ; on cherche encore à développer la chaleur par des draps en laine. On s'affaiblira ainsi davantage et on se rendra encore plus incapable de résister
aux influences malsaines. Il ne faut plus s'étonner si tant
de personnes se plaignent de maux de tête, car deux ou
trois oreillers remplis de duvet développent une trop grande
chaleur à la tête, et l'on ne peut plus assez la protéger
contre les refroidissements.

Au lecteur qui désire avoir un bon lit je donnerai
le conseil suivant : Mettez sur votre paillasse un matelas
assez dur, ainsi qu'un oreiller dur aussi, n'ayez qu'un seul
oreiller de plume. Ayez pour couverture une couverture
de laine mais qu'elle ne touche pas le corps. Si vous avez
besoin d'un édredon, il faut qu'il ait peu de plumes ou

de duvet, pour que la chaleur ne soit pas trop forte.
L'affaiblissement causé par les vêtements fait rechercher
l'affaiblissement au lit, et vice versa. Celui qui s'est endurci par son genre de vie et par son vêtement ne se
plaît pas dans les lits modernes qui débilitent. Celui qui
commence à faire usage de lits efféminés, ne pourra
bientôt plus se contenter de son vêtement ordinaire, mais
en recherchera un plus chaud. Si l'on se gardait seulement de l'un et de l'autre, et si l'on s'endurcissait d'une
façon raisonnable, ou n'irait pas à sa perte, comme l'on
y va, en faisant usage de vêtements et d'un lit qui
débilitent.

On commet des sottises dans la façon de faire le lit,
comme on en commet dans toutes les autres choses. Si
l'on entrait dans 15 ou 20 maisons, et si l'on y comparait les lits, on trouverait dans chaque maison un autre défaut et l'on serait dans bien des lits comme un estropié. On
trouve très souvent la paillasse remplacée par un matelas
de plumes ; si l'on se couche dessus, les plumes se tas-
sent, et il se forme un trou à l'endroit où pèse le corps ;
les pieds se trouvent assez élevés, le milieu du corps est
dans un creux, et sous le haut du corps se trouvent deux
ou trois oreillers ; de cette façon le dormeur est dans une
position qui nuit à l'organisme. Celui qui veut bien dormir
et se reposer convenablement, doit veiller à ce que son
lit soit bien horizontal, et à ce que la tête ne soit pas
soulevée plus que de la hauteur d'une épaule. Il faut éviter
aussi de plier les genoux si l'on ne veut pas nuire à la
circulation du sang, mais de préférence allonger un peu
les jambes. Les mêmes règles sont à observer pour les
mains. On ne peut pas conseiller à tout le monde de se
coucher sur le côté gauche, parce que le cœur est bien
pressé dans cette position. Le mieux c'est de se coucher
moitié sur le flanc droit, moité sur le dos et de faire en
sorte que le corps ne subisse aucune courbure. La circulation du sang se fait alors très facilement. Le lit ne
doit être ni trop étroit, ni trop court, de façon à ce que
l'on y soit à l'aise. Les couvertures doivent être larges
et longues, pour qu'au moindre mouvement l'on ne soit
pas découvert, ce qui en quelques minutes pourrait amener

un rhumatisme. Il y en a aussi qui portent la nuit des caleçons très étroits, et nuisent ainsi à la circulation du sang. Il faut l'éviter. Il faut déboutonner le col de la chemise ainsi que les manches, afin d'éviter que les veines ne soient trop serrées et qu'il ne se produise un trop grand développement de chaleur. Si l'on respirait de l'air froid, on pourrait s'enrhumer aussi au milieu de la nuit et être obligé de tousser, le col étant fermé on étoufferait. Il faut éviter aussi d'imiter les personnes qui, pour avoir chaud aux pieds, la nuit, conservent leurs bas liés avec des jarretières ; or les jarretières occasionnent facilement des troubles dans la circulation du sang. Un grand nombre de ceux qui ont des varices ne doivent accuser qu'eux-mêmes. Les différents vêtements comme bas, caleçons, etc, que l'on porte la nuit, non seulement troublent la circulation du sang, mais empêchent aussi un développement uniforme de chaleur. Il faut éviter aussi de mettre un bonnet de nuit, parce qu'il empêche l'endurcissement et fait porter tout le sang à la tête ; et les rhumes s'ensuivent.

Plus d'un se moquera de moi parce que j'ai donné toutes ces règles d'hygiène, et plus d'un porteur de bonnet dira : Je me trouve bien avec mon bonnet, je le conserve. Et ceux qui gardent des bas ou des caleçons au lit, feront chorus ! Je leur répondrai : Chacun fait comme il l'entend. Mais si aujourd'hui vous n'avez pas à vous plaindre de votre conduite, cela ne veut pas dire que vous n'aurez pas plus tard une raison de vous en plaindre. Il est clair comme le jour que beaucoup de maladies ont leur source dans ce que je viens de critiquer.

L'on m'a souvent demandé si pour la nuit il fallait revêtir une autre chemise à cause de la transpiration, ou s'il fallait conserver la même chemise que pendant le jour. A mon avis, il n'y a pas de différence pour la santé. Il faut surtout éviter de transpirer la nuit, et si cela arrive souvent c'est que le lit n'est pas ordonné. De même que l'on ne transpire pas quand l'on est assis tranquille quelque part, ainsi doit-il en être pendant le repos de la nuit. De cette façon on n'aura pas à se reprocher la transpiration qui surviendra, à moins que l'on ne soit malade.

Chambre de malade.

Si jusqu'ici j'ai parlé des habitations en général, je veux maintenant dire un mot des hôpitaux et des chambres de malades. Quand on entre dans un hôpital bien dirigé et que l'on prête attention à la distribution intérieure, on est satisfait de voir que tous les besoins des malades y sont prévus. Au contraire quand on pénètre dans la chambre des malades chez de nombreuses familles, on est obligé d'avoir une double compassion pour les malades, d'abord parce qu'ils sont souffrants, ensuite parce qu'ils ne reçoivent pas des soins suffisants. On chauffe trop, généralement, ce qui affaiblit davantage la nature humaine. On bouche aussi tout ce qui pourrait donner accès à l'air frais, comme si celui-ci n'était pas plus nécessaire au malade que tout le reste ! La respiration gâte l'air plutôt que de l'améliorer, mais surtout la respiration des malades. Quel air respirera donc le malade, si aucun air pur ne pénètre dans sa chambre ! Il faut surtout prendre soin qu'il n'y ait pas d'affaiblissement causé par un excès de chaleur, et que, par l'accès de l'air pur et sain, le malade puisse respirer les matières nécessaires. De même que le fourneau a besoin d'une cheminée, ainsi la chambre du malade a besoin d'une ouverture qui permette la sortie à l'air vicié et l'entrée à l'air frais, sans que cet échange puisse nuire au malade. La chambre a besoin d'air frais, mais pas trop ; la meilleure température pour les malades sera donc généralement de 11° à 14° Réaumur ; mais quand cette température monte de 16° à 24°, comme je m'en suis souvent aperçu, on cause par cette chaleur une nouvelle souffrance au malade. Les chambres bien chauffées ont des conséquences désastreuses pour les malades atteints de grosses fièvres, ou qui souffrent des bronches ; chez ces derniers surtout, la toux n'a pas lieu à une chaleur ordinaire, tandis que les quintes sont violentes dans les chambres trop chauffées, surtout quand il y a une rapide transition du froid au chaud. Quand on a de la compassion pour les malades et que l'on veut alléger leur sort, on évite de laisser pénétrer les grands froids dans leurs chambres et on évite qu'il y ait une trop grande chaleur.

J'ai dit que les chambres à coucher ne devaient pas être humides, et devaient avoir de la clarté et de l'air, mais cela devient surtout une nécessité quand il s'agit des chambres des malades. Si on n'y prêtait garde, la chambre serait cause que l'état du malade empirerait. Quant au lit du malade, voici la première règle à observer : une extrême propreté ; il faut aussi que le lit soit fait de façon à ce que le malade y soit à l'aise, parce qu'une mauvaise position dans le lit nuit doublement.

Chapitre VII

De la nourriture.

1. Les mets.

Les chapitres précédents sont certainement d'une très grande importance ; celui qui suivra les conseils donnés s'en trouvera bien et conservera sa santé, et celui qui ne les suivra pas n'échappera pas au châtiment. Mais le chapitre qui traite de la nourriture n'est pas moins important.

Quand on considère attentivement la création, on sent son admiration grandir toujours davantage. On ne sait pas si l'on doit plus s'étonner de la toute-puissance de la Providence ou de sa sagesse. Mais on est obligé d'avouer que dans la création tout a été fait pour l'usage de l'homme.

On peut dire de la terre que c'est un immense atelier dans lequel les créatures humaines remplissent chacune un rôle déterminé. Elle est aussi un grand bazar où l'on trouve tout ce qui est nécessaire à la vie.

Nous ne nous entretiendrons ici que des nombreux et divers aliments que l'homme trouve partout sur la terre. Si l'homme doit entretenir sa vie en partie par ce qu'il respire, il doit aussi se nourrir de façon à prolonger son existence, sans cela il perdrait sa force aussi bien que sa santé. La terre fournit les aliments en abondance et en grande variété. Les oiseaux et les autres animaux sont à la disposition de l'homme. Les ruisseaux et les mers lui fournissent les poissons, et les arbres leurs fruits. Les champs et les prairies produisent pour l'homme ce qui est nécessaire à son entretien et lui fournissent le pain quotidien. Il ne faut pas oublier non plus ce qui est nuisible à la vie et à la santé. Les bois abondent de bêtes féroces. Des serpents venimeux et des plantes vénéneuses menacent l'existence de l'homme. Celui-ci doit donc employer sa raison pour choisir ce qui lui est utile, et pour se garder de ce qui peut nuire à la vie ou la détruire. Chacun doit donc se dire : Qu'est-ce qui est utile à la vie, qu'est-ce qui la fortifiera et la fera durer ? Que faut-il éviter au contraire pour ne pas nuire à l'existence, pour ne pas s'exposer à une infirmité ou à la mort par sa propre faute ?

Bien que l'esprit humain soit élevé, puisqu'il est l'image du Créateur, il ne peut cependant remplir son devoir sur la terre qu'en union avec le corps. L'esprit est un instrument aussi bien que le corps dont il a besoin pour remplir ses devoirs. S'il y a une différence entre habiter une demeure solide, salubre, et une hutte qui tombe en ruines, il y a aussi un avantage pour l'esprit humain d'être le locataire d'un corps bien portant et fort ; et il serait malheureux que le corps fût faible et malade. Il est donc de la plus haute importance que le corps, la plus extraordinaire des habitations, soit fait des meilleurs matériaux. Alors seulement il sera solide et résistant, et l'esprit s'y trouvera bien. Mais la demeure n'est résistante qu'autant que les matériaux employés sont bons et sans reproche. Un exemple le fera mieux comprendre.

Un architecte construit trois maisons, toutes d'après le même plan. Il fait une différence dans le choix des matériaux. Dans la première construction il emploie une pierre excellente, le meilleur sable, et du ciment au lieu de mortier. Une fois terminée, la maison est assez solide pour résister à toutes les tempêtes. — Pour construire la seconde il emploie de la pierre moins bonne, du sable qui n'est pas de première qualité, et du mortier. Cette maison sera solide, mais moins que la première ; elle résistera longtemps cependant. — Il est moins prévoyant pour la troisième bâtisse ; le choix de la pierre lui est indifférent, et il emploie du mauvais sable et du mortier détestable. L'aspect de la demeure est cependant beau et plait à l'œil, au point que celui qui n'a pas vu les matériaux dirait : Ces maisons sont pareilles et dureront autant l'une que l'autre. L'homme qui commettrait une pareille erreur dans son jugement, aurait une opinion tout autre s'il avait vu les matériaux et s'il avait assisté à la construction ! Il dirait : La première demeure fait honneur à l'architecte ; c'est elle qui a la plus grande valeur, elle durera le plus longtemps, et celui qui l'habitera en sera content. Son appréciation sur la seconde sera moins bonne : Elle durera assez longtemps, dira-t-il, elle plaira au propriétaire, et on pourra y habiter longtemps, cependant elle vaut moins que la première. De la troisième il dira : On ne peut pas bâtir une bonne maison avec de mauvais matériaux ; celui qui habitera cette maison se trouvera trompé, et elle croulera bientôt. Les matériaux que l'on emploie et les soins que l'on met à bien construire font la différence des bâtisses. Il en va de même avec le corps humain qui est composé d'une infinité de petites parties reliées ensemble comme les pierres d'une maison. Les matériaux sont les aliments et la boisson. L'homme doit faire un choix comme l'architecte pour ses matériaux. L'azote que l'homme développe dans son corps par les aliments remplit le même rôle que le ciment et le mortier dans la construction des bâtiments. Celui qui choisit des aliments riches en azote, celui-là aura un corps fort et résistant. Celui qui se nourrit de mets peu riches en azote ne peut pas espérer que son corps soit aussi résistant que celui du cas précédent. Enfin l'homme qui choisit des aliments dépourvus d'azote ne peut pas espérer raisonnablement avoir un corps sain, solide et résistant ; et comme un mauvais édifice, il tombera bientôt en ruines. Quiconque tient à sa santé et désire vivre longtemps doit donc faire un bon choix, et écarter comme nourriture et comme boisson tout ce qui ne donnera pas de résistance au corps, et lui causera des infirmités.

Là-dessus, chers lecteurs, vous allez être curieux de
connaître les aliments riches en azote, afin de faire à votre
esprit un logis bien solide. Vous désirerez savoir aussi
quels sont ceux qui, malgré leur peu de richesse en azote,
sont cependant suffisants pour former un corps sain et
vigoureux. Je les indiquerai, tout comme les mets ou les
boissons complètement dépourvus d'azote, qui nourrissent
l'homme tant que la vie se continue sans accroc, ou en
tant qu'ils servent de stimulant. Je parlerai d'abord de
la différence qui existe entre l'usage de la viande et celui
des végétaux.

Il me semble que la question n'est pas encore vidée
entre les savants et les autres pour savoir s'il faut plutôt
faire usage de viande que de végétaux. Les opinions ont
toujours été contradictoires sans jamais arriver à une en-
tente. Les uns repoussent complètement l'alimentation par
la viande, et ceux qui mangent de la viande n'attribuent
pas une grande valeur à l'alimentation par les fruits. Mon
avis est celui-ci : Si le Créateur a tout créé pour l'humanité, ou doit user de tout d'une façon raisonnable, sans
cela Dieu ne l'aurait pas créé. Pourquoi y aurait-il tant
de milliers d'aninaux dans les champs, dans les bois et
dans l'air, s'ils ne devaient pas servir d'aliment à l'homme
et si celui-ci ne devait se nourrir que de grains, de fruits
et d'autres plantes? La chose serait par trop bornée.
Bien plus nous devons non seulement user de tout ce qui
a été mis à notre disposition, mais nous devons aussi pouvoir être sûrs que nous ne nous nuirons pas. Ma conviction c'est que bien des gens pèchent plus par la préparation des aliments que par leur choix. Je puis aussi
assurer que les gens qui se nourrissent de végétaux en
tirent de grands avantages pour leur santé. Je prouverai
plus loin qu'il ne faut pas préférer la viande aux végétaux.

Les personnes et les peuples qui se nourrissaient de
froment s'en trouvaient toujours très bien; mais par l'habitude on en est arrivé à croire que l'on ne pouvait pas
vivre sans manger de viande. On habitue très facilement
les enfants au lait et au pain ; tandis qu'il est très difficile d'habituer des enfants de 5, 6 et 8 ans à manger
de la viande.

Si l'on donne même de la viande à l'homme atteint d'une mauvaise fièvre, le pouls bat bien plus fort et la fièvre s'accroît. La viande occasionne une inflammation dans l'estomac après le repas, un léger incendie, comme disait un célèbre médecin, et use les organes bien davantage. Pourquoi ne mange-t-on pas toujours de la viande mais aussi des légumes ? Parce que la viande toute seule répugnerait trop et développerait trop de chaleur. Que l'on songe aussi au petit nombre de ceux qui peuvent avoir de la viande fraîche ! Il n'est pas rare qu'elle ait 6, 8 et même 10 jours ; et quiconque voit cette viande crue, en perd l'appétit. Il est constant aussi que ceux qui se nourrissent surtout de viande sont plus facilement atteints de maladies et d'inflammations dont les résultats seront plus dangereux pour eux que pour ceux qui se nourrissent de végétaux. Ceux qui mangent beaucoup de viande ont plus facilement des éruptions que ceux dont les aliments sont les végétaux. Il faut noter aussi qu'avec la viande on consomme des choses échauffantes qui ne sont pas nécessaires avec les mets de farine. Je ferai observer encore que les légumes mangés avec la viande sont souvent préparés d'une façon plus ou moins saine. Il y a bien peu de légumes qu'on laisse dans leur état naturel ; la plupart sont transformés deux ou trois fois par la cuisson, la vapeur et tout ce qui s'ensuit avant d'être mangés. Voyez comme une pomme fraîche et sans tache plaît ! Mais quand elle arrive comme légume sur la table elle a subi mille transformations ! On lui a complètement enlevé son parfum primitif, si agréable pourtant.

Par ce qui vient d'être dit on concluera qu'il est préférable de se nourrir des fruits et des plantes que de viande uniquement. Mais, comme la viande est aussi un bon aliment, on fera bien d'en manger un peu avec les végétaux.

Nous allons maintenant considérer les différents aliments d'après leur valeur pour entretenir et conserver la santé et la force corporelle : Comme nous l'avons déjà dit, il y en a trois classes :

    1) Les aliments riches en azote.
    2) Les aliments pauvres en azote.
    3) Les aliments dépourvus d'azote.

Première classe: Aliments riches en azote.

1. Le lait. — Au premier rang se trouve le lait qui, depuis l'enfance jusqu'à la vieillesse, est le meilleur aliment. Il contient toutes les matières nutritives nécessaires à la nature humaine, il se digère et se supporte facilement. On m'objectera peut-être qu'il y a beaucoup de personnes qui ne peuvent pas supporter le lait; il répugne à l'un, à l'autre il cause des aigreurs et de grands troubles, enfin quelques-uns le vomissent. Je répondrai que ces personnes sont malades ou qu'elles en boivent trop à la fois. Justement parce que le lait est riche en azote et contient toutes les matières nutritives dont la nature a besoin, c'est là la raison pour laquelle les gens faibles et maladifs ou ceux qui ont peu de mouvement et beaucoup de travaux ne doivent en user qu'avec mesure. Bien des fois j'ai conseillé aux gens à qui le lait cause des aigreurs de n'en prendre qu'une cuillerée par heure. De cette façon il réussit. La nature peut l'utiliser et les malades se rétablissent. Mais quand un homme faible ou malade, ou tout autre qui a une vie calme en absorbe un demi-litre ou un quart do litre, l'estomac se refuse à l'assimilation. Le lait finira par se cailler et causera des fatigues. Pour le donner aux gens faibles et malades il est bon de l'additionner d'un peu d'eau fraîche, comme on le fait pour les petits enfants. Les ouvriers et surtout les paysans font une grande consommation de lait, aussi sont-ils forts et bien nourris, parce que le lait s'assimile facilement quand on se livre à de grands travaux et que l'on se donne du mouvement. Quiconque est malade ou a une vie sédentaire ne doit en user que par petites doses.

Le lait est non seulement le premier des aliments, c'est aussi le plus répandu, le moins cher et le plus facile à se procurer. Dans beaucoup de contrées on se sert non seulement du lait de vache, mais aussi du lait de mouton, du lait de chèvre et du lait de jument. Le lait de chèvre est plus fort que le lait de vache, et pour les pauvres c'est un aliment excellent. Il n'est malheureusement pas aussi apprécié qu'il le mérite, parce que des aliments bien plus faibles sont maintenant à la mode.

Si notre génération débilitée veut se ressaisir, il faut que le lait soit plus apprécié et plus employé. Le lait doit aussi être plus employé dans la cuisine, et où cela a lieu, il fournit un trésor d'aliments nutritifs. Aussi n'est-ce pas sans tristesse que l'on voit bien des familles de la campagne vendre le lait 0ᶠ10 le litre, et se servir de cet argent pour acheter une foule d'objets de peu de valeur et qui nuisent plus au corps qu'ils ne lui sont utiles, comme cela a lieu par exemple pour la bière ou le vin falsifié. Chers lecteurs, que vous soyez jeunes ou vieux, ne vous privez pas de ce premier aliment qui est aussi le meilleur, estimez-le beaucoup et faites-en une grande consommation.

2. **Le Fromage.** — Le fromage se fait avec le lait. Le fromage contient également beaucoup de matières nutritives qui ont subi beaucoup de transformations et qui ont été additionnées à d'autres, comme le sel, etc. Aussi n'est-ce pas un aliment aussi pur et aussi inoffensif que le lait. Beaucoup de personnes ne peuvent pas supporter le fromage, ce sont surtout celles qui sont faibles et maladives. Le fromage excitant la soif démontre qu'il provoque de la chaleur dans l'estomac, ce qui n'est pas le cas pour le lait pur.

3. **Les Légumes.** — Les légumes tels que les pois, les haricots, les lentilles sont riches en azote. Autrefois les pauvres gens se nourrissaient principalement de pois en hiver, et ils avaient une si grande confiance dans cet aliment que les pois — ainsi que quelques autres aliments — ne devaient jamais manquer. L'on disait : Quand on a des pommes de terre, du pain et des pois, le reste peut manquer, on demeure cependant bien portant et suffisamment fort pour les durs travaux. Je ferai remarquer aussi qu'il y a 60 ans on travaillait beaucoup plus qu'aujourd'hui ; je souhaite donc, ou plutôt je demande avec instance que les ouvriers reviennent à cette alimentation, qui est une des meilleures, et que deux ou trois fois par semaine ils mangent des pois. Autrefois il y avait la soupe aux pois, la purée de pois, ou les pois mêlés à la choucroute. On devrait remettre en honneur cette alimentation que l'on a trop négligée, ce serait rendre

service à l'humanité. Les h a r i c o t s se cultivent facilement dans tous les jardins, et chaque champ peut en produire une riche moisson ; tout paysan devrait donc planter un petit champ de haricots tout comme un champ de pois. Il aurait ainsi non pas seulement une excellente récolte, mais — ce qui aurait plus de valeur — il aurait dans son ménage une nourriture fortifiante, facile à accommoder et à bon compte. Il en est de même pour les l e n t i l l e s. Que l'on se nourrisse donc fréquemment des aliments précités puisqu'ils sont riches en azote et puisqu'ils aident à entretenir et à fortifier la santé. Que l'homme utilise donc pour la construction et l'entretien de la demeure de son esprit les légumes tout comme le lait, ce sont les matériaux les meilleurs et les moins chers. Dans ma jeunesse j'ai appris à connaître des gens âgés de plus de 80 ans. Ils étaient encore très intelligents et très forts malgré leur âge avancé, et surtout ils n'étaient pas accablés d'autant d'infirmités que les hommes de notre âge. Ils se nourrissaient des aliments précités et ne connaissaient pas l'alimentation contemporaine.

4. L e s V i a n d e s. — La viande est riche en azote, mais la viande maigre seulement. La principale viande sous ce rapport est la viande de bœuf, surtout quand les bœufs ont atteint tout leur développement ; le veau a moins de valeur parce que la bête n'a pas atteint tout son développement.

5. L e s P o i s s o n s. — Les poissons renferment aussi beaucoup de matières nutritives et contiennent beaucoup d'azote.

Les aliments précités appartiennent donc à la classe de ceux qui sont riches en azote. Ils sont à recommander non seulement à cause des matières qu'ils contiennent mais aussi parce qu'ils sont peu chers et que chacun peut se les procurer.

<div align="center">~~~~~~~~~</div>

Deuxième classe: Aliments pauvres en azote.

A cette classe appartiennent les aliments qui contiennent peu d'azote mais suffisamment pour donner à l'homme la santé et la force, bien que dans une mesure inférieure à ceux de la première classe. Ce sont:

1. Les céréales. — Les principales sont: Le maïs, le froment, l'épeautre, le seigle, l'orge, l'avoine, le sarrasin. Ces grains fourniraient au corps les meilleurs matières alimentaires si on les employait comme ils doivent l'être. Il fut un temps où les hommes mangeaient les grains, et cependant ils étaient bien portants et vivaient très vieux. Si aujourd'hui quelqu'un se nourrissait de grains il serait l'objet de la risée de tous. Depuis l'invention des moulins, on est arrivé à faire trois et quatre sortes de farine, et le grain ne donne plus toute sa force nutritive. Il y a 4 ou 5 ans un célèbre médecin prétendit que la vie de l'homme était plus courte parce que l'on séparait le son de la farine. La plus grande partie de la force du fruit se trouve dans la cosse, et plus on approche du cœur moins il y a d'éléments nutritifs. Débarrassez le radis de sa peau, mangez-le ensuite et vous verrez qu'il a bien moins de goût. Dans le citron le jus le plus fort et le meilleur est celui de l'écorce. Il en est de même pour le blé, la plus grande et la meilleure force est perdue avec le son, tout comme la plus grande partie de l'azote. On vante beaucoup la farine de choix ou fleur de farine ; il serait plus juste de dire que l'on en a extrait toute la vraie force et ce qui en fait la qualité, on y a laissé tout ce qu'il y a de plus pauvre en fait d'aliments nutritifs. Un célèbre médecin a observé que si l'on ne donnait à un chien que de l'eau et du pain fait avec la fleur de farine, l'animal périrait en 40 jours. Que l'on moude tout le grain et que sans en retirer le son on fasse du pain avec cette farine, ce pain fera vivre le chien pendant plusieurs années. Donc, quand les hommes achètent cette fleur de farine et s'en servent pour leur alimentation, ils se nourrissent d'une façon pitoyable. Essayez un peu de prendre de la farine grossière à laquelle le son est mêlé et faites-en faire des petits pains; agissez de même avec la fleur de farine. Si vous comparez ensuite ces deux sortes de pains, vous aurez du mal de croire qu'ils ont été faits avec le même froment. Comparez aussi la farine naturelle faite d'une sorte de blé avec la fleur de farine faite de la même qualité de blé,

vous y trouverez une différence énorme. Ils seront différents l'un de l'autre comme une blouse de coutil l'est d'un vêtement de soie. La farine d'orge est jaunâtre ; faites-en de la fleur de farine, cette farine sera comme transformée ; il en est de même pour toutes les sortes de froment. Ce qui est le plus triste c'est la falsification qui se fait journellement avec la fleur de farine. On va même jusqu'à moudre des matières tout à fait indigestes et on les mêle avec la fleur de farine. Le froment est principalement employé dans la fabrication du pain ; le pain que l'on en fait a plus de goût que tout autre et est aussi plus nourrissant ; il est donc déplorable de voir que l'on fait aussi de la fleur de farine avec le froment ; cette farine paraît très fine, mais on lui a enlevé le meilleur de sa force, elle nourrit très peu, et par cette fabrication artificielle elle a perdu son bon goût de froment. La farine de froment est la meilleure à employer pour les aliments préparés à la farine, c'est même la farine principale pour les contrées où l'on ne mange pas de viande ou très peu. Il est donc tout à fait déraisonnable et dangereux d'enlever les principes nutritifs des aliments farineux qui sont les plus sains et le plus facilement assimilables. Si l'on veut améliorer la race humaine et faire disparaître la pauvreté du sang et la débilité, il faut que l'on prenne soin d'employer dans la cuisine des aliments non falsifiés et surtout une bonne farine naturelle.

Il en est de l'épeautre comme du froment, on l'emploie surtout dans les pays froids. Il est presque aussi nourrissant que le froment et, comme on le remarquera souvent, il est bien plus employé que le froment dans maintes occasions pour préparer les aliments faits avec la farine. Le maïs est pour les contrées chaudes ce que le froment et l'épeautre sont pour les pays du nord.

Le seigle est un peu plus grossier mais il est très employé pour la fabrication du pain dans les classes pauvres. Quant à sa valeur intrinsèque ce pain n'est pas bien inférieur aux autres sortes de pain ni par son goût ni par ses matières nutritives. La plupart des paysans cuisent ce pain eux-mêmes. Il est regrettable que l'on ne voie pas plus souvent cet excellent pain de seigle à la vitrine des boulangers, et que le pain noir ordinaire, dénommé pain de ménage, soit fait sans seigle ou avec une faible quantité, et soit fait avec de la farine de seconde qualité. Le vrai pain de seigle comme il est cuit par les paysans est certainement très nourrissant et peu falsifié. La farine de seigle est employée non seulement pour le pain, mais sert aussi à apprêter d'autres mets comme on le verra dans un des chapitres suivants.

L'orge est à peine inférieure au froment, à l'épeautre et au seigle, pour ses qualités nutritives. Comme elle ne peut pas être utilisée dans la farine fine, on l'emploie moins. Il y a 50 ans les paysans faisaient leur pain avec un mélange d'orge et de seigle pour préparer les aliments, on employait la farine d'orge comme la farine de seigle à cause de ses qualités nutritives. Mais aujourd'hui, même à la campagne, l'orge n'est plus que partiellement employée pour la fabrication du pain. On n'emploie plus guère ce grain que pour faire la bière et, comme dans cette boisson il n'entre qu'une partie des matières nutritives de l'orge, l'homme n'en bénéficie que faiblement. On donne l'orge en nourriture aux bêtes avec le marc. L'orge qui a séjourné trop longtemps dans le champ n'est plus bonne pour faire de la bière, aussi les pauvres gens ont-ils souvent l'occasion de se procurer à bon compte cet excellent aliment.

Autrefois l'avoine était regardé comme un excellent moyen de se nourrir, et quiconque voulait être fort et résistant mangeait surtout des mets préparés avec de la farine d'avoine. C'est à la farine d'avoine et au lait que les habitants de certaines contrées étaient redevables de leurs forces et de leur santé. Cette farine est encore bien estimée dans quelques contrées ; mais les articles de luxe l'ont fait oublier, ainsi par exemple le café a remplacé la bouillie d'avoine. Des milliers d'hommes savent que les chevaux nourris avec d'autres grains n'ont pas l'ardeur, la force et la résistance que leur donne l'avoine, malgré cela ils ne veulent pas nourrir avec de l'avoine leurs propres estomacs. Si je pouvais nourrir 50 enfants avec des aliments préparés avec de l'avoine, et qu'après deux ans je les place à côté d'autres nourris avec du café et des aliments préparés avec de la fleur de farine, ces derniers paraîtraient malades de corps et d'esprit en comparaison des autres ! La différence est la même entre les jeunes chevaux qui ont été nourris avec de l'avoine et ceux qui n'en ont pas eu. D'ailleurs l'u-

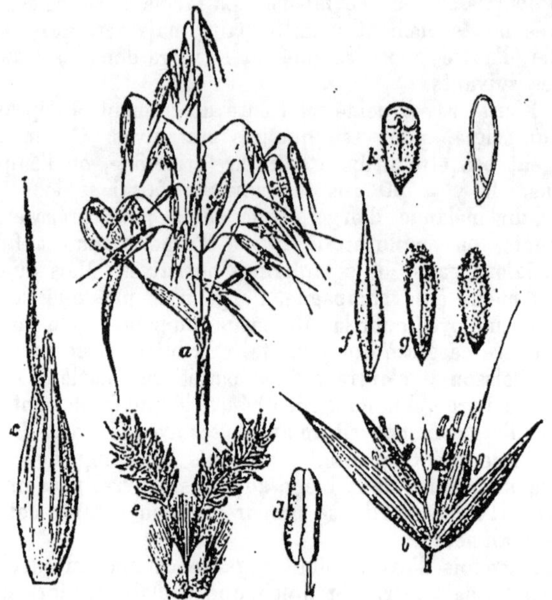

De l'avoine.

(Avena sativa L.)

a) Une panicule, la moitié ou le tiers de la grosseur naturelle ; b) un épi, grandeur naturelle ; c) la glume, de face plus grande de moitié ; d) une anthère, 4 fois plus grande ; e) un pistil y compris les petites écailles, 6 fois plus grand ; f) un grain enveloppé de sa glume, grandeur naturelle ; g) intérieur d'un grain sans glume ; h) extérieur du même grain ; i) la longueur moyenne du même grain ; k) le diamètre transversal du même grain.

sage de l'avoine est facile et bon ! Mais que voulez-vous faire, on l'abandonne ainsi parce que ce n'est pas la mode ! Ces quelques lignes pousseront peut-être l'un ou l'autre à prêter un peu plus d'attention à l'avoine ; celui qui le fera n'aura pas à s'en repentir. J'ai eu le bonheur d'être élevé par des parents chez qui l'avoine et l'orge étaient encore en honneur, et c'est à cette nourriture de mes jeunes années que j'attribue en grande partie ma résistance et ma force.

2. — Depuis sa découverte, la p o m m e d e t e r r e a été souvent attaquée et parfois même elle a cessé d'être regardée comme un aliment de l'homme. Elle eut à subir le sort de bien d'autres aliments. Mais celui qui connait la valeur de ce fruit et l'usage qu'il peut en faire ne le méprisera certainement pas. Les pommes de terre occupent un rang tel dans l'alimentation qu'elles sont devenues indispensables. Dans ma jeunesse j'ai entendu mépriser la pomme de terre parce qu'elle n'avait pas de qualités nutritives. Je ne suis pas un de ces détracteurs. La pomme de terre est pour les classes pauvres un aliment nourrissant et pas cher. Parmi les savants, le célèbre Liebig a reconnu qu'il y avait au contraire dans la pomme de terre beaucoup de principes nutritifs. Il n'a pas eu tort, comme le prouvent les heureux effets produits par la pomme de terre dans l'alimentation ; aujourd'hui elle est employée partout. Les pommes de terre servent à nourrir quelques animaux domestiques et à engraisser les autres ; en hiver d'ailleurs la volaille n'est-elle pas nourrie en grande partie par les pommes de terre. Là où l'on ne mange pas de viande, le plat de pommes de terre alterne avec les aliments préparés à la farine. Celui qui mange de la viande les aime aussi. Je dirai même volontiers que la pomme de terre est le grand secours de la table du pauvre. Comme le besoin se ferait vite sentir, et comme la misère serait grande si ce fruit n'existait plus !

Si en général on a rarement parlé en faveur de la pomme de terre malgré son usage très répandu et malgré sa valeur nutritive, il en a été tout autrement pour les œufs. On les a toujours regardés comme très nourrissants et bons pour la santé, et c'est pourquoi on les a recommandés aux malades et aux gens bien portants. Je ne veux pas prononcer de sentence contre les œufs, mais produire les considérations des savants qui ont fait les recherches nécessaires sur ce point, et qui ont déclaré qu'un seul homme, pour satisfaire avec des œufs à sa dépense quotidienne

d'azote, serait obligé de manger 20 œufs en admettant qu'il
pût les digérer facilement. Pour obtenir par les œufs la
dose d'acide carbonique nécessaire pour un jour, le même
homme devrait manger 40 œufs. De ces deux points il
ressort clairement que les œufs jouissent d'une réputation
supérieure à celle qu'ils méritent réellement. Je me suis
souvent aperçu aussi que beaucoup de personnes qui avaient
mangé beaucoup d'œufs et les avaient beaucoup vantés ne
s'en trouvaient cependant pas mieux portantes. La meilleure façon de s'assimiler les œufs c'est de les manger crus
ou à la coque, quand ils sont cuits durs ils sont difficiles
à digérer. Les avis sont partagés quand il s'agit des aliments préparés avec les œufs. Il est préférable que chacun choisisse ce qui, d'après l'expérience, lui convient le
mieux. Tandis que l'on diffère d'opinion sur la valeur de
certains aliments on a toujours été d'accord quand il s'est
agi des légumes. Cela vient de ce qu'ils contiennent des
substances nutritives nécessaires pour conserver la santé.

3. — L é g u m e s. — Les légumes ne sont pas riches
en azote. On les mange apprêtés de différentes façons. Les
peuples qui se nourrissent complètement de froment, ne
mangent que peu ou pas de légumes. Ceux qui mangent
de la viande doivent aussi se nourrir de légumes car
on ne peut pas se nourrir longtemps de viande ; elle développe trop de chaleur et donne lieu a de fâcheuses conséquences. Quant à la valeur nutritive des légumes, elle n'est
pas si importante qu'on le croit communément parce qu'ils
sont pauvres en principes nutritifs. Ils rendent le sang
trop aqueux. Il faut compter aussi que par la cuisson
les légumes perdent beaucoup de leurs principes nutritifs, aussi ne faudrait-il en user que crus. Se nourrir
de beaucoup de légumes c'est le moyen de prendre de l'em-
bonpoint si l'estomac s'y habitue et les digère. Il faudrait
s'attendre aussi à une prompte consomption du corps. J'ai
connu bien des gens qui mangeaient beaucoup de légumes, mais tous manquaient de couleurs fraîches et de résistance, et quand ils étaient devenus corpulents ils étaient
anémiques et respiraient difficilement, l'hydropisie et la mort
suivaient bientôt. Les corps de ceux qui se nourrissent
de légumes ressemblent à la troisième maison dont nous

avons parlé. Ils n'ont pas plus de résistance que cette
maison. Que l'on essaye de cuire une fois des légumes
sans y rien ajouter, ni sel, ni épices, etc., cela sera fade
et l'homme n'y prendra pas goût. Ce sont les différents
accessoires qui donnent aux légumes du goût et de l'attrait.
C'est pourquoi l'on ne doit nourrir le corps que de légumes mêlés à d'autres mets.

Les différentes sortes de racines sont aussi pauvres en
azote. C'est crus que ces légumes sont le plus nourrissants
et le plus sains. C'était la principale nourriture des ermites
qui vivaient généralement d'herbes et de racines. Il est regrettable que l'on n'ait pas l'habitude de manger les racines
crues. Si les hommes n'avaient pas perdu la coutume de
manger les racines crues, elles lui seraient plus profitables.
Les enfants aiment de manger les racines crues et elles
leur font du bien. Beaucoup de principes contenus dans
les racines sont détruits ou transformés par la cuisson,
surtout quand elles ont été cuites dans l'eau ; elles conservent mieux ces principes quand elles ont été cuites à
la vapeur ou qu'elles ont simplement été amollies. Ce qui
rend appétissantes les racines cuites ce sont les différentes
épices que l'on y ajoute. Il est à remarquer que les racines ne devraient jamais être apprêtées qu'à l'étouffée et
ne pas être assaisonnées d'épices qui les rendent propres
à développer beaucoup de chaleur, ce qui plaît bien plus
au palais qu'au corps.

4. F r u i t s. — Le fruit contient certainement des principes nutritifs et n'est pas dépourvu d'azote. Mais il est
plus profitable si on le mange crû. Il y a beaucoup de personnes qui plusieurs fois par jour mangent des fruits et
n'ont qu'à se louer des résultats. On mange cependant généralement les fruits quand ils sont cuits. Ceux qui mangent de la viande se servent des fruits comme de légumes.
Une preuve que les fruits font du bien nous est donnée
par les enfants qui aiment beaucoup les fruits crus ; quiconque ne suit pas une folle façon de vivre les aimera aussi.
Les fruits sont quelquefois séchés et ils sont encore excellents ainsi. Quand on est en route l'on mange souvent
un morceau de pain noir et 5 ou 6 poires, et l'on a certainement mieux mangé que dans des dîners qui coûtent

six fois plus. Je recommande les fruits séchés, surtout aux voyageurs ; pour tout autre ils sont bons aussi mais à condition qu'on ne les prendra que par petites quantités. Si l'on cuit les fruits il vaut mieux le faire à l'étouffée et surtout sans beaucoup d'épices.

Les pommes et autres fruits semblables doivent-ils être pelés ou non ? A l'article froment j'ai fait observer que l'enveloppe de bien des fruits — comme le citron — contient les meilleures substances. Pour les fruits il en est de même, aussi faut-il autant que possible les manger avec la pelure. La raison en est que les parties les plus exposées aux rayons du soleil et à l'influence de l'air sont les mieux formées, et qu'elles contiennent presque toute la force.

Les fruits à noyaux ne pouvant pas se conserver long-temps on les cuit généralement. Non seulement on mange ces fruits avec plaisir mais ils sont de plus très profitables à la santé. Quand ils sont bien cuits ils sont un vrai baume. Il faut prendre soin en les cuisant de ne pas leur faire perdre ce qu'ils ont de meilleur par l'addition d'épices de toute sorte. On peut dire que tout ce que la terre produit pour notre alimentation nous a été donné sous la forme la moins nuisible, et celui qui prend soin de ne pas le transformer en tire aussi les plus grands avantages.

Troisième classe: Aliments dépourvus d'azote.

A cette classe appartiennent toutes les graisses. Si la viande est riche en azote et est un aliment fortifiant, la graisse est au contraire tout à fait dépourvue d'azote. Elle nourrit mais elle ne fournit pas au corps les substances qui lui donnent de la résistance. Le lait a beaucoup d'azote et est le meilleur aliment ; le beurre au contraire est complètement dépourvu d'azote et reste loin en arrière pour sa valeur dans l'alimentation. On peut voir par là comme l'on juge souvent de travers. Des milliers croient que le corps supporte facilement le beurre. Il y a des contrées où même les plus pauvres se font une tartine de beurre, et s'ils ne la font pas, c'est que leur misère est bien grande. Le beurre est cependant tout à fait dépourvu d'azote, et en conséquence il est un aliment de peu de valeur pour le corps ; plus il est vieux, moins il vaut. Que chacun donc apprécie beaucoup le lait et nullement le beurre, parce que celui-ci ne contient pas d'azote. Qui s'imaginerait aussi que la crème ramassée au-dessus du lait et coutant deux fois plus cher que le lait, a moins de valeur et même pas de valeur du tout justement parce qu'elle est dépourvue d'azote ! La graisse n'a pas plus d'azote que le beurre, aussi est-elle un pauvre aliment, et le petit morceau de pain sur lequel on met de la graisse n'y gagne pas autant que l'on veut bien le croire.

Huiles. — Quand on n'utilise pas la graisse des animaux on la remplace par les huiles. Mais les huiles sont aussi dépourvues d'azote. Les graisses et les huiles contiennent des substances nutritives et sont nécessaires à l'assimilation. Mais pour que le corps demeure fort et résistant il faut qu'il puise dans d'autres aliments l'azote nécessaire. Si quelqu'un se nourrissait exclusivement de graisses et d'huiles ses forces diminueraient bientôt, et l'organisme périrait tout en paraissant bien nourri et fort.

2. Les Boissons.

Comme on emploie le solide et le liquide pour la construction des maisons, ainsi entretient-on le corps humain par des substances solides et liquides. La Providence nous les distribue sous le nom de mets et de boissons. Le nombre des aliments est si grand que l'on peut à peine connaître ceux qui sont utiles au corps humain. Personne ne peut donc manquer des aliments qui donnent la force et la santé au corps. Seulement il faut être assez raisonnable pour choisir ceux qui sont bons ; et si l'on fait usage des autres on ne conservera pas longtemps ses forces. Nous avons assez parlé des aliments, nous allons maintenant traiter le sujet des boissons.

Le Créateur nous a préparé lui-même une boisson, c'est l'eau. Les hommes se sont efforcés de se procurer encore d'autres boissons qu'ils ont préférées à celle que

Dieu leur a donnée. Qui voudrait compter toutes les boissons que l'homme s'est préparées d'une façon artificielle ?
Si l'on demandait quelle est la meilleure des boissons dont
les hommes font usage, je répondrais : Ce que Dieu a
créé est bon, sans cela Dieu ne l'aurait pas créé. Mais
ce que les hommes font est et demeure l'œuvre de l'homme.
En se préparant des boissons les hommes n'ont pas seulement pour but de calmer la soif et de fournir du liquide
à l'estomac pour que les aliments un peu durs puissent
être assimilés, ils veulent aussi que la boisson soit riche
en matières nutritives. Nous allons voir si par leurs boissons artificielles ils arrivent à ce but.

Au nombre de ces boissons artificielles il faut ranger
en première ligne la bière, le vin et l'eau-de-vie. La
bière est préparée avec du grain ; dans certaines contrées
c'est avec du seigle, dans d'autres c'est avec de l'orge.
L'orge subit de nombreuses transformations avant de
devenir, ajoutée au houblon, ce que l'on appelle la bière. Il
en est de même pour le seigle. La bière subit ensuite une
longue fermentation qui engendre de l'alcool. Le houblon
donne un goût particulier à cette boisson. Cette plante
est un poison, pas très violent il est vrai, mais cependant
sans avantage pour la nature humaine. La bière ainsi préparée contient-elle réellement beaucoup de matières nutritives ? Il faut répondre : Non, elle n'en contient pas beaucoup. Elle contient assurément quelques matières nutritives ; mais elle agit plutôt en stimulant et elle est comptée
à juste titre au nombre des stimulants. La bière ne peut
pas être utilisée pour donner de la résistance au corps
parce qu'elle possède trop peu de principes nutritifs. Le
buveur de bière est certainement nourri par la bière ; il
engraisse même, et souvent trop. La bière le rafraichit
mais elle ne peut pas donner de force de résistance ni
donc une longue vie. La force et la résistance n'existent
que là où le sang est bon et riche ; les buveurs de bière
sont en général pauvres en sang fort. Les nombreux cas
d'attaques en sont une preuve ; car ces attaques ne sont
pas causées par la richesse du sang, comme on se l'imagine à tort, mais par la pauvreté du sang. On dit sans
doute que les garçons brasseurs sont ordinairement des

gens forts. Moi je réponds : c'est le cas quand ils ont une nourriture saine et forte. Les garçons brasseurs avancés en âge peuvent être comparés à des chariots hors de service. Si vous ne me croyez pas, chers lecteurs, demandez à un fossoyeur combien il a enterré de buveurs, de bière. Il vous répondra : j'enterre beaucoup de buveurs de bière à la fleur de l'âge, mais rarement de très vieux. Je ferai surtout remarquer que la maladie dans laquelle l'albumine se décompose, fait surtout des victimes parmi les buveurs de bière. Quant à croire que la bière calme la soif, c'est une erreur, elle l'excite au contraire. Malgré la quantité de bière qu'il absorbe, le buveur de bière ne sent pas la soif se calmer. En voici la raison : Dans la bière il y a de l'alcool qui produit un petit feu dans le corps de l'homme et l'assoiffe. Le houblon contient un peu de poison et enflamme aussi. De là vient que les buveurs de bière ont soif malgré la grande quantité qu'ils absorbent. Je ne veux pas dire par là qu'il ne faut pas boire de bière, mais qu'il ne faut pas y chercher son salut. Pourquoi repousser un verre de bière quand elle réchauffe et aide à la digestion ! Si d'ailleurs vous ne buvez pas de bière vous pouvez être sans souci ; vous vous développerez cependant si vous savez choisir raisonnablement votre nourriture. Si vous buvez de la bière, n'en buvez pas plus d'un ou de deux verres !

Je ferai encore remarquer une chose. Si les mille et mille quintaux de seigle et d'orge qui servent à la fabrication de la bière, étaient employés à cuire du bon pain ou à préparer de simples mets à la farine, il y aurait bien des millions d'hommes qui pourraient vivre plus longtemps, mieux portants et plus heureux. Un litre de bière coûtant 0f 30, on pourrait pour la même somme acheter une demi-douzaine de petits pains dont un seul contiendrait plus de matières nutritives que deux litres de bière.

Bière falsifiée. — Si la bonne bière a peu de valeur nutritive, que dirons-nous de la bière falsifiée qui est cependant si répandue ? On cherche à remplacer à bon marché le houblon et le malt, mais on se soucie peu ou pas du tout de savoir si ce que l'on emploiera à la place sera nuisible ou non. Le colchique d'automne est souvent employé, bien

qu'il soit un poison si violent qu'il suffit de trois grains
pour tuer un cheval, comme je puis en citer des exemples.
La Belladone, dont en automne on recherche les feuilles
avec plus de soin que les fraises, est aussi un poison violent. On arrache les racines et on les emploie dans les
brasseries. En 1887, dans ma commune, un homme ramas-
sait ces feuilles et ces racines : il me dit qu'il gagnait
parfaitement son pain de cette façon. Pour montrer la
violence du poison contenu dans la belladone je cite l'exemple suivant. Deux enfants de ma commune avaient
mangé chacun une paire de cerises de belladone, l'un mourut, l'autre devint idiot. — En dehors des deux poisons précités on en emploie encore d'autres dans la fabrication de
la bière. Toutes les boissons préparées par ces moyens ne
font certainement pas de bien à l'homme. Je suis convaincu aussi que souvent l'on fait entrer ces plantes dans
la préparation de la bière parce que les gens sont habitués au goût ainsi donné à la bière, et que pour ce motif
ils ne veulent plus boire de la bière non falsifiée.

Le vin. — La seconde boisson que les hommes se
font avec les substances mises à leur disposition par le Créateur, c'est le vin. Qui n'aime pas un bon raisin ? Qui
est-ce qui n'est pas rafraichi en savourant de douces graines de raisin ? Mais il faut dépenser du temps et des fatigues avant que le vin ne soit prêt à être bu. Vous con-
naissez le proverbe : Le vin réjouit le cœur de l'homme !
Il rafraîchit, il exerce sur l'homme une influence bienfaisante et lui donne une humeur joyeuse. Le vin réchauffe
la nature et aide ainsi à la digestion. Le vin ne contient
pas d'azote et ne donne pas non plus au corps de la force
et de la résistance. Ce n'est même guère qu'un stimulant.
Celui donc qui cherche son salut dans le vin fait fausse
route. Les habitants des contrées où il n'y a pas de vin nous
prouvent que le vin n'est pas indispensable à l'homme.
J'ai connu dans ces contrées beaucoup de gens qui avaient
plus de quatre-vingts ans et qui n'avaient cependant pas
bu un demi-litre de vin dans toute leur existence. Les
habitants des pays de vignobles pourront à peine le croire.
Il en est du vin comme de la bière : Celui qui n'y est pas
habitué n'en sent pas la privation. Puisque le vin con-

tient si peu de matières nutritives, il serait bon de remplacer bien des vignobles par des champs de blé.

Il est surtout déplorable que la falsification du vin ait lieu sur une si vaste échelle. Je ne parle pas ici par ma propre expérience puisque je ne suis pas né dans un vignoble, mais j'en ai causé avec bien des gens sensés qui confirmèrent cette pensée. Le vin falsifié tout comme la bière falsifiée cause bien des maladies, rend les hommes malheureux et occasionne souvent la mort à un âge relativement jeune. Je donne donc le conseil suivant : Jouissez du vin d'une façon raisonnable pour vous rafraîchir et pour vous réchauffer, mais ne croyez pas qu'un grand usage du vin puisse vous être utile !

Eau-de-vie. — La troisième boisson que se préparent les hommes c'est l'eau-de-vie ! Si l'on accusait cette boisson inutile et qu'on arrivât à la condamner à disparaître de la terre, je voudrais avoir contribué à son anéantissement pour les motifs suivants : Premièrement, parce que l'eau-de-vie ne contient pas d'éléments nutritifs ; deuxièmement, parce que c'est un moyen violent de causer de l'irritation dans l'estomac ; troisièmement, parce qu'elle est extrêmement nuisible à la nature par sa grande quantité d'alcool ; quatrièmement, parce qu'elle tend non seulement à détruire le corps mais aussi parce qu'elle met les forces intellectuelles dans un état déplorable. L'alcool n'est pas utilisé par l'organisme humain, celui-ci doit au contraire s'en débarrasser de plusieurs façons, soit par l'urine, soit par la garde-robe, soit par la respiration. Quant à l'alcool qui a pénétré dans le sang, il doit être éliminé par la transpiration et par les pores. Le buveur d'eau-de-vie me fait l'effet d'un père de famille qui regarde les vagabonds comme ses meilleurs amis, leur ouvre sa porte, les reçoit dans sa maison, et livre ainsi petit à petit sa maison à la ruine sans songer à la folie qu'il commet. Les plus beaux talents peuvent être détruits par l'usage des spiritueux, ou encore finir dans la folie comme on le constate dans les hôpitaux et dans les maisons de santé.

J'ai connu un homme extraordinairement bien doué qui, grâce à son développement intellectuel et à ses capacités, jouissait tout jeune encore d'un bonheur vraiment

rare. Il avait une santé excellente et réussissait à mer-
veille dans toutes ses entreprises. Avec le temps il en vint
à s'adonner aux spiritueux et il en arriva bientôt à boire
de l'eau-de-vie ordinaire. Quand il eut dépensé tout son
bien, il dut aller travailler à la journée, fendant du bois
ou s'adonnant à d'autres ouvrages aussi fatigants pour
gagner de quoi payer son eau-de-vie. Il ne pouvait plus
manger; et quand au lieu de son repas il recevait une
mesure d'eau-de-vie, cet alcool lui causait une telle irritation qu'il se trouvait capable de travailler de nouveau
pour gagner une autre mesure. Sans eau-de-vie il ne pouvait plus travailler. Humainement parlant, il a enlevé au
moins 15 ou 20 ans à sa vie. De quelle utilité ces années n'auraient-elles pas été s'il avait bien employé ses
talents! Je veux attirer l'attention de tous sur ce triste
exemple, et je souhaite que tous les buveurs d'eau-de-
vie le comprennent: Que celui qui a des yeux pour voir
et des oreilles pour entendre, entende et voie combien
l'eau-de-vie nuit à l'homme! Quelle folie aussi d'employer
à la fabrication de l'eau-de-vie tant de froment, tant de
pommes de terre et autres aliments, et d'enlever à l'humanité tant de matières nutritives pour les employer à
faire mourir des milliers d'hommes. L'eau-de-vie a réduit
des milliers de familles à la mendicité; je ne veux pas
parler de tous les dommages qu'elle cause et comme elle
détruit facilement le bonheur et la paix des familles. J'ajoute
cependant que partout où règne l'eau-de-vie c'est la ruine
qui règne. J'en appelle à tous ceux qui veulent bien regarder.

Cidre. — De même que l'on fait du vin avec les raisins,
on peut en fabriquer aussi avec d'autres fruits, par exemple
avec: les petites groseilles, le groseilles à maquereau, les
cerises, les prunes, les poires, les pommes, etc. Ces boissons sont toutes sans exception dépourvues d'azote et ne
développent que de la chaleur et de l'irritation: On peut
dire pour toutes: N'en usez que très peu ou pas du tout!
On ferait mieux de sécher, pour les conserver, des fruits qui
sont une si bonne nourriture. On pourrait ainsi les garder
longtemps, et dans les années de disette on en aurait une
belle provision qu'il serait agréable d'utiliser.

Si nous comparons la boisson qui nous a été donnée

par Dieu, avec toutes les boissons fabriquées par les hommes,
nous verrons que celles-ci valent beaucoup moins ; car
l'eau que nous buvons ne laisse derrière elle aucune des
tristes conséquences de l'absorption des spiritueux. J'en-
tends plus d'un me dire : Si la boisson que Dieu nous a
donnée est si remarquable, ne doit-on pas boire beaucoup
d'eau et souvent ?

Je réponds : Réglez-vous d'après la loi du Créateur,
comme il l'a donné à votre nature. Avez-vous soif, buvez ;
si vous n'avez pas soif ne buvez pas ; et quand vous
n'éprouvez pas le besoin de boire, la nature vous montre
qu'elle ne réclame pas de liquide. A mes yeux c'est une
sottise de donner de l'eau à la nature quand elle n'en a
pas besoin ; et que voulez-vous qu'elle en fasse alors ?
L'eau se mêle dans l'estomac avec le suc gastrique, le
délaye un peu trop, et sort du corps en emportant avec
elle le suc gastrique au grand détriment de l'organisme,
et surtout en troublant la digestion. Plus est liquide la
bouillie où la nature puise les éléments du sang, plus
est aqueux le sang formé et plus lente est la digestion.

On prétend si volontiers qu'il y a nécessité de donner
chaque jour à la nature une très grande quantité d'éléments
liquides. On trouve même dans certains livres que chaque
homme doit absorber quotidiennement de deux à quatre
litres de liquide. Moi j'affirme au contraire que j'ai connu
bien des personnes qui n'absorbaient que rarement de l'eau,
de la bière ou un autre liquide, et cependant elles ont
atteint un âge très avancé. J'ai rencontré bien des gens
qui déclaraient ne pas avoir bu pendant un hiver ni une
goutte d'eau, ni une goutte de bière ou d'autre boisson.
Je dois faire remarquer aussi que ces personnes ne vivaient que de mets préparés avec la farine parce que la
viande développe plus de chaleur et excite une plus grande
soif. Je ne suis pas d'avis que l'on boive souvent de
l'eau. A déjeûner je prends tout au plus deux gorgées
d'eau et plus rien pendant le reste de la journée. Et si
à midi ou le soir on me sert un potage, j'y mets du pain
pour le rendre épais. Tout en buvant si peu, je n'éprouve pas
la moindre soif pendant bien des mois. Comme hydropathe
je m'insurge contre une trop grande absorption d'eau et

je suis de l'avis du paysan qui dit : Une averse nuit plutôt
à la fertilité que d'y aider.

Si quelqu'un éprouve une véritable soif, soit d'une
façon soit d'une autre, je lui conseille de ne pas boire
beaucoup d'eau d'un coup. Je connais un malade qui souffrait d'une soif extraordinaire et qui avait employé en
vain tous les moyens pour l'éteindre. Je lui conseillai de
boire à chaque demi-heure une cuillerée d'eau. Quand cet
homme fut rétabli il m'assura que c'était le seul moyen
de calmer sa soif extraordinaire. Celui qui boit beaucoup
d'eau, charge son estomac et a à craindre que l'eau n'entraîne hors du corps les meilleurs éléments. L'effet de
l'eau est tout autre quand elle est prise par cuillerée ; elle
rafraîchit et délaye les sucs gastriques autant qu'il est nécessaire ; et prise ainsi à petites doses elle ne peut ni
nuire par un refroidissement ni peser à la nature. Je rece-
vais, un jour une lettre de la capitale, une personne in-
connue pour moi m'écrivait qu'elle devait m'exprimer une
reconnaissance spéciale pour l'aide que lui avait donnée
mon livre. Voici une de ses phrases : „Jusqu'à présent
j'allais difficilement à la garde-robe, et même pendant
quatre ans je n'y pouvais aller que grâce aux laxatifs.
J'ai fait, depuis, l'essai de boire à chaque heure une cuillerée d'eau, et j'ai maintenant les selles aussi bien réglées
que possible. De prime abord je ne me suis aperçu d'aucun
changement, mais petit à petit cette cuillerée d'eau a tout
remis dans le plus grand ordre." Je conseille donc à tous
ceux qui souffrent du même mal de laisser de côté tous les
laxatifs empoisonnés et d'employer à la place une cuillerée
d'eau à chaque heure. L'effet sera très salutaire. A ces
recommandations j'ajoute que nous devons rendre honneur
à l'eau que Dieu nous a donnée.

Le Café. — Le Café est une boisson très répandue.
Dans ma jeunesse le café était presque inconnu en Souabe,
et dans maints villages il y avait à peine une femme ou
deux qui aient su le préparer. Mais aujourd'hui il est
tellement répandu qu'il existe à peine une maison où il
soit inconnu. Je dois cependant excepter les paysans qui
ont de rudes travaux et qui sont convaincus que le café
ne leur donne pas de force. Aussi dans mon pays ne

donne-t-on pas le café aux travailleurs comme une boisson excellente. Il y a cependant des contrées où il est si répandu que l'on n'y connait pas d'autre aliment pour le déjeuner. Et on ne se contente pas de le prendre une fois par jour ; il faut aussi se l'offrir après le repas de midi. Il y a même beaucoup de gens qui en font usage à leur repas du soir. Je veux donner au café la place qu'il mérite, et dire la valeur à laquelle il peut avoir réellement droit.

Le café en arbrisseau est une plante vénéneuse, et il est aussi un poison quand il est en graines. La preuve en est que des grains de café on tire un violent poison, nommé caféine, dont la plus petite dose suffit pour tuer promptement l'homme le plus solide. En conséquence peut-on recommander le café en grains ? Et celui qui veut rester bien portant et vivre longtemps, trouvera-t-il dans le café le vrai moyen ?

Un célèbre médecin disait : Le café sort du corps à demi digéré et emporte avec lui le lait et le pain que l'on a absorbés. La nature ne peut pas se servir de ce qui est à demi digéré, aussi ne gagne-t-elle rien ou presque rien avec le café. Ce que le corps aurait pu prendre dans un temps si court est insignifiant. On fait donc erreur en croyant se bien nourrir parce que l'on mange du lait et du pain avec son café. Le café entraîne ces deux aliments hors du corps avant qu'ils aient pu être utilisés. Le café entraîne aussi une partie du suc gastrique avec lequel il s'est mélangé ; c'est là encore une perte pour le corps. Le corps est donc peu nourri par le café et il est même affaibli. De sorte qu'après un long usage de café on ne supporte que difficilement un solide déjeuner. Il s'ensuit naturellement que les buveurs de café deviennent anémiques. L'azote si précieux au corps ne se trouve pas non plus dans le café, car les graines de café n'ont pas d'azote et par suite sont de peu de valeur.

Le café n'aurait-il donc pas aussi ses avantages ? Si, parfaitement. Il faut le ranger au nombre des excitants, et l'on se trouve très bien aussi longtemps que l'effet se produit. Quand l'effet a cessé on se trouve au même point que précédemment. Le café étant un excitant, il

produit une violente agitation quand on en fait sa boisson
habituelle. Le résultat est, d'une façon plus modérée, le
même que celui produit par l'eau-de-vie. Les conséquences
sont parfois horribles. On peut à peine décrire le profond
ébranlement produit souvent dans le système nerveux; il
agit d'une manière aussi dangereuse sur la sensibilité et
sur l'esprit, en engendrant la mélancolie, le découragement,
la crainte, l'anxiété, et la peur. Le café est surtout nuisible à la femme, et on peut le dénommer l'assassin de
l'humanité puisqu'il enlève les forces, la santé et abrège
parfois la vie.

Il y a quelques années vint me trouver une jeune
fille de très bonne famille et qui était complètement abandonnée par les médecins. Elle était bien faite et était
issue de parents sains et forts. La jeune fille m'avoua
qu'elle buvait du café trois fois par jour mais qu'elle ne
trouvait plus de goût aux aliments. Je lui conseillai de
ne plus rien manger mais de boire à chaque heure une
cuillerée de lait et de manger de la soupe trois fois par
jour. La crainte seule d'une mort prématurée put amener
la passionnée buveuse de café à prendre ces aliments. En
quelques jours la nature s'habitua à ce genre de nourriture et en quelques semaines la jeune fille fut guérie.

Si je pouvais mettre devant les yeux de toutes les
buveuses de café les pauvres créatures qui demandèrent mon
aide pour combattre leur manque d'appétit, leurs attaques
nerveuses, leurs troubles d'esprit, elles cesseraient bien
vite de tant aimer le café. La vue de toutes ces maladies aiderait peut-être à faire disparaître la sotte coutume
des buveuses de café.

Je suis convaincu que le café est la vraie cause de
l'anémie si générale chez les femmes; et où cela conduira-t-il
l'humanité si on ne réussit à l'endiguer? Quand des personnes ainsi dégénérées doivent porter le fardeau du mariage sur leurs épaules affaiblies il arrive ce dont s'est déjà
plaint plus d'un jeune homme. „Je croyais trouver dans le
mariage une aide pour supporter les charges de la vie, et
je suis réduit à tout dépenser pour les visites du médecin
et à n'avoir devant les yeux qu'une souffrance continuelle"!
Bien des jeunes mères m'ont confié toutes les maladies dont

elles étaient accablées, et pleuraient en me disant qu'elles étaient délaissées et méprisées par leurs maris parce qu'elles ne pouvaient pas remplir les devoirs de leur vocation. Le café était, je ne dirai pas toujours, mais presque toujours la cause de ces souffrances ; ou alors on en trouvait la cause dans les vêtements.

Il y aura assurément des gens qui diront : Depuis des années je bois du café et je n'en ressens pas de malaise. J'accorde que le café ne nuira pas beaucoup à celui qui jouit d'une excellente santé et qui a une alimentation saine et fortifiante. Mais quel est celui qui peut toujours se procurer les aliments les plus sains ? Ajoutez à cela que le café est souvent falsifié tout comme la bière et le vin. Cette boisson est donc très souvent nuisible. Dans la façon de falsifier le café la couleur joue son rôle. Versez un peu d'eau sur les grains, laissez reposer quelque temps, et vous obtiendrez souvent une très belle couleur brune. On achète quelquefois aussi des succédanés composés de différents éléments. Les uns croient que ces succédanés donnent un meilleur goût au café ; les autres s'imaginent qu'ils lui donnent une plus belle couleur ; quelques-uns enfin sont persuadés que les succédanés sont à meilleur marché. Quant à moi, je crois qu'ils ne valent pas grand'chose. Je ferai remarquer aussi que les gens qui habitent dans les pays où l'on cultive le café et qui veulent rester bien portants ne doivent pas boire de café ou très peu et se dire : Boire du café c'est clocher de bonne heure.

Thé et Chocolat. — Après le café on doit parler de suite du thé et du chocolat. De tous les deux je puis dire également que ce sont des boissons échauffantes, dépourvues d'azote, excitant le système nerveux et n'offrant au corps humain que peu de matières nutritives.

Café de Santé. — Dieu merci, il y a aussi des contrées où, au lieu des boissons précitées, on prépare d'autres boissons dont je puis dire plus de bien que de celles qui précèdent. Je parlerai d'abord du café fait avec le malt. Quand on en a bu pendant un certain temps on ne regrette plus l'autre. On emploie beaucoup aussi le café fait avec l'orge, il est un peu plus amer que celui

fabriqué avec le malt, mais il est tout à fait inoffensif
et très goûté de ceux qui l'emploient. On peut aussi préparer un café avec du froment et avec du seigle; et je
ne puis que les recommander. Je voudrais que l'on pré-
férât au café les différentes sortes de froment que l'on
cultive soi-même à un prix bien plus modique; je dis
ceci spécialement pour les gens pauvres! Sur l'effet de
ce café je ferai observer ceci: Tandis que le vrai café
ronge, le café fait avec du froment nourrit; celui-ci calme
tandis que l'autre excite. La préparation du café de froment est très simple, le malt tel que l'emploie le bras-
seur, doit être bien bruni, ensuite moulu, et employé
comme le café ordinaire.

Le café fait avec des glands est excellent; la préparation est la même que pour le café ordinaire. Je le
recommande beaucoup à cause de ses qualités nutritives
et saines; il est regrettable qu'il ne soit pas en faveur
auprès du peuple.

3. Le Sel.

Il est évident que le corps humain a besoin de sel pour
la décomposition des aliments. C'est pourquoi le Créateur
a fait en sorte que la plupart des aliments nécessaires à
l'homme continssent déjà du sel. Le sel n'est pas un aliment et l'organisme humain peut se passer du sel dont
on additionne les mets. Le sel en s'en allant avec l'urine
en est une preuve. Le sel qui est mêlé comme le poivre
aux aliments n'est qu'un excitant. L'emploi du sel n'est
pas un besoin de la nature humaine mais plutôt une habitude comme la suite l'indiquera. Donnez à un enfant
des mets qui ne soient pas assaisonnés, il ne sentira pas
le besoin du sel. On s'habitue de la même façon au sel
au point que l'on ne goûte plus les aliments qui ne sont
pas fortement assaisonnés. Le sel a pour effet de ronger
et de décomposer. Celui qui consomme beaucoup de sel,
peut détériorer facilement son estomac et ses intestins.

J'ai fait beaucoup d'expérience avec le sel sur les
bestiaux. Dans les laiteries bien entendues, on sale beaucoup la nourriture pour qu'elle se décompose plus rapidement. J'ai lu aussi dans beaucoup de livres et de jour-

naux que l'on devait nourrir les bêtes avec beaucoup de
sel, et on en était venu à dire : Une livre de sel donne
une livre de graisse. J'ai suivi ce conseil et j'ai nourri
des bêtes avec du sel mais je me suis aperçu que tous
les animaux nourris avec du sel ne vivaient pas vieux.
Les vaches ne pouvaient avoir de veau ou elles mettaient
bas avant terme. Un boucher m'a assuré aussi que l'on
pouvait voir par les intestins si les animaux avaient été
nourris avec du sel, avec peu ou avec beaucoup ; quand
les bêtes avaient été nourries avec beaucoup de sel, les
intestins se déchiraient si facilement que l'on ne pouvait
pas les employer pour faire des saucisses, car en les ap-
propriant on les trouait. Quand je voulus faire cette expérience je fus obligé de me ranger à cette opinion. J'ai
pu constater aussi que quand je donnais peu ou point
de sel aux bestiaux ils se portaient mieux et vivaient plus
longtemps. En conséquence je me permets de dire aux
fermiers qui tiennent à conserver leurs bestiaux de ne
pas les nourrir de sel. Je me souviens que dans mon enfance les pommes de terre n'étaient pas salées, la soupe
au lait n'était jamais salée non plus ainsi que tout ce
qui était préparé au lait. Mais aujourd'hui on sale tout.
On s'habitue si facilement au sel que l'on finit par en
mettre dans tous les mets deux fois ou trois fois autant
que l'on en emploie habituellement, et l'on s'imagine encore
ne pas assaisonner suffisamment. Le bœuf est échauffant et doit être mangé avec des légumes, malgré cela il
y en a encore beaucoup qui l'assaisonnent avant de le
manger. Si l'on veut être raisonnable on n'emploiera que
peu de sel avec la persuasion que nos aliments renferment en eux le sel suffisant. Les animaux des champs
ainsi que les oiseaux de l'air ne font pas usage de sel et
malgré cela ils sont vigoureux. Il est donc évident que
le sel est un excitant comme les autres épices, depuis le
poivre jusqu'à la dernière d'entre elles. Ils réchauffent,
échauffent, excitent, et c'est tout.

4. Eau minérale.

Le lecteur voudra sans doute connaître mon opinion
sur les eaux minérales. Je ne les repousse pas, mais je

ue les recommande pas en général; car si le sel peut nuire, ce sera surtout dans les eaux minérales qui contiennent de plus ou moins grandes quantités de sel et rongent l'intérieur de l'estomac. S'il n'y a qu'une partie du corps qui soit malade, les eaux minérales peuvent enlever le mal; mais si l'on en emploie trop souvent et beaucoup, le mal peut être augmenté. Il en est des eaux minérales comme des purgatifs; quand quelqu'un use d'un purgatif par ci par là, il n'y a pas encore grand danger; mais si, sous prétexte que cela fait du bien, on en use trop souvent, on en meurt. Je connais beaucoup de gens qui ont fait des cures d'eaux minérales; cela leur faisait du bien et ils étaient bien portants après la première cure; ils y allaient une seconde fois, et se portaient moins bien; ils y retournaient une troisième fois et l'eau minérale ne leur produisait plus d'effet.

L'usage de beaucoup d'eaux minérales produit sur nous le même effet que le sable avec lequel on nettoyerait de l'argenterie; si on l'employait souvent, l'argenterie en subirait des dommages. Je conseille donc d'user peu, ou rarement, ou plutôt pas du tout des eaux minérales. La preuve la plus évidente m'a été fournie par les nombreux malades qui vinrent me trouver et se plaignirent en disant que non seulement l'eau minérale ne les avait pas guéris mais qu'elle les avait rendus plus malades encore.

Chapitre VIII

Des Repas.[1]

Dans le chapitre précédent j'ai exposé en général la valeur supérieure, moyenne et inférieure des éléments nutritifs; j'ai divisé en trois classes les aliments et les boissons dont on fait usage communément, et comme l'azote

[1] Je n'ai eu en vue dans ce chapitre que les besoins des habitants de la Souabe, ma patrie; et c'est à eux que vont mes explications. Je sais parfaitement que cette façon de vivre ne peut pas être complètement adoptée dans les autres contrées. Beaucoup de lecteurs ne pourraient pas vivre de cette façon; chacun ne doit prendre dans tout ceci que ce qui convient à sa situation.

est ce qu'il y a de plus important pour conserver au corps
sa force et sa résistance, j'ai compris dans ces trois classes
les aliments riches en azote, les aliments pauvres en azote
et enfin ceux qui en sont dépourvus. Quiconque choisit
dans la première classe les aliments les plus nutritifs,
choisit ce qu'il y a de mieux pour sa nature. Celui qui
se nourrit des aliments de la seconde classe, peut demeurer bien portant et vivre longtemps, mais il devra
prendre plus de nourriture pour avoir toujours une quantité d'azote suffisante. L'homme qui n'a que des aliments
et des boissons dépourvus d'azote, doit s'attendre à ce
que ses forces disparaissent vite. Il ne faut pas oublier
de se contenter de petites quantités quand l'on absorbe une
nourriture riche en azote. Qui donc ne voudrait pas vivre
longtemps et demeurer fort et bien portant ? Il faut donc
faire un bon choix dans les aliments et dans les boissons
et éviter tout ce qui est nuisible ou sans valeur! Il
sera peut-être agréable au lecteur de me voir exposer
dans cet ouvrage quelques recettes de cuisine pour les
trois repas de la journée. Je vais donc le faire. Comme
je tiens aux vieilles mœurs, j'exposerai la façon de vivre
d'autrefois et je la comparerai avec la coutume actuelle.
J'en resterai à la division du jour en trois parties, le
matin, midi et le soir. Si je jette un regard en arrière
sur les usages d'autrefois, je le fais parce que l'on se
plaignait moins de l'anémie dans le peuple, tandis qu'aujourd'hui c'est commun. Un médecin disait un jour : „Il
fait pitié de voir comme les gens du peuple sont anémiques; il y a des vieillards de 70 et 80 ans qui ont plus
de sang que des jeunes gens de 24 ans.“ Commençons
par le déjeuner et demandons-nous : En quoi consistait-il
autrefois, et en quoi consiste-t-il aujourd'hui ?

Le déjeuner.

Le déjeuner des paysans consistait ordinairement en
une soupe : soupe au lait, soupe au pain, soupe aux
pommes de terre. Ceux qui avaient un travail fatigant,
comme les valets de ferme et les domestiques, déjeunaient
avec de la soupe, ou avec de la panade et du lait, ou

avec de la soupe et du lait. La nature étant reposée, le matin, et étant plus vigoureuse, ce repas était tout à fait suffisant. Ceux qui n'avaient pas un travail très dur, ne mangeaient pas entre le déjeuner et le repas de midi; mais ceux qui travaillaient beaucoup faisaient encore un repas avant midi et il consistait habituellement en pain trempé dans du lait ou encore en pommes de terre avec du lait. Les pauvres qui n'avaient pas de domestiques prenaient un morceau de pain noir ou un morceau de pain et des pommes de terre. Ce choix était excellent. Le pain contient toutes les matières nutritives dont on a besoin! C'est pourquoi la soupe est si bonne pour le corps. Le lait, comme je l'ai dit, est riche en azote. Si on y ajoute du pain on fait un repas qui fournit au corps beaucoup d'excellentes matières nutritives, et est très facile à digérer. Voici une façon de préparer une soupe : On fait roussir de la bonne farine dans une poële, on la fait brunir autant que le café, puis on la cuit avec l'eau. Si l'on y ajoute du pain, on a un déjeuner fortifiant et nourrissant. On fait d'ordinaire cette soupe avec de la farine d'avoine et on la regarde comme la meilleure nourriture. La marmelade ou panade contient beaucoup d'éléments nutritifs et est en conséquence un très bon déjeuner pour ceux qui travaillent beaucoup. On mêle un peu d'orge ou plutôt de l'avoine à la farine qui sert à la préparation de la panade. On la cuit avec de l'eau quand on n'a pas de lait, mais plutôt avec du lait, ou mi-partie lait et mi-partie eau. Les valets de ferme ne seraient pas restés dans une place où ils n'auraient pas eu cette marmelade. Avec cette panade ils avaient encore un peu de soupe. — Vous voyez ainsi, chers lecteurs, comme la nourriture était simple et comme elle était bien choisie. Avec un pareil déjeuner les valets de ferme pouvaient travailler depuis 4 heures du matin, quelquefois depuis 2 et 3, au cas où ils avaient un second déjeuner, et faire un bon travail sans être affaiblis.

Quel déjeuner a-t-on choisi à notre époque? La classe des travailleurs à la campagne en est restée à ce déjeuner, du moins chez nous en Souabe, mais elle y a ajouté quelque chose de nuisible. En différents coins on

a la coutume après le déjeuner de boire un verre d'eau-
de-vie qui abîme en partie ce que les aliments ont de
fortifiant et de nourrissant. A l'exception de cette classe
on a choisi le café ou le chocolat pour son premier déjeuner. Qu'y gagne la nature? D'abord le café, comme
je l'ait dit, n'a pas d'azote, secondement il sort de l'estomac
à moitié digéré et emporte avec lui le lait et le pain. Le
corps est trompé et il n'a gagné qu'une agréable stimu-
lation et une force apparente, mais pas d'éléments nutritifs qui conservent ou augmentent ses forces. On a donc
avalé un agréable stimulant et un laxatif lent en croyant que
l'on déjeunait bien. Ce qu'il y a de plus triste c'est que ce
sont des gens faibles, débiles, qui ont tout spécialement choisi
ce déjeuner et vont ainsi nécessairement augmenter leur anémie et leur débilité. On trouve rarement une couturière qui
soit forte et bien portante. La cause en est que, avec
une vie sédentaire, la plupart de ces personnes sont très
adonnées au café. J'en connais qui n'auraient plus été
coudre dans une maison si on ne leur avait pas promis
le café. Si on veut que l'humanité s'améliore, que l'anémie
disparaisse, et que la santé soit plus forte, il est nécessaire avant tout de prendre pour déjeuner une nourriture
saine, nourrissante et fortifiante. Changez donc votre café
pour un des déjeuners précités! Si vous ne le voulez
pas, laissez-le, mais ne vous plaignez pas alors de votre
sort, de votre misère, et si la carcasse de votre corps
s'écroule, soyez convaincu que vous y avez travaillé vous-
même. Quant à celui à qui le café tient tellement au
cœur, que le nom seul lui est une consolation, je lui conseille de déjeuner avec du café de malt, de glands, etc.;
il y a là un grand choix, et toutes ces sortes de café font
l'effet contraire du vrai café. L'eau-de-vie pour déjeuner,
comme je l'ai déjà dit, est nuisible; elle enflamme l'estomac et l'excite. L'alcool est et sera toujours la perte du corps.

Dans beaucoup de contrées on prend pour déjeuner
du café, du pain sur lequel on a mis du beurre. Dans
d'autres pays on prend du miel au lieu du beurre. Quelle
est la nécessité du beurre ou du miel à ce déjeuner? Le
beurre et le miel n'ont pas d'azote et ne nourrissent qu'en
tant que la vie se conserve, mais il n'y a pas d'augmen-

tation de force par là. De plus le miel est non seulement un excitant mais un laxatif très doux comme le café. Le miel n'a de la valeur que par son emploi en pharmacie, comme aliment il est très faiblement considéré. En Souabe on s'adonne communément au commerce du beurre. On en vend des milliers de quintaux que l'on expédie dans d'autres pays ; mais personne ne croit là-bas que le pain sans beurre ne soit pas nourrissant et fortifiant. Cela fait pour chaque famille une bonne dépense qui pourrait être supprimée ! Je voudrais pouvoir dire à tous les mangeurs de beurre et de miel : Laissez-moi donc ces accessoires et portez-moi à une caisse d'épargne l'économie que vous ferez ainsi ou achetez-vous encore un bon morceau de pain ; vous vous en trouverez bien mieux.

On me répondra sans doute : Les déjeuners que vous recommandez sont trop lourds pour moi, ils m'occasionnent des maux d'estomac. Je vous dirai, moi : Si vous avez des travaux fatigants, votre déjeuner ne vous pèsera pas longtemps. Mais si vous n'avez pas de rudes travaux ni une vie sédentaire, ne prenez qu'une petite quantité, cela ne vous chargera pas l'estomac ; car cinq ou six cuillérées de soupe fortifiante vous nourriront et vous fortifieront plus que tout un déjeuner avec du café.

Le Repas intermédiaire.

Autrefois, à ce repas entre le premier déjeuner et le repas de midi, on prenait du lait avec du pain noir ; les pauvres avaient du lait caillé et du pain noir, et en hiver ils mangeaient des pommes de terre avec un peu de pain et de lait. Ce repas était terminé d'ordinaire en cinq ou six minutes et on retournait gaillardement au travail. Aujourd'hui il arrive souvent qu'au lieu de lait, de pain, et de pommes de terre, on prend de la bière et du pain, ce qui est nuisible ; car la bière ne fait qu'exciter et n'a que peu de matières nutritives. De plus, la bière que l'on donne au repas intermédiaire est rarement une bière bonne et fortifiante, la plupart du temps elle est falsifiée. Je conseille donc d'une façon pressante aux travailleurs : d'acheter du pain et du lait au lieu de bière, et de donner à

leur corps une nourriture saine et fortifiante. Le demi-
litre de bière coûte 0'15 ; si avec cet argent vous achetez
du pain et du lait, vous serez mieux nourris qu'avec cette
boisson.

Il est immoral aussi que des ouvriers reçoivent un
verre d'eau-de-vie pour ce repas, puisqu'elle ne peut que
leur nuire comme il a été dit plus haut ; ce qu'il y a de
plus triste c'est que la consommation de l'eau-de-vie devient ainsi une habitude. Que chacun songe à ceci : Celui
qui pour la moitié de la somme dépensée à l'achat de
la bière et de l'eau-de-vie se procurerait du lait et du miel,
celui-là serait plus fort et mieux portant que celui qui
absorbe la bière et l'eau-de-vie.

Le repas de midi.

Le repas de midi est tout à fait différent pour ceux
qui mangent des mets préparés à la farine et pour ceux
qui mangent de la viande. Sur ce point il existe même
une différence variant avec les pays. On peut dire : La
table diffère autant que la langue. Je raconterai d'abord
quelles étaient les coutumes d'autrefois dans la Souabe
et ce qu'elles sont encore aujourd'hui. On y mange très
peu de viande, bien que le bétail soit nombreux et beau.
Même quand la viande est à bon marché on n'en fait pas
de consommation à proprement parler ; on y respecte encore
beaucoup les anciennes coutumes. Allons, lecteur, laissez-
vous décrire un repas de midi en Souabe comme il avait
lieu il y a 50 ou 60 ans.

Le premier plat était de la choucroute ; chacun en
avait une portion mais sans viande : les pauvres cuisaient
souvent des pommes de terre avec la choucroute. On y
ajoutait aussi des pois en hiver. Sil n'y avait pas eu de
choucroute on n'aurait pas été content de tout le repas
Après la choucroute arrivait la soupe, soit au pain soit
à la farine, ou aux pâtes comme c'est l'habitude en Souabe.
La soupe était suivie d'un autre mets rôti et préparé de
nouveau avec de la bonne farine ; et pour terminer on apportait un grand pot de lait ou tous puisaient. C'était
là le repas de midi des travailleurs. Chez les pauvres le

plat de pâtes rôties manquait et était remplacé par des
légumes cuits à l'étouffée. Que dites-vous d'un pareil repas ? Je dois faire remarquer aussi qu'il y avait toujours
une cruche d'eau fraîche à côté de la table, de sorte que
chacun pouvait boire avant de se mettre à table ; pendant le repas personne ne buvait. Grâce à ce repas ordinaire de midi, les gens demeuraient très vigoureux et
bien portants, et beaucoup dépassaient 80 ans. Si aujourd'hui on faisait encore ce repas, je crois que l'anémie
finirait par disparaître petit à petit.

Ce choix de mets était bien meilleur que ne se l'imagine plus d'un lecteur. La choucroute est un des aliments
les plus sains. Un proverbe disait : Les fervents mangeurs de
choucroute vivent très vieux ! Avec la choucroute la soupe se
lie facilement et donne une bouillie que les sucs gastriques
peuvent facilement digérer. Dans cette bouillie consiste le
mets principal, et comme conclusion le lait, la nourriture
la plus fortifiante. Si nous regardons ce mélange dans
son ensemble ou dans chacune de ses parties, il sera clair
pour chacun que la nature, pour augmenter son sang, ne
reçoit que des aliments inoffensifs, pas d'épices excitantes,
pas de nuisible vinaigre ni d'autres choses sures, rien de
trop sec ou de trop dur que la nature ne pourrait s'assimiler que très difficilement.

A côté de cette table je veux montrer celle de ceux
qui mangent de la viande. Le premier mets est un potage,
presque toujours très clair, dans lequel on n'a rien cuit.
Après le potage, vient un premier plat de viande accom-
pagné ordinairement d'une sauce au vinaigre, et avec cela
un petit four. Vient ensuite la pièce de résistance : Du
bouilli avec une ou plusieurs sortes de légumes. A une
table plus riche viennent ensuite le ou les rôtis. C'est
là le menu ordinaire de ceux qui mangent de la viande.
On sert encore davantage aux grands repas. Comparons
cette table avec la précédente et voyons la différence : la
sauce de la viande n'a pas d'azote. Elle plait au palais,
mais elle est moins nourrissante qu'elle n'est excitante par
les épices et la chaleur. Le second plat contient de nouveau beaucoup d'épices qui lui donnent du goût. La viande
est encore rendue plus excitante par les sauces sures qui

l'entourent. Les petits fours qui accompagnent ce plat sont destinés sans doute à le rendre moins échauffant. Le bouilli contient le plus d'éléments nutritifs, développe aussi le plus de calorique, et c'est pourquoi les légumes sont nécessaires avec le bouilli; mais ces légumes cuits aussi avec des épices échauffent encore. S'il y a encore d'autres plats, un ou deux rôtis ou morceaux de volaille après le bouilli, comme cela a lieu aux tables bien servies, ces plats avec les légumes qui les accompagnent produiront un effet semblable à celui que nous avons signalé pour le bouilli. Pour terminer un pareil repas on prend d'ordinaire du café, qui est un excitant, mais qui allège aussi l'estomac en faisant évacuer les aliments le plus rapidement possible, c'est ce qui explique le bien-être que l'on éprouve après avoir bu du café. Je dois avertir aussi qu'à ce repas on n'emploie pas de cruche d'eau, mais du vin ou de la bière, ou bien l'un après l'autre. Si à ces grands repas on sert des mets à la farine, ils sont d'ordinaire trop fins pour servir de nourriture, trop épicés pour adoucir la chaleur développée par les morceaux de viande. Par ce que je viens de dire il sera clair pour chacun qu'il existe une grande différence entre la table des gens qui se nourrissent de viande et celle de ceux qui se nourrissent de mets préparés avec la farine, aussi bien sous le rapport de la chaleur que sous celui de la nutrition.

Ces deux repas sont tout à fait opposés. On pourrait cependant très bien les coordonner en les diminuant un peu l'un et l'autre. Celui qui mange de la viande peut, à son repas de midi, manger un plat de mets préparés à la farine et ainsi s'en approprier les excellents éléments nutritifs. En sens inverse celui qui mange des légumes peut très bien joindre un plat de viande à ses légumes et s'en assimiler les principes nutritifs. Aux repas on mange quelquefois des fruits, ce que ne je saurais trop encourager. Le fruit rafraîchit et calme la soif.

J'ai rappelé que nos ancêtres tenaient beaucoup aux pois. Les pauvres nourrissaient leurs enfants avec de la soupe aux pois et avec de la bouillie de pois. On servait de la soupe aux pois aussi bien à midi que le soir. On employait encore bien plus l'orge pour faire la soupe et qui ne pouvait être remplacée par une autre soupe à cause de son bon marché et de sa force.

Celui qui ne veut pas croire ce que j'ai dit ici, fera comme il l'entendra ; je fais de même, en voilà assez. Il devra cependant me rendre cette justice que je n'ai pas parlé avec des préjugés mais que j'ai visé au bonheur de mes semblables en exposant le fruit de mes expériences.

Le repas du soir.

Pour commencer je dirai de nouveau en quoi consistait ce repas dans la classe populaire de la Souabe. On servait tout d'abord une soupe, soupe dans laquelle on cuisait du pain ou de la farine. On y mélangeait aussi des pommes de terre. Le second mets était aussi préparé avec de la farine, cet aliment n'était pas rôti, mais cuit à l'étouffée ou dans une sauce brune. Enfin on terminait le repas par du lait. Les pauvres gens avaient à l'ordinaire le soir des pommes de terre et de la soupe, et quand ils avaient du lait ils l'utilisaient avec les pommes de terre. Quelquefois l'on mangeait aussi de la soupe et de la bouillie de pommes de terre, rien de plus. Les pauvres ne servaient que deux plats à ce repas, et les bourgeois trois. Très souvent aussi on vous donnait une soupe au pain noir et des pommes de terre. Ce repas du soir est encore ainsi composé chez les paysans tout comme en général le repas de midi. Il y a cependant quelque chose de regrettable parce qu'il porte un très grand préjudice à l'homme : c'est de ne plus voir servir le lait qui est le plus sain et le meilleur des aliments, et de le voir remplacé par une mauvaise bière qui a peu ou pas d'éléments nutritifs. Il est inexplicable de voir les gens vendre pour 0'10 un litre de lait et de donner 0,30 pour un litre de mauvaise bière, quand trois litres de bière ne renferment pas les matières nutritives contenues dans un seul litre de lait. J'appelle cela faire de mauvaises affaires, et suis convaincu que si on continue à vendre ainsi le lait pour acheter de la bière, l'humanité ira de plus en plus en s'affaiblissant et l'anémie ne fera que s'accroître. Mais ceux qui sont le plus à plaindre ce sont les pauvres et les faibles ; en effet avec

Ile lait on peut préparer les aliments les plus nourrissants,
il peut lui-même servir d'aliment sous différentes formes,
et l'on se hâte d'aller le vendre le plus vite possible! Avec le
prix on achète du misérable café ou de la mauvaise bière
parce que ces boissons sont prisées bien haut. Oh, si cela
pouvait seulement changer!

Le repas du soir pour ceux qui mangent de la viande
est semblable au repas de midi aussi bien dans la préparation des aliments que dans l'effet qu'ils produisent; les
deux repas sont semblables aussi chez ceux qui ne se nourrissent que de mets préparés à la farine. Les aliments
des premiers sont fortement épicés et échauffants, ce qui
excite la soif. Celui qui se nourrit d'aliments préparés
avec la farine et use peu des épices, souffrira rarement de
la soif. Quand il éprouve la soif c'est que tout n'est pas en
ordre dans son organisme. L'avantage sérieux de ceux
qui vivent de farineux et de fruits c'est de ne pas souffrir
de la soif. Je ferai remarquer que le repas du soir ne doit
pas être trop riche et qu'il ne doit pas être pris trop tard.
Les grands repas du soir remplissent les cercueils, dit un
proverbe espagnol.

Faut-il boire ou ne pas boire pendant les repas?

L'humanité est partagée en deux à ce sujet: Les uns
disent qu'il faut boire très peu pendant les repas ou même
pas du tout; les autres au contraire prétendent qu'il faut
additionner chaque mets d'un peu de liquide, soit eau,
soit bière ou vin. Qui est-ce qui a raison? Chers lecteurs,
je vais vous l'expliquer. Les aliments que vous prenez
doivent tout d'abord être bien mâchés; plus ils le seront,
mieux cela vaudra; — car ce qui est bien mâché est à
moitié digéré. — Les aliments doivent aussi être bien
mêlés à la salive; dans la bouche il y a plusieurs glandes
qui sécrètent de la salive. Quand les aliments se pres-
sent contre les glandes, la salive en sort et se mêle à eux.
Plus votre nourriture sera mêlée à la salive, mieux elle
sera préparée pour l'estomac. Ici les aliments se mêle-
ront au suc gastrique, et la digestion se fera d'autant
mieux que le mélange aura été mieux fait; car le suc

gastrique est appelé à décomposer les aliments, les plus
faibles comme les plus durs. En dehors de ces deux transformations qui ont lieu dans la bouche et dans l'estomac,
il y en a une troisième qui s'effectue dans les intestins
jusqu'à ce que cette bouillie soit transformée de façon à
permettre à la nature d'y puiser ce qui lui est utile. Celui
donc qui avale sans bien mâcher, n'agit pas bien. Comme
les aliments doivent se mêler au suc gastrique, on se demande si ce mélange se fera aussi bien si l'on boit pendant les repas que si l'on ne boit pas? Quand on boit
pendant les repas, les aliments doivent d'abord se mêler
à la boisson, et par suite les sucs gastriques ne pourront
plus si bien pénétrer dans les aliments parce que ceux-ci
sont mélangés au liquide. Quiconque veut teindre une
toile en rouge n'ira pas d'abord plonger cette toile dans
l'eau. Les sucs gastriques seront d'autant plus déliés
qu'ils seront mélangés au liquide cinq ou six fois ou même
davantage. Mais si les sucs gastriques sont par trop déliés ils n'ont plus la force de transformer les aliments.
Par suite la nature ne peut pas s'approprier tout ce que
contient la nourriture, et celle-ci passera en grande partie
sans être utilisée. Le meilleur principe est celui-ci: Buvez
si vous avez soif; car la soif vous dit que les sucs gastriques manquent de liquide. Si vous n'avez pas soif
c'est que les sucs gastriques sont assez liquides, alors ne
buvez pas !

Le fermier qui nourrit raisonnablement ses chevaux,
les laisse reposer à l'écurie quelques minutes après leur
travail, puis les abreuve de façon à délayer par l'eau les
sucs gastriques trop épais et les préparer à bien s'approprier la nourriture. Il leur donne ensuite du foin très
sec qu'ils mâcheront bien pour qu'il arrive au suc gastrique après avoir été mêlé à la salive. Pendant ce temps
il ne donnera pas à boire aux chevaux et il aura soin
qu'il n'y ait pas d'eau dans les mangeoires pour que le
foin ne soit pas mouillé. S'il ne prenait cette précaution
le foin mouillé ne serait plus aussi bien mélangé aux sucs
gastriques. Le cheval gonflerait, n'aurait pas toute la
force voulue et aurait la respiration difficile.

La raison en est que les aliments ne sont pas assez
utilisés et que la bête n'est pas nourrie convenablement.
Si nous considérons les aliments qui sont absorbés à un
repas de midi, nous verrons qu'après avoir été bien mêlés
ils forment une bouillie assez épaisse ; mais si l'on y ajoute
un litre d'eau, de vin ou de bière, cette bouillie deviendra
claire et il faudrait une grande quantité de sucs gastriques pour pouvoir bien en pénétrer cette nourriture. La
première et meilleure des règles est donc celle-ci : Buvez
avant de manger si vous avez soif afin que les sucs gastriques soient déliés ; mais buvez très peu et ne croyez
pas qu'en buvant beaucoup vous apaiserez toute votre soif.
On fera bien de ne pas boire en mangeant ni après avoir
mangé, du moins tant que la soif ne se fait pas sentir.
A quoi cela sert-il de boire beaucoup en mangeant ? Avec
la soupe on absorbe déjà assez de liquide ; les légumes
contiennent eux aussi beaucoup d'eau. Par l'expérience
je suis arrivé à être convaincu que les mets contiennent
assez de liquide. Dans ma jeunesse j'ai connu beaucoup
de gens, et même très âgés, qui ne buvaient pas dix fois
dans tout un hiver. La soupe, les aliments et le lait leur
fournissaient assez de liquide. Il est certain que ceux qui
mangent de la viande ou ceux qui boivent des spiritueux,
souffrent plus souvent de la soif que les autres. La meilleure ligne de conduite à suivre vis-à-vis de la boisson
serait donc celle-ci : Ne pas boire quand on n'a pas soif,
et ne boire que peu quand on a soif ! Le meilleur moyen
de calmer la soif c'est de boire à petites doses. Pendant
les repas il n'est pas nécessaire de boire puisque les aliments contiennent du liquide. Il vaut mieux ne pas boire
tout de suite après les repas parce que la digestion commence aussitôt et dure pendant plusieurs heures, et que
la boisson ne lui est pas profitable.

Mesures à garder pendant les repas.

Les opinions sont aussi différentes sur les mesures à
garder dans les repas que sur la question de savoir s'il
faut boire pendant les repas. Il y a des gens qui mangent beaucoup et qui s'imaginent ne pas avoir suffisam-

ment mangé tant que l'estomac n'est pas plein. Ils veulent aussi que l'on mange souvent. D'autres prétendent que l'on doit se contenter de petites quantités et ne pas manger souvent. Qui est-ce qui a raison ? Une petite quantité suffit à la nature humaine pour la nourrir et lui conserver ses forces si cette petite quantité est bien utilisée. Si au contraire on absorbe beaucoup d'aliments qui sont mal digérés et mal utilisés, on a mangé beaucoup pour rien. Il est donc préférable d'habituer le corps à de petites quantités bien utilisées que de lui en faire absorber beaucoup et sans profit. Des exemples le montreront très bien.

Je connais un monsieur qui a plus de 80 ans. Il ne mange que très peu le matin, à midi et le soir, et ne boit que s'il a soif. Il est très bien portant, parfaitement nourri, et a une excellente intelligence. — Je connaissais un autre monsieur qui vécut jusqu'à 80 ans. Il avait l'habitude de ne pas boire, se contentait d'une nourriture très simple et mangeait très peu. — Un de mes amis vécut jusqu'à 90 ans. Il n'avait jamais bu de vin ni de bière et avait toujours soin de manger très peu. Le proverbe dit avec raison que l'on ne naît pas gros mangeur mais qu'on le devient. On peut habituer la nature humaine à toute chose, et même l'habituer à désirer ce qui la détruira. Je connaissais cinq frères qui étaient pauvres et qui travaillaient très fort pour gagner leur pain. Pendant tout l'hiver ils étaient obligés de fendre du bois dans la forêt, au printemps et à l'automne ils labouraient, et en été ils s'adonnaient aux plus durs travaux. Pour se soutenir ils mangeaient: le matin, une soupe à la farine ou une semblable ; à midi, dans le bois, en hiver ils buvaient un litre de lait et mangeaient du pain noir : le soir, des pommes de terre et une soupe au pain. Ils ont vécu très vieux et ont toujours été bien portants. Si on regarde ensuite beaucoup d'autres gens qui absorbent une nourriture très fortifiante et en quantité double, qui ont une vie calme, qui dépensent peu de forces et qui sont cependant accablés de toutes sortes de maladies, il devient évident que ce n'est pas la quantité des aliments qui donne à l'homme la force et la santé. Il faut d'abord choisir une bonne nourriture et ensuite se contenter de peu. Il faut ensuite veiller à ce que l'assimilation se fasse parfaitement afin que l'on ne mange pas et l'on ne boive pas sans profit.

Combien de fois doit-on manger ?

Sur ce point on se méprend beaucoup aussi. Quelques-uns s'imaginent que l'on ne peut pas vivre sans manger quatre ou cinq fois par jour. Il me semble raisonnable de manger trois fois par jour : le matin, à midi et le soir. Si l'on mange trop souvent, l'estomac n'a plus de repos. S'il est toujours plein, il est toujours tendu. S'il ne consomme pas tout ce qu'il contient, les aliments restent en partie dans l'estomac sans être digérés et ils occasionnent des maux d'estomac. D'un repas à l'autre l'estomac doit être vidé. Si les paysans mangent quatre et cinq fois ils peuvent le supporter à cause de leurs durs travaux ; mais il faut remarquer qu'ils se portent aussi bien quand ils ne mangent que trois fois. Les paysans pauvres nous en fournissent la preuve en conservant leurs forces tout en ne mangeant que trois fois par jour et les aliments les plus simples. Quand les aliments restent trop longtemps dans l'estomac et s'y corrompent, ils forment des éléments nuisibles qui peuvent facilement déterminer des maladies. — Il faut donc prendre l'habitude de manger trois fois par jour. Cela suffit largement. Vivre toujours d'une façon réglée, voilà la source de la santé. Plus le mets est nourrissant, plus petite doit être la quantité. Que l'on ne mange pas ce qui n'est pas bon pour la nature et on pourra espérer la santé, la force et la résistance.[1]

---

[1]) Remarque : Les personnes qui ont l'estomac faible doivent manger plus souvent parce qu'ils ne peuvent manger que très peu à la fois ; l'estomac faible ne pourrait pas s'assimiler les grandes quantités.

Chapitre IX
De l'éducation.

Le Créateur a laissé à l'homme le soin de perpétuer sa race, et dans ce but il a uni nos premiers parents par les liens indissolubles du mariage. C'est le moyen de nous faire veiller parfaitement à l'éducation de la postérité.

Comme l'homme est fait à l'image de Dieu et doit toujours dominer le reste de la création, le Créateur ne pouvait pas être indifférent à la continuation de la race humaine et aux soins que réclamerait l'éducation de la postérité. Le but du mariage engendre donc des devoirs qui lui sont étroitement liés. Comme le mariage doit se perpétuer jusqu'à la fin des temps tel qu'il a été à l'origine de la race, je veux adresser quelques conseils à tous ceux qui, en le contractant, en assument les devoirs, et leur montrer comment il faut remplir ces devoirs.

Devoirs des parents en général.

Quel est l'homme qui ignore qu'un bon champ produit de bons fruits, et qu'il n'y a pas grand'chose à attendre d'une mauvaise terre ? N'en va-t-il pas de même pour les parents ? Certainement, quand ils sont forts et bien portants, on peut espérer que leurs enfants le seront aussi. Si, au contraire, les parents sont faibles et maladifs, s'ils nuisent à leur corps par une mauvaise habitation, par une nourriture détestable, par des vêtements absurdes ou par une vie déréglée, leur postérité ne sera pas non plus forte et bien portante.

Je voudrais pouvoir dire à toutes les mères les vérités suivantes : Les enfants ont plus ou moins les traits de leurs parents. De même les qualités morales des parents passent à leurs enfants ; de là le proverbe : la pomme ne tombe pas loin de l'arbre. Quand une mère vit avec la conviction qu'il y a un Dieu qui régit et gouverne tout et que l'on doit servir ; quand elle fait en sorte de passer son temps au service de Dieu, et qu'elle vit sous son regard en évitant de faire tout ce qu'il lui a défendu, ne doit-on pas espérer que les pieuses pensées de cette femme

7*

se retrouveront dans ses enfants? Ces traits de l'âme de la mère ne se retrouveront-ils pas dans l'âme de l'enfant? Une telle mère est heureuse, et heureux sont les enfants qui en ont une pareille! Mais il est triste aussi de rencontrer une mère qui a des convictions tout opposées. Elle ne pourra exercer qu'une mauvaise influence sur ses enfants. On dit souvent aussi: L'enfant est aussi orgueilleux, aussi sot que sa mère, il aime la vanité comme sa mère, il est querelleur comme elle, etc. L'enfant hérite donc des défauts comme des qualités et jusqu'à la seconde et troisième génération. Il en est de cela comme des maladies. La phthisie existe-t-elle dans la famille, la plupart des membres, si ce n'est tous, en sont plus ou moins atteints. Quand dans une famille existe une maladie du cerveau, les descendants en conservent quelque trace. On ne saurait donc trop recommander aux parents de ne pas laisser les passions avoir de prise sur eux, pour que leurs descendants ne reçoivent pas ce triste héritage et le reprochent un jour à leurs parents. Si on pouvait apercevoir dans chaque bébé les dispositions naturelles qu'il apporte en naissant, on serait pris de pitié et l'on dirait: Que deviendra cet enfant quand tout ce mal sera développé? Ces dispositions mauvaises se développent souvent encore plus par le mauvais exemple des parents! Ce que nous avons dit de la mère peut s'appliquer aussi bien au père, et même plus encore. Aussi dit-on communément: comme est le champ, ainsi sont les navets; comme est le père, ainsi sont les enfants.

Si je plaçais devant moi un grand nombre d'enfants qui viennent de naître, je les partagerais en trois classes: d'abord ceux qui sont incapables de vivre, puis les faibles, et enfin ceux qui sont forts et bien portants. Ceux de la 1ère classe sont si frêles qu'ils ne peuvent pas vivre. La machine du corps ne se met pas en mouvement et l'âme est bientôt obligée de quitter ce corps fragile, et la mort vient rapidement. A la seconde classe appartiennent ceux qui sont faibles et frêles, mais qui par les soins peuvent échapper à la mort, devenir forts et vigoureux pour le plus grand bonheur des parents. Quant aux enfants de la 3ème classe, les parents pourront les élever

facilement. Mais si l'on néglige l'éducation de ces enfants,
ils deviendront semblables à ceux de la seconde classe. —
Les parents devraient bien se persuader que, dans le petit
corps de leur enfant habite une âme immortelle qui a été
créée à l'image de Dieu, et que, dans cet enfant ils ont
un joyau céleste. Ils doivent donc faire en sorte que le
petit corps devienne une grande demeure pour l'âme, mais
une demeure pleine de résistance, de façon que plus tard
l'enfant puisse remplir ses devoirs envers son Créateur,
envers ses semblables et envers lui-même. Ils doivent donc
faire en sorte de n'employer que de bons matériaux pour
construire la demeure de l'âme de leur enfant, et prendre
garde de ne pas en causer bientôt la ruine par une mauvaise nourriture ou en le débilitant. Quelle compassion ne
doit-on pas avoir pour les enfants qui sont faibles et débiles
par la faute de leurs parents, et qui sont presque incapables d'atteindre leur but en occupant leur rang dans la
société humaine, et en remplissant le rôle que Dieu leur a
attribué. Ces pauvres enfants ne sont-ils pas en droit de
faire des reproches à leurs parents ? — C'est assez parler
des devoirs des parents en général.

Devoirs des parents en particulier.

Le premier devoir des parents au sujet de la santé
de leurs enfants est de prendre soin de leur nourriture.
Quant au premier aliment destiné à l'enfant, Dieu y a
pourvu lui-même par une loi de la nature, et chaque mère
doit se soumettre à cette loi. Si elle ne le fait pas, elle
aura à en répondre devant Dieu, et ses sottes excuses ne
l'aideront en rien au tribunal de Dieu. Je voudrais dire
sérieusement à chaque mère : „Craignez Dieu et observez
sa loi." Sans doute il y a des cas dans lesquels il est
impossible d'obéir à ce commandement ; mais parmi eux
il en est très peu pour lesquels il ne faudrait pas chercher
la raison dans la vie. Ordinairement c'est l'esprit du siècle,
la mode, une façon de vivre absurde, la débilitation, le
plaisir des sens, qui sont les causes pour lesquelles cette
loi divine n'est pas observée ou ne peut plus l'être. Quand

il y a sérieusement une raison pour ne pas s'y soumettre, on a près de soi un médecin qui est appelé par vocation à donner son avis ; je me permets aussi de donner quelques conseils à ce propos.

Une mère malade donna à son petit enfant du lait mêlé à de l'eau ; chaque fois qu'il avait faim elle lui en donnait une petite quantité. L'enfant se développa et put ensuite se nourrir d'aliments fortifiants et grandit d'une façon superbe. — Je connaissais une mère dont l'enfant était venu au monde sept semaines trop tôt. C'était son enfant unique. On lui conseilla de donner à l'enfant chaque jour du café de glands par petites quantités. Elle sauva ainsi son fils, qui, avec le temps, est devenu grand et fort, et vit encore aujourd'hui en pleine santé. Je ne saurais assez recommander pour les enfants le café de glands avec du lait. Une mère avait une petite fille qui se porta bien pendant quelques semaines, puis tomba malade tout à coup, elle ne pouvait plus supporter de nourriture et elle devint si maladive qu'elle n'eut plus que la peau et les os. Pendant quatre mois cet état empira chaque jour, et pendant plusieurs semaines on attendit la mort de l'enfant. Je conseillai à la pauvre mère de donner à l'enfant du café de malt trois fois par jour et chaque fois deux ou trois cuillerées ; à côté de cela, de donner à l'enfant la nourriture comme on avait l'habitude dans le pays, c'est-à-dire de la bouillie cuite. L'enfant prit tant de goût au café de malt qu'elle le buvait avec avidité, laissant de côté toute autre nourriture. Au bout de quelques jours je fis ajouter du lait à ce café, et commandai que l'on continuât le traitement pendant un trimestre. Le lait et le malt furent donc seuls la nourriture de l'enfant. L'enfant grandit ensuite avec tant de vigueur qu'elle trouvait du plaisir aux mets les plus simples et qu'elle devint la jeune fille la mieux portante et la plus forte. — Le café de glands que l'on peut avoir à bon marché chez tous les pharmaciens peut servir très bien à l'alimentation des enfants jusqu'à ce qu'ils soient capables de supporter une nourriture plus substantielle. Il en est de même pour le café de malt qui n'est pas cher non plus, qui nourrit bien et entretient la santé. Le café de glands et de malt ont un effet contraire à celui du vrai café. Celui qui veut avoir des enfants chétifs, anémiques, malades de corps et d'esprit, n'a qu'à leur donner du vrai café comme nourriture. En dehors de la responsabilité qu'il attire sur lui, il aura journellement devant les yeux dans ses enfants les tristes conséquences de sa folie.

Quand les enfants jusqu'à l'âge d'un an ont été nourris avec du lait et du café de malt ou de glands, on peut leur donner une autre nourriture. Ici se pose une question : Que doit-on donner aux petits enfants ? Je crois que le bon choix en cette matière n'est fait que par les pauvres. Quand on a de la fortune on choisit les aliments, mais ils sont moins bons. Que l'on évite surtout les boissons excitantes, aussi bien le café, la bière et le vin. On ne doit donner à l'enfant que ce qui le fortifie, le nourrit et est d'une digestion facile. On ne doit pas davantage lui donner d'aliments excitants. Je donnerai comme exemple d'une conduite raisonnable sous le rapport de l'alimentation une famille pauvre qui eut treize enfants et qui dut travailler ferme pour gagner le pain quotidien. Les enfants recevaient chaque matin une soupe assez épaisse, par exemple au pain, à la farine, aux pommes de terre, ou un mélange de pommes de terre et de farine. Ce déjeuner plaisait énormément aux enfants sains et vigoureux. Entre le déjeuner et midi ils avaient déjà faim et on leur donnait des pommes de terre et du pain, et, quand on le pouvait, des pommes de terre et du lait. A midi on leur donnait une soupe nourrissante, un mets de farine avec du lait, après midi un petit morceau de pain noir et si l'on ajoutait du lait les enfants étaient aussi heureux que possible. Le soir on servait de nouveau de la soupe et des pommes de terre, ainsi que du lait quand on en avait. Voilà à peu près comment on nourrissait les enfants, et on ne trouvera pas facilement une famille dont les enfants soient plus forts et mieux portants. Les parents ne devraient jamais oublier qu'ils sont aussi responsables du développement physique de leurs enfants et ne devraient jamais leur donner une nourriture qui ne réponde pas au but. La viande ne vaut rien pour les enfants ; le sang devient trop chaud et manque de pureté, et ils sont bien

plus en danger alors de perdre leur santé que s'ils étaient
seulement nourris de lait et de mets préparés à la farine.
Le grand principe est de donner aux enfants du lait et
des aliments préparés à la farine ! Il est important aussi
qu'on ne leur serve pas de trop grandes quantités, mais
une mesure raisonnable ; car l'appétit des enfants est toujours très grand et quand ils ont mangé à leur appétit
ils ont trop mangé. Que l'on ne craigne pas que la nourriture soit trop commune ou trop grossière pour les enfants.
Je connaissais une mère qui pour son pain faisait moudre
du seigle, de l'orge et de l'avoine, et y laissait le son
pour le faire cuire, et avec ce pain elle nourrissait ses
enfants. Elle préparait aussi d'autres aliments avec ce
mélange de farine. Les enfants avaient ainsi toutes les
matières nutritives contenues dans le froment et étaient
ainsi parfaitement nourris. Celui qui donne du pain de
luxe aux enfants, les nourrit très mal ; de même aussi
celui qui leur prépare des mets avec la fleur de farine.
Quiconque nourrit l'enfant avec des mets échauffants, epicés,
échauffe le sang de ce petit être et lui causera des troubles
digestifs. Le résultat que l'on obtient ainsi c'est que les
enfants sont incapables de vivre et qu'ils tombent bientôt dans un état de langueur, comme je l'ai constaté chez
beaucoup de ceux pour lesquels on venait me demander
du secours : ou bien encore ce sera pour eux une fatigue
de vivre et ils seront incapables de remplir le but de leur
existence. Les parents ne doivent pas oublier non plus que
les boissons excitantes et les aliments excitants éveillent
énormément la sensualité. Le bonheur des parents c'est
d'avoir de bons enfants, et l'on ne peut donner cette déno-
mination qu'à ceux dont l'esprit et le corps sont bien portants, vigoureux, sans être sensuels. Pourquoi ceux qui ont
du talent sont-ils souvent si faibles et si maladifs ? Cela se
lie souvent au développement physique. Le corps exerce
une très grande influence sur l'esprit, et quand le premier
souffre le second en subit les conséquences. „Mens sana
in corpore sano,“ en français : „une âme saine dans un
corps sain.“ Si l'on regarde avec calme et sans préjugé
la société, on trouvera que la plupart des savants
sortent des rangs du peuple. On peut être certain que

c'est là où l'on trouve une éducation simple et cependant
très bonne. Autrefois on attribuait les places aux savants d'après leurs services, et on a constaté partout que
les meilleures places étaient toujours occupées par les enfants du peuple. Les parents doivent donc veiller à ce
que leurs enfants reçoivent une nourriture simple, saine,
et nourrissante, et surtout des mets préparés à la farine
et au lait. Il ne faut pas commencer trop tôt à leur
donner de la viande, et la viande doit toujours être accom-
pagnée de mets à la farine.

Soins principaux à donner aux enfants.

L'enfant doit pouvoir supporter les changements de
saison ; il faut qu'il s'habitue au chaud et au froid. Si
l'on procède mal sur ce point, le corps ne se développera
pas comme il doit, et ne pourra pas résister à toutes les
tempêtes qui l'assailliront. Tout corps humain doit être
endurci contre le froid et contre le chaud, mais surtout le
corps de l'enfant. Quand on lit comment autrefois on
s'endurcissait depuis l'enfance jusqu'à la vieillesse, on est
étonné de voir jusqu'où nos ancêtres sont allés sous ce
rapport, comme ils sont demeurés bien portants et comme
ils ont vécu vieux. Ah que l'humanité paraît misérable
aujourd'hui en comparaison ! Ma conviction est que si la
jeunesse n'est pas plus endurcie, l'anémie se déclare, la
faiblesse devient plus grande, et des milliers meurent bien
trop tôt ! — Et comment endurcir les enfants ?

Il est nécessaire de faire prendre des bains aux enfants aussi bien pour la coutume que pour la propreté.
Je n'y suis pas opposé : seulement je suis obligé d'admettre que si les enfants sont toujours plongés dans un
bain chaud, ils sont débilités par là. Qu'un homme fait
prenne un bain chaud tous les jours pendant deux mois,
et il lui arrivera ce que me racontait un malade cette
année. Il avait pris 25 bains chauds, il avait été tellement épuisé et était devenu si sensible qu'il ne pouvait
plus supporter le moindre froid. Si un homme fait en
prenant un bain chaud tous les jours est à demi-mort, est-

ce que les petits enfants ne seront pas encore bien plus affaiblis ? Puis la chaleur des bains des enfants est bien variée ! Les mères et les bonnes d'enfants calculent le degré de chaleur du bain en y plongeant la main. Et comme elles ont souvent les mains froides ou calleuses, le bain a quelquefois le double de la chaleur nécessaire, et le pauvre enfant en souffre doublement. Je ne suis pas contre les bains chauds, mais il ne faut pas que l'on y séjourne longtemps ou qu'ils soient trop chauds. En trois minutes au moins l'enfant peut être lavé dans l'eau chaude et on doit aussitôt l'endurcir. Au sortir du bain chaud on lave l'enfant avec de l'eau fraîche et froide, ce qui ne doit durer que quelques secondes, et le superflu de chaleur sera ainsi enlevé rapidement. On peut agir avec plus d'activité encore : on prépare un bain d'eau froide à côté du bain d'eau chaude et on y plonge l'enfant pendant une ou deux secondes au plus ; de cette façon on le débarrasse non seulement de l'excès de chaleur, mais on fortifie aussi la nature de l'enfant. Au commencement l'enfant criera certainement ; il ne faut pas y prendre garde, ils crient aussi sans le bain froid, et dans peu de temps ils ne redouteront plus l'eau froide. Un fonctionnaire m'a écrit un jour pour m'exprimer toute sa reconnaissance pour le bon conseil que je lui avais donné de plonger les enfants dans l'eau froide ; depuis ce temps ses enfants avaient été bien portants et vigoureux. Une bonne mère et un bon père doivent agir avec une certaine décision dans leur conduite et ne pas se laisser guider par chaque sentiment. Si l'amour maternel était trop tendre et que la mère crût la patrie en danger si elle plongeait son enfant dans l'eau froide, elle pourra dans les premiers jours enlever un peu de la crudité de l'eau en lui donnant une température de 10° à 12° Réaumur, mais elle fera bien de ne pas attendre trop longtemps pour habituer l'enfant à l'eau froide.

Quand l'enfant est assez grand pour ne plus avoir besoin d'un bain tous les jours, il est cependant bon de continuer à l'endurcir avec des bains d'eau froide, aussi bien à cause de la propreté que pour entretenir la force du corps. Comme les enfants seraient reconnaissants à leurs parents si depuis l'âge de trois ans jusqu'à l'époque où ils vont à l'école on leur faisait prendre un bain au moins deux ou trois fois par semaine pendant la durée de trois ou quatre secondes, ils deviendraient bien portants et suffisamment forts pour remplir leur devoir. Et si on laissait les enfants faire à leur guise on les verrait bientôt profiter de la première occasion pour se plonger dans l'eau ; cela leur fait tant de bien et ils s'y trouvent si bien qu'ils ne peuvent que difficilement se séparer de l'eau. S'ils ne s'en trouvaient pas si bien ils ne se plongeraient pas si facilement dans l'eau. Qu'on laisse donc les petits enfants jouir de leur bonheur quand ils rentrent tout trempés à la maison. Cela leur procurera le bonheur de jouir d'une forte santé. Il ne faudrait cependant pas oublier de leur faire revêtir des habits secs quand ils rentrent tout mouillés. On dit proverbialement : ce que Jean a appris étant petit lui sert de guide quand il est grand ! Quand ils se sont endurcis par l'eau durant leur jeunesse, ils savent conserver leur santé plus tard en continuant à s'endurcir et en ne se laissant pas débiliter.

Les Vêtements des enfants.

Si beaucoup d'enfants sont rendus incapables d'accomplir leurs devoirs d'hommes par faute de soins dans le choix de la nourriture, il y en a un aussi grand nombre qui périssent grâce à l'absurdité de leurs vêtements. Une mère ne doit jamais oublier que les enfants ont besoin de vêtements pour couvrir leur nudité et pour se protéger contre le froid et contre la chaleur. A la vue des enfants des villes vêtus depuis les pieds jusqu'aux genoux d'une façon insuffisante, c'est-à-dire n'ayant que des bas et des souliers, tandis que le haut du corps est totalement couvert d'habits de façon à les faire confondre avec les cicognes dans les prairies, on ne peut pas s'empêcher de penser qu'ils sont vêtus ainsi afin de se faire remarquer, et qu'ils sont habitués à la vanité dès leur jeunesse. Il y a un autre grand défaut dans cette façon de se vêtir. Par ce tas de vêtements le corps de l'enfant a trop chaud, et le sang remonte à la partie supérieure du corps, tandis que les mains et les pieds commencent à avoir de l'anémie. C'est là aussi comme un préambule de l'anémie complète pour l'avenir. On donne encore des caleçons à ces enfants, ce qui est un autre moyen de les débiliter ; ce sont là aussi comme les prémisses de maladies futures. La partie du corps exposée à l'air et endurcie par lui, est prémunie contre beaucoup de maux et de maladies. Je donne donc d'une façon pressante le conseil suivant aux parents : Ne couvrez jamais vos enfants de tant de vêtements que plus tard ils aient beaucoup à souffrir et à expier par votre faute. Que le vêtement qui touche à la peau soit en toile, et à côté de cela ayez un vêtement pour les dimanches et un pour les jours ordinaires. L'étoffe peut être simple, on lui demande simplement de couvrir la nudité et de la protéger contre le chaud et le froid. La tête, le cou et les mains des enfants doivent être endurcis aussi bien que les pieds. Si on laisse au contraire ces différentes parties gagner en sensibilité, on y plante alors les germes de différentes maladies. Il y a 50 ou 60 ans on ne connaissait pas la diphtérie et maintenant chaque année des milliers d'enfants succombent à cette maladie. La débilitation et les vêtements absurdes n'y sont pas étrangers. Quand la tête et le cou des enfants sont enveloppés de laine pendant l'automne, l'hiver et le printemps, pourquoi les ravisseurs de la santé n'y établieraient-ils pas leurs nids, pour y faire naître leurs petits qui se nourriront au détriment de la vie de l'enfant ?

Autrefois les enfants allaient tout simplement avec les vêtements nécessaires et ne craignaient ni le froid de l'hiver ni la chaleur de l'été. Il n'en mourait alors pas autant qu'aujourd'hui. Je connais des parents qui avaient quatre enfants, une magnifique existence et pas mal d'argent. En une seule semaine les quatre enfants furent emportés par la diphtérie. Ces cas ne se présentaient pas autrefois, aussi peut-on en conclure que les vêtements sont aujourd'hui la cause de tant de maladies d'enfants. Des vêtements disproportionnés développent une chaleur disproportionée. Le sang se porte plus facilement aux parties qui sont tenues chaudes, et vice versa. Aussi n'y a-t-il pas à mettre en doute que tous les maux possibles peuvent être occasionnés par cette inégale distribution du sang.

Quand la tête est enveloppée d'une laine épaisse ainsi que le cou, et que cette chaleur y fait accumuler le sang, est-ce que l'on ne doit pas redouter de grands troubles dans l'organisme et des suites fâcheuses ? Il ne faut pas oublier non plus que si la tête et le cou sont ainsi enveloppés on est cependant obligé de respirer l'air frais. On peut donc dire d'une façon fondamentale que, pour endurcir le corps, il faut que la tête, le cou et les pieds soient endurcis par l'air. Il n'y a pas à craindre de refroidissement si l'on agit avec prudence. Un fourneau bien chaud suffit pour chauffer toute une chambre, ainsi la nature suffit pour chauffer toutes les parties du corps. En été il ne faut donc couvrir la tête que légèrement et laisser le cou libre ; en hiver on peut mettre un cache-nez mais pas de laine. Il ne faut pas non plus trop le serrer, afin que l'air puisse arriver jusqu'à la peau. Il y a beaucoup de personnes qui ont des glandes ! Aussitôt que l'on remarque que les grandes grossissent, on enveloppe le cou deux fois plus, ce qui fait que le sang s'y porte davantage et les glandes deviennent encore plus grosses. Je suis convaincu que parmi les personnes qui ne se sont pas affaibli la gorge dans leur jeunesse, on en trouve rarement une qui ait des glandes. Autrefois ils étaient nombreux les enfants qui devaient faire une heure de chemin pour aller en classe, et cependant ils n'avaient aucun vêtement de laine. Ces enfants restèrent aussi bien portants et résistants. Une preuve de ceci nous est encore offerte par les familles de bohémiens qui roulent de droite et de gauche en voiture, ils ont de nombreux enfants qui par les plus grands froids sont demi-nus, et passent la nuit dans les voitures. Comme les enfants des villes paraîtraient misérables si on les comparait avec les précédents.

Il me semble entendre une mère de famille, après la lecture de ces lignés, s'écrier : Mais comment faire pour endurcir mes enfants à mesure qu'ils grandissent ? Je ferais volontiers tout ce qui pourrait les rendre heureux ! Voici ma réponse : Quand apparaît le printemps, les enfants éprouvent une joie immense à aller pieds nus, et ils versent

des larmes s'il ne leur est pas permis d'imiter ceux qui
le font. Laissez-les donc aller nu-pieds ! Quand ils auront
froid ils sauront déjà retrouver leur chambre. Attendez
qu'ils demandent eux-mêmes les souliers et les bas : vous
pourrez sans doute attendre longtemps parce qu'ils ont
beaucoup de plaisir à aller les pieds nus. Puisque les
oiseaux au printemps perdent une partie de leurs plumes
et que les autres animaux revêtent leur robe d'été, donnez
aussi un vêtement tout simple à vos enfants ! Pour que
vous n'ayez rien à redouter, endurcissez vos enfants d'une
façon raisonnable par l'eau ; de temps à autre laissez-les
marcher dans l'eau pendant quatre ou cinq minutes, ou
tenez leurs bras pendant une minute dans l'eau ; vous
n'aurez pas besoin de proposer le renouvellement de cet
exercice, l'enfant y trouvera un tel bien-être qu'il demandera lui-même à le répéter. Laissez aussi vos enfants se
promener journellement pieds nus sur l'herbe humide, soit
le matin, soit le soir ; la chaleur de l'été ne pourra nuire
en aucune façon à des enfants ainsi endurcis. Voulez-vous
faire plus, et avoir des enfants en parfaite santé, encou-
ragez-les à prendre des bains jusqu'à mi-corps. Quand ils y
seront habitués, leur force se doublera tout comme leur
joie. De même qu'au printemps les enfants doivent s'endurcir contre les chaleurs de l'été, ainsi à l'automne doivent-ils s'endurcir contre les rigueurs de l'hiver ; il ne faut
donc pas les faire cesser trop tôt d'aller pieds nus, et
quand ils ne peuvent plus marcher pieds nus au dehors
il faut cependant leur faire faire cet exercice dans leur
chambre le matin et le soir à l'automne et en hiver. La
santé est le plus grand bonheur de la jeunesse et c'est
aussi le moyen d'éviter les maux qui feraient cortège à
la vieillesse !

Soins à prendre pour conserver l'air frais, surtout dans les chambres à coucher.

C'est à l'air que l'oiseau se plaît le plus, même quand
l'air varie du froid au chaud. Si vous l'enfermez dans
une chambre, il perdra ses belles et brillantes couleurs et

ses notes joyeuses. Il en va de même avec les enfants. Aussi quand on a porté plusieurs fois l'enfant à l'air, le bébé éprouve le désir d'y retourner. Toutes les mères devraient se faire un devoir d'accéder à ce désir. Elles devraient se répéter : C'est à l'air frais et pur que mon enfant se porte le mieux. Regardez les enfants, à peine peuvent-ils se tenir sur leurs jambes, qu'ils s'efforcent de gagner la porte pour aller à l'air, et si vous les faites rentrer dans leur chambre ce n'est pas sans les faire pleurer et crier. Cela se passe ainsi non seulement en été mais aussi en hiver malgré le froid et le mince vêtement qui les enveloppe ; chez eux la raison n'est pas encore suffisante pour qu'ils comprennent tout ce que l'air libre a de bon, mais ils obéissent à l'instinct.

J'allais un jour visiter un malade, et en chemin je rencontrai deux bambins encore trop jeunes pour aller à l'école. Ils marchaient pieds nus dans la neige qui fondait et ils s'en trouvaient aussi joyeux que possible. Leur vêtement était aussi tout à fait simple. Ces enfants étant la plupart du temps à l'air en hiver, selon les degrés de froid, n'avaient rien à redouter en marchant ainsi pieds nus dans la neige. On dit aussi, et à juste titre, que les enfants nés au printemps y gagnent en santé plutôt que ceux qui naissent à l'automne ; et cela parce que les premiers sont promenés plus tôt à l'air. Si l'air d'un appartement n'est pas excellent, l'enfant sera dans les plus mauvaises conditions de santé possibles, de même que si sa chambre à coucher n'est pas suffisamment aérée ou si on la chauffe trop. Il y a 50 et 60 ans les petits enfants dormaient dans des salles non chauffées et l'on n'a jamais entendu dire que l'un ou l'autre ait été gelé. Il serait à souhaiter que toutes les mères veillent à ce que leurs enfants jouissent nuit et jour d'un air frais ! Ce qu'il y a de plus pernicieux pour les enfants des villes, c'est d'habiter dans des maisons humides où le soleil ne pénètre pas du tout ou rarement. Ce jeune sang est facilement corrompu et sera une source de maladies pour l'avenir ! Si l'on veut avoir des enfants forts et bien portants, il est de toute nécessité de veiller à ce que le vêtement et la nourriture ne soient pas contraires à la santé, et à

ce que les chambres à coucher soient claires, sèches et
bien aérées.

Exercice physique.

Tout ce qui est jeune est gai et vif, aussi bien l'oiseau
dans l'air que l'animal sur la terre. La gaieté est aussi
l'apanage des enfants ; ils courent et sautent à plaisir.
Laissez-les faire et vous les verrez bientôt imiter les autres
êtres de la création. La joie chez les enfants est le plus
clair témoignage de la santé. Tant que les enfants sont
petits et jeunes, leur joie et leurs jeux sont de courte
durée. Leurs forces sont vite épuisées ; ils se reposent
alors quelque temps, et leurs plaisirs recommencent de
nouveau. Il faut veiller beaucoup à ce qu'il n'y ait pas
de surmenage. De même que les enfants éprouvent naturellement de la joie aux différents jeux, ainsi ressentent-
ils bientôt aussi du goût et du plaisir pour le travail et
entreprennent tout ce que leur permettent leurs forces
dans le désir de montrer à leurs spectateurs qu'ils veulent
déjà comme enfants être forts et actifs. Le bambin cher-
chera un fouet et dira avec plaisir : Je serai cocher ! La
fillette s'emparera d'une tasse ou autre instrument de cuisine pour montrer son activité. Mais ce zèle ne dure que
peu de temps et la fatigue se fait sentir promptement,
il faut veiller à empêcher cette fatigue. Ils ont de la joie
et de l'entrain pour tout mais cela ne dure que peu de
temps. Plus les enfants prendront d'exercice à l'air libre
et s'adonneront à leurs inclinations sous la surveillance
de leur mère ou de leur nourrice, plus ils deviendront
forts et bien portants. Que l'on conseille donc l'air frais
et le mouvement, et que l'on fasse de leurs jeux un exercice préparatoire aux occupations de la vie sérieuse. De
cette façon on les habituera dès leur jeunesse à exercer
leurs forces et à s'assurer par là de la résistance et de
la force pour l'avenir. Cependant les enfants ne doivent
jamais rester sans surveillance.

Y a-t-il quelque chose de plus triste que de voir des
enfants enfermés dans une chambre quand ils n'ont pas
un petit jardin ou une petit place où ils puissent courir

et respirer l'air pur et frais ! Ces enfants ont là une existence
qui fait pitié. Ils meurent déjà à toute vie joyeuse. Ils
perdent bientôt tout leur appétit, ils ont même des attaques nerveuses. Ils perdent leur physionomie d'enfant, sou-
riante et gaie.

Il y a quelques années j'eus la visite de trois enfants
accompagnés de leur père et de leur mère bien soucieux.
Ils habitaient dans une ville, et la mère me dit en pleurant : „Mon mari et moi sommes bien malheureux à cause
de nos enfants ; ils sont faibles tous les trois, ils n'ont pas
de force, pas de vie, pas de joie, ils n'ont aucun plaisir
à manger ni de goût pour jouer. Le médecin vient presque chaque jour à la maison ; tantôt il ordonne un léger
purgatif, tantôt il ordonne le vin à petites doses, ou ceci,
ou cela. — Nous avons fait tout ce que nous avons pu ; nous
sommes assez riches et nous ferions volontiers tout ce qui
est possible." Ces parents désiraient savoir s'il n'y avait
pas moyen de remédier à ce triste état. Voici ce que je
leur conseillai : Allez passer un trimestre à la campagne
avec vos enfants, laissez-les marcher pieds nus ; faites en
sorte que de temps à autre ils puissent aller pieds nus dans
un ruisseau. Donnez-leur chaque jour du lait par petites
quantités ou plutôt une cuillerée à chaque heure ; que leur
nourriture soit simple et qu'elle ne soit pas épicée. Comme
pain donnez-leur du pain noir c'est-à-dire du pain de ménage ; ne les laissez pas boire de bière ni de vin, et je
vous assure que vos enfants seront tout à fait changés
avant un trimestre. Ou bout de quelques mois je revis ces
enfants qui avaient passé l'été à la campagne, et y avaient
été nourris selon ma recommandation, je fus étonné moi-
même des changements obtenus dans un temps si court.
Je voudrais crier à toutes les familles et particulièrement
à celles qui habitent les villes et qui sont tuées par la
débilitation : Faites-en autant !

Maints parents répondront à cela : „C'est parfait comme
régime, seulement je n'ai pas assez d'argent à dépenser."
Je leur répondrai : Nourrissez vos enfants d'après les règles
énoncées dans ce livre, ne les laissez pas se débiliter, ne
leur donnez pas de spiritueux à boire, et pas de racines
comme légumes, aérez bien vos habitations, procurez-leur

des bains comme je l'ai dit plus haut, et vous bénirez les
résultats de cette expérience.

Chapitre X
École et vocation.

Toute la vie de l'homme est une école. Chacun va
quotidiennement à cette école, et quotidiennement aussi
chacun peut y apprendre et y acquérir de l'expérience ;
et cela dure ainsi jusqu'à la mort. Heureux l'homme qui
s'entend et s'astreint à rechercher toujours de plus en plus
le nécessaire, l'utile et le salutaire. Il faut surtout ne pas
oublier que la vie est composée de deux écoles bien dis-
tinctes quant à leur enseignement. Qui ignore, en effet,
qu'il y a sur la terre le bien et le mal entre lesquels existe
une lutte continuelle pour obtenir la prééminence. Dans
ces deux écoles on rivalise de zèle pour enseigner. Aussi
chacun sera-t-il accusé de bien ou de mal d'après l'enseignement qu'il aura reçu. Heureux celui qui s'instruit à la
bonne école et s'exerce au bien, mais malheur à celui qui
fréquente l'école du mal et en goûte les leçons. Je vais
essayer de dépeindre aussi bien que possible ces deux écoles
afin que chacun sache distinguer la bonne de la mauvaise,
et les conséquences de leur enseignement. Je commen-
cerai par l'école que fréquente l'enfant dans sa première
jeunesse et continuerai l'énumération des autres jusqu'à
la dernière.

Première école de l'enfant.

La première école est celle de la maison paternelle.
Le petit enfant ressemble au grain de blé dans lequel on
ne prévoit pas la belle plante qui se formera un jour. De
même que le corps de l'enfant est petit comparé à celui d'un
homme fait, de même l'esprit du bébé est chétif comparé
à celui de l'homme mûr. A peine l'enfant a-t-il deux
et trois ans qu'il s'instruit déjà par la vue. Quand il
peut bégayer il ne se contente plus de regarder les objets,
il réclame aussi des explications à leur sujet, et interroge

pour satisfaire sa curiosité. Le premier professeur c'est le père et la première institutrice c'est la mère. L'œil de l'enfant considère d'abord son père et sa mère, et de même son oreille écoute d'abord leur enseignement et pénètre le plus volontiers jusqu'à son cœur. Les pères et les mères ne devraient jamais oublier que leur devoir est de donner le premier enseignement à leur enfant, et que Dieu leur a enjoint d'instruire ces petites créatures. Et quels sont les exemples que les parents doivent d'abord fournir à l'enfant? Celui-ci en effet arrive vite par sa propre expérience à se convaincre que ses parents l'aiment beaucoup. Il faut donc lui enseigner de bonne heure qu'il possède au ciel un autre père qui l'aime encore bien plus que ses parents. Par cette sorte d'instruction l'enfant acquerra de la conscience. Les parents ne doivent pas non plus instruire l'enfant seulement par leurs paroles mais aussi lui montrer par leurs exemples comment on vit avec sagesse. La première connaissance que les parents doivent donc inculquer à leur enfant, c'est la connaissance de Dieu; la seconde, c'est la façon dont on doit servir Dieu, et c'est surtout par l'exemple des parents que l'enfant l'apprendra. Les enfants écoutent volontiers parler de Dieu, l'être le plus puissant de la création, aussi peut-on facilement leur parler de son pouvoir suprême quand on leur raconte la création. Quand l'enseignement des mots pénètre difficilement dans l'intelligence, il faut prêcher par l'exemple. Heureux les enfants qui ont un père et une mère capables de leur enseigner par la parole et par l'exemple la connaissance, l'amour et le service de Dieu! Mais je plains doublement les enfants dont les parents connaissent peu Dieu ou même pas du tout, et ne le servent que peu ou point. Les leçons des parents étant plus chères que d'autres aux enfants, elles pénètrent donc plus profondément dans leurs cœurs, que ce soit pour le bien ou pour le mal.

De même que l'on doit instruire l'enfant sur sa haute destinée et lui apprendre à s'attacher au Créateur pour être heureux, ainsi doit-on aussi attirer son attention sur un autre objet: le travail. Dès leur plus jeune âge les enfants aiment à s'occuper. Ce sont leurs parents que les enfants aiment le plus, et ils demeurent le plus possible

avec eux. Voient-ils les parents s'appliquer au travail, ils
y mettent bien vite aussi leurs petites mains et commencent à porter, à traîner, à soulever. C'est donc des parents qu'ils apprennent à travailler; aussi les parents ne
doivent-ils pas négliger de leur donner l'exemple de l'activité. Le travail est donc un des principaux points que
les enfants doivent apprendre de leurs parents. Mais les enfants ne doivent pas seulement être accoutumés au travail
et au service de Dieu, il faut aussi les rendre aptes à supporter
les vicissitudes qui les assailliront dès leur jeune âge. Car
l'homme n'a pas seulement été condamné au travail par
le Créateur, mais encore à toutes sortes de misères et de
souffrances. En ceci aussi les enfants doivent recevoir de
leurs parents un enseignement qui repose sur l'exemple
comme sur les paroles. Si après avoir entendu dire: „Tu
dois accepter patiemment les misères que tu ne peux pas
éviter, et tu en seras récompensé," l'enfant voit ses parents supporter patiemment leurs malheurs, il s'habituera
plus facilement à accepter la douleur avec résignation. S'il
n'entend pas ses parents exprimer des plaintes et des im-
précations, il ne se plaindra pas lui-même et ne se mau-
dira pas. Pendant les années que les enfants sont à l'é-
cole de la famille il ne faut pas les surmener en les astrei-
gnant trop longtemps au travail; car s'ils sont surmenés
ils se flétriront au lieu de devenir forts et bien portants.
L'enfant retiendra facilement un proverbe et il lui sera
impossible d'apprendre un poëme, il en est de même pour
son travail. — Si l'on met bien en pratique tout ce qui
a été dit au sujet de la nourriture, du vêtement, et de
l'habitation, et si les enfants reçoivent de plus une bonne instruction, ils se développeront en donnant les plus grandes espérances. Qu'adviendra-t-il au contraire des enfants
si leurs parents ne leur ont pas parlé de Dieu, de leur
Créateur, de leur Père, et si les parents ne leur apprennent pas par l'exemple à servir Dieu et à supporter les
misères de l'existence? Les caprices se développeront rapidement chez ces enfants, et il est certain qu'ils ne rempliront pas plus leurs devoirs envers leurs parents qu'ils
n'accomplissent ceux envers Dieu. Si, de plus, on ne les
a pas habitués ou excités par la parole et par l'exemple

au travail dès leur jeune âge, ils seront bientôt inactifs, impatients et présomptueux, et se querelleront à tout propos et les conséquences en seront tristes pour l'avenir de ces enfants. Les parents qui élèvent ainsi leurs enfants ne sont pas des éducateurs chrétiens. Les parents ont pour devoir non seulement d'instruire les enfants et de ne pas les scandaliser, ils doivent aussi veiller à ce qu'ils ne voient et n'entendent rien qui soit contraire à l'éducation. Car malgré tous les soins des parents les enfants entendront et verront bien des choses qui leur nuiront. L'exemple des parents sera un talisman contre les mauvaises impressions. Si les pères et mères confient l'éducation de leurs enfants à des servantes, à des institutrices, etc., ils ne pourront jamais être assez prudents dans leur choix s'ils ne veulent pas être exposés à voir donner à leurs enfants une instruction en désaccord avec leurs désirs. Celui qui instruit l'enfant, possède l'enfant.

Je demandais un jour à deux prêtres que je connaissais : Comment se fait-il que vous êtes prêtres ? Vos parents ne sont cependant pas bien disposés envers le clergé ?" Ils me répondirent : „Si nous sommes prêtres, nous n'avons pas à en remercier nos parents mais notre servante ; elle nous a appris à prier et nous a élevés dans la crainte et dans l'amour de Dieu. Quand elle nous avait envoyés au lit, elle venait dans notre chambre à coucher et priait avec nous. Par ses paroles et par ses exemples elle nous a guidés dans une bonne voie, et il en est résulté que nous avons choisi tous les deux l'état ecclésiastique !"

Un exemple de plus fera sans doute plaisir au lecteur et je le donne : Je connais une mère de famille qui a enseigné elle-même le catéchisme à ses enfants jusqu'à leur première communion, et cela petit à petit et chaque jour. Elle faisait aussi elle-même ce qu'elle enseignait à ses enfants. Cette éducation maternelle a d'ailleurs été bénie, car les enfants ont toujours accompli leurs devoirs religieux et ils sont la consolation, la joie et le bonheur de ces excellents parents.

L'homme retenant plus facilement le mal que le bien, il s'ensuit qu'une mauvaise éducation l'entraînera vite à sa perte ! Une mauvaise institutrice ne peut que trop facilement poser les prémisses de cette perte. J'ai connu deux frères dont l'un mourut à 27 ans et l'autre à 29 par suite de leurs mauvaises passions. Avant de mourir tous deux ont dit : „Notre propre mère est cause de notre mort parce qu'elle n'était pas portée au bien, et parce qu'elle ne nous a pas protégés pendant notre enfance contre l'approche de ceux dont la présence ne pouvait que nous nuire.“

Heureux donc les enfants dont les parents sont de bons éducateurs qui élèvent leurs chers petits d'une façon intelligente et qui, ayant conscience de leur lourde tâche et se conformant à la volonté de Dieu, donnent à leurs enfants une bonne éducation physique, intellectuelle, et morale. Ces pères et mères se préparent à eux-mêmes beaucoup de joie et de consolation et attirent une grande bénédiction sur leurs enfants. Comme les enfants portent sur leur figure l'empreinte des traits paternels, ainsi porteront-ils dans leur façon de vivre la parfaite ressemblance avec leurs parents. Les parents devraient se bien persuader de cela ! Là où la première éducation est faussée et où les enfants sont plutôt élevés pour le monde que pour la vie et pour Dieu et l'Éternité, les traces de cette éducation manquée seront de plus en plus visibles, et leur vie sera de plus en plus celle du pécheur. Mécontents d'eux-mêmes ces enfants ne supporteront les misères de la vie qu'en murmurant, ils causeront à leurs parents les plus grands soucis et abrègeront leurs jours. Et la pensée d'une vie future ne sera une consolation ni pour les parents ni pour les enfants, mais leur causera à tous la plus grande frayeur.

Seconde école de l'enfant.

C'est vers l'âge de six ans que commence d'ordinaire la seconde école pour les enfants, ils y apprennent tout ce qui est nécessaire à la vie. L'éducation si importante que l'enfant a d'abord reçue de ses parents doit être perfectionnée et augmentée dans cette seconde école. L'enfant y est préparé parce qu'à cinq ou six ans il est suffisamment développé physiquement et moralement. Dans ma jeunesse on disait : Celui qui peut lire, écrire et calculer, et qui a acquis les principales connaissances de la religion, celui-là a été à une bonne école et a recu les moyens utiles pour se développer davantage. A cette époque plus d'un instituteur ne savait guère que lire, écrire et calculer. Moi-même j'ai eu pour instituteur jusqu'à l'âge de douze ans un cordonnier, et il savait cependant instruire parfaitement les enfants. Je remercie encore aujourd'hui cet instituteur car il nous a donné un excellent exemple. Il a eu quelques élèves qui sont restés des imbéciles et à qui il n'a pas réussi à communiquer la science, mais aujourd'hui encore la race des sots n'est pas éteinte, comme le prouvent les examens, bien que l'on ait des instituteurs plus savants. Il est facile aussi de démontrer que de ces écoles sont sortis des enfants qui se sont perfectionnés eux-mêmes parce qu'ils étaient ferrés sur la lecture, l'écriture, et le calcul. Il y en a eu aussi qui connaissaient parfaitement l'histoire des nations et celle de l'Église, et maints autres ont appris la géographie pendant leurs heures libres. Mon propre père, un tisserand, avait de telles connaissances historiques qu'il m'en remontra plus d'une fois bien que j'aie eu terminé mes études universitaires. Beaucoup, qui étaient bien doués, ont atteint de magnifiques positions grâce au développement donné à cette éducation fondamentale.

Jusqu'à l'âge de douze ans on allait en classe tous les jours, et depuis l'âge de 12 ans jusqu'à 18 ans on y allait le dimanche et les jours de fête. Tandis qu'autrefois les études précitées faisaient le fonds de l'enseignement et que leur connaissance était reconnue suffisante pour développer soi-même sa science, aujourd'hui au contraire on a des écoles où l'on acquiert des connaissances bien plus nombreuses et plus fortes. Seulement la question est de savoir si ces écoles sont bonnes et utiles pour chacun. Les enfants à six ans sont encore des enfants et quand même ils iraient à l'école jusqu'à treize ans, ils sont encore des enfants, physiquement et intellectuellement. Si l'on astreint les enfants à beaucoup de travaux physiques, ils se débilitent comme je l'ai dit plus haut. Ne leur nuira-t-on pas alors en les surmenant intellectuellement ? L'esprit ne souffrira-t-il pas, comme le corps, dans ces écoles où l'on apprend trop ? Et qu'adviendra-t-il d'un enfant éreinté intellectuellement et physiquement ? Si l'on surmène un enfant soit physiquement, soit intellectuellement, l'école lui pèsera et il ne faudra pas en attendre grand' chose. Il faut savoir exciter chez l'enfant le désir d'apprendre et l'école doit être pour lui un plaisir de jeunesse. Celui qui est trop chargé cherche à se débarrasser de son fardeau, il éprouve de la répugnance pour se charger de nouveau et il éprouve de la haine pour celui qui le lui impose.

Considérons un instant le plan actuel des études et l'effort que l'on réclame des enfants, considérons ensuite la jeunesse des enfants, leur nature fragile, leurs faibles talents et leur peu de force, et nous en viendrons à dire : Comment les enfants pourront-ils surmonter de pareilles difficultés sans en souffrir ? Il manque naturellement aux enfants la résistance nécessaire tant dans leur corps que dans leur esprit. Ne succomberont-ils donc pas forcément, aussi bien intellectuellement que physiquement, en restant assis pendant de longues heures à l'école ? Je l'ai fait remarquer plus haut : Un enfant apprendra facilement et volontiers un vers, mais il ne pourra pas étudier un long poëme. Comment voulez-vous donc qu'une jeune intelligence absorbe des connaissances pendant des heures sans en être fatiguée ? Le résultat sera le même que si l'on tirait une éponge d'un vase d'eau pour le plonger dans un autre avec l'espoir qu'elle boira encore de l'eau. Cette dernière eau coulera de l'éponge parce que celle-ci était remplie déjà. Quand les enfants restent plus de deux heures sur les bancs de l'école, on remarque chez eux, surtout chez les plus faibles, un profond ennui et il est évident qu'ils n'apprennent plus rien. Et si le plan d'études est trop vaste, on ne peut pas espérer de solidité dans les connaissances. Comment voulez-vous aussi que le corps et l'esprit se développent quand on contrecarre pareillement le développement naturel ? Par instinct les enfants sont curieux, ils veulent apprendre et s'instruisent volontiers ; mais quand leur maintien indique qu'ils ne peuvent plus apprendre et qu'ils sont contraints cependant à étu-

dier, ils se dégoûtent et ils imitent les jeunes chevaux
à qui on en demande trop. Ils reculent au lieu d'avancer.

Il y a quelque temps, dans une école, j'entendais le
maître expliquer ce que c'était qu'un jardin. Combien de
temps cela dura-t-il, comment les enfants goûtèrent-ils la
chose, à quoi devait aboutir l'instituteur? je ne sais, mais
je me faisais la réflexion suivante: J'aime encore mieux
faire un sermon que d'être obligé de donner de pareilles
explications! Et je me disais aussi: Dans ma jeunesse
on ne nous a pas expliqué ce que c'est qu'un jardin, et
cependant chacun le savait, et n'ignorait pas ce qu'il
produisait.

Voici un autre exemple. Tout en me racontant les
difficultés qu'il y a à se faire comprendre des enfants, un
monsieur me dit qu'il s'était astreint à expliquer à un
enfant ce que c'était que le calice. Il le lui avait dépeint
fait de cuivre, d'argent et d'or, et utilisé à l'église pour
la célébration de la messe, etc. Croyant avoir donné des
explications suffisamment claires, il demanda à l'enfant
s'il savait ce que c'était qu'un calice. L'élève répondit
affirmativement. Le maître demanda alors où l'on pouvait se procurer un calice? Chez le chaufournier, répondit
l'enfant. Cette réponse montrait que l'enfant n'avait rien
compris de l'explication. Après ce récit, je fis remarquer
au monsieur que je me serais fait comprendre de l'enfant
et avec beaucoup moins de peine. A son grand étonne-
ment, je lui dit que je n'aurais rien expliqué à l'enfant
qui, avant six ou huit ans, aurait su ce que c'était que la
chaux et le calice. — Il faut avant tout dans l'éducation
retenir que les enfants apprennent volontiers, mais qu'il
ne faut pas les tenir trop longtemps, surtout sur la même
question, sans cela l'esprit est surchargé, se dégoûte de
la chose et la force succombe. C'est là ce qu'il faut observer généralement, mais il faut user de plus de précautions encore avec les enfants faiblement doués et avec
ceux dont le développement physique laisse à désirer. Le
développement varie avec les enfants. Bien des enfants
de cinq et six ans sont plus développés que d'autres qui
ont 9 et 10 ans. Il vaut mieux que les forces intellec-

tuelles ne se développent pas trop tôt ; car habituellement chez ces sujets le corps est malade, se débilite et menace ruine. L'on voit souvent des enfants montrer peu de talents jusqu'à 7 et 8 ans, mais se développer fortement vers 10 ou 12 ans. Je suis persuadé que les enfants apprennent autant que leurs forces le leur permettent, mais il ne faut pas les surmener. Les instituteurs ne devraient pas oublier non plus que l'on ne force pas les enfants des villages à étudier les travaux domestiques, et cependant ils doivent les apprendre de bonne heure et s'y exercer. Les parents doivent aider les enfants à y progresser, et les enfants doivent non seulement apprendre ce travail mais surtout l'exercer en rapport avec leurs forces. Si donc ces enfants sont trop surmenés par l'instituteur et que leurs forces en soient épuisées, l'enseignement domestique en souffre, et ce qu'ils n'auront pas appris dans leur jeunesse ils ne pourront pas le pratiquer plus tard.

Les parents ne doivent donc pas seulement prendre à cœur l'éducation domestique des enfants mais veiller aussi à ce qu'ils profitent de l'enseignement donné en classe. La religion doit être considérée comme le point le plus important, et les parents doivent s'assurer par eux-mêmes des progrès de leurs enfants ; mais pour cela il faut veiller à ce que les enfants suivent régulièrement les classes. Dans ma jeunesse on était très sévère au point de vue de l'enseignement religieux, et l'on ne manquait jamais aux dimanches et aux fêtes de me poser quelques questions sur le sermon, et si je ne pouvais y répondre on me faisait abandonner mon assiette et j'étais privé de manger. La pénitence était dure pour un enfant affamé, mais elle était juste. Il ne faut pas non plus que les enfants soient simplement instruits des vérités de la religion il faut aussi qu'à l'exemple de leurs parents ils apprennent à y conformer leur vie. C'est à quoi les parents doivent veiller pendant que les enfants vont en classe ; car ce qui a été négligé à cette époque ne peut plus se regagner.

Il est du devoir des pères et mères de veiller aussi à ce que les enfants aient alors une alimentation simple et nourrissante, il ne faut pas seulement étudier mais aussi

croître. Quand même la nourriture serait grossière cela
ne fait rien, il faut même éviter une alimentation trop
recherchée : Les spiritueux sont des poisons pour la jeunesse. Que les vêtements soient simples, solides et appropriés à la saison. Pas de vanité, elle mènerait à l'orgueil. Il faut aussi que la chambre à coucher soit bien
aérée, sans humidité, simple, et que les lits soient sains
de façon à ce qu'il n'y ait pas là une cause d'affaiblissement.
Que l'on n'oublie pas non plus d'endurcir les enfants soit
par l'air libre ou par les moyens déjà cités : marcher nu-
pieds, se promener dans l'eau, etc. En hiver les enfants
peuvent, matin et soir, se promener pieds nus dans la maison ; au printemps et à l'automne on le fait à l'air libre.
Pendant la jeunesse la nature peut acquérir une double
force en s'endurcissant. Cela ne coûte rien et on se donne
peu de peine. Les enfants sauront vite qu'un bain les
rétablira, et si chaque semaine ils prennent de deux à
quatre bains d'une demi-minute ou d'une minute de durée,
ils développeront leurs forces à la plus grande joie de leurs
parents et pour leur propre bien-être. Si au contraire la
jeunesse a été efféminée, les passions y trouveront un terrain fertile pour leur développement.

École de l'adolescence.

L'on fréquente d'ordinaire la classe de 6 à 13 ans,
et ce temps peut être appelé l'enfance. Il ressemble à un
beau jour de printemps qui disparaît bien vite. Vient
ensuite un autre temps qui apporte avec lui les mêmes devoirs mais à un degré plus élevé. Il faut alors que les
parents fassent leur possible pour être de bons précepteurs
pour leurs enfants. Ceux-ci jusqu'à cette époque étaient
craintifs, passaient le temps aux côtés de leurs parents
et les observaient. Mais quand l'enfant grandit, il devient plus curieux, il veut entendre et voir davantage et
avoir des relations plus étendues. Il s'agit alors surtout
de veiller attentivement à ce que l'enfant n'entende et ne
voie que le bien, s'y exerce, et soit tenu à l'écart de tout
méchant commerce. A ce moment aussi il faut poser de
solides fondements religieux sur lesquels s'élèvera toute

la vie de l'homme. Ces années-là pourraient aussi bien se dénommer école de la vertu, parce que la pratique de la vertu doit être le grand point de mire de l'instruction. Il faut s'efforcer de bien ancrer dans le cœur de la jeunesse la sentence prononcée par Dieu contre l'humanité : tu travailleras et gagneras ton pain à la sueur de ton front et tu supporteras avec patience toutes les misères de la vie. Comme à cet âge le monde offre tout ce qui peut captiver la jeunesse, on doit aussi la convaincre de cette autre sentence divine : Tu mourras certainement un jour, il te faudra abandonner tout ce que tu possèdes et établir le bilan de toutes tes actions. A cet âge on peut voir généralement si l'on suivra la voie commune dans la vie ou l'étroit sentier de la vertu qui conduit seul au contentement ici-bas et au bonheur éternel. Les parents doivent alors profiter de leur expérience pour protéger leurs enfants contre les dangers du monde et leur apprendre à les éviter ; ils doivent leur apprendre que celui qui joue avec le danger y périra. Les pères et mères désireux de bien remplir ce devoir n'ont qu'à se rappeler que les enfants ont plus de penchant au mal qu'au bien. Rien n'est plus propre à empêcher l'homme de suivre ses mauvais penchants et les attraits du monde qu'une vie remplie par la religion et par la vertu, parce que l'homme aura de cette façon toujours devant les yeux son éternelle destinée dont la misère humaine est la meilleure preuve. Le monde et ses détestables plaisirs ne l'emporteront jamais sur la vertu quand l'on considèrera le but éternel et que l'on s'efforcera d'y atteindre. Le contraire arrivera certainement à ceux qui oublient ce but ; et c'est ainsi que quelques-uns marchent dans le chemin de l'humilité, les autres dans le sentier de l'orgueil, les uns par amour de la simplicité, les autres par amour de la vanité. Les uns mènent une vie de tempérance, les autres s'adonnent aux jouissances et aux plaisirs. Et il en est de même pour les autres vertus et les autres vices.

Les jeunes arbres que l'on plante dans les jardins ont besoin de tuteurs pendant plusieurs années et doivent être taillés avec soin pour qu'ils ne périssent pas. Les parents doivent remplir le rôle de ces tuteurs à l'égard

de leurs enfants et ils sont obligés de tailler les mauvaises
pousses. Quand l'arbre perd son tuteur il devient le jouet
de la tempête ; il en arrive de même aux enfants quand
ils n'ont plus le bras de leurs parents pour les diriger.
Et si les enfants ont été élevés dès leur jeune âge dans
la crainte, dans l'amour et dans le service de Dieu, ils
suivront le chemin de la sagesse et du bonheur qu'ils
auront gagné.

J'ai connu une famille dans laquelle le père et la mère
étaient si aveuglés par leur bon cœur qu'ils ne voyaient
que du bien dans leurs enfants. Ils ne remarquaient ni
l'un ni l'autre les mauvais penchants de leurs enfants et
les dangers qui les menaçaient, et ils leur accordaient
une trop grande liberté. Les enfants avaient à peine vingt
ans que les parents pouvaient déjà remarquer qu'ils
ne se souciaient pas de l'utile, et qu'ils marchaient à
leur perte, d'où il devenait difficile de les tirer. Les
deux fils cherchaient des amis mondains et les sociétés
joyeuses, et finirent par ne plus se plaire à la maison
auprès de leur père et de leur mère. L'un s'adonna au
jeu et à la boisson, l'autre se livra aux plaisirs des sens.
Les remontrances des parents restèrent vaines, et à 25
ans ils étaient victimes de leurs passions. La fille tomba
dans une société dans laquelle on prêchait la vanité en
paroles et en actions, et en elle se confirma une fois de
plus le proverbe : l'orgueil précède la chute ! Elle avait
à peine 24 ans qu'elle était déjà pour ses parents la cause
d'une grande désolation et cela ne fit qu'augmenter d'année en année. La mère dut devenir la garde-malade de
sa malheureuse enfant et le père dut gagner le pain de
tous. Le plus triste c'est que ces parents ne pouvaient
plus rien obtenir ni par leurs paroles ni par leur exemple ;
car, quand les enfants ont une fois embrassé le chemin
de la folie, ils deviennent sourds aux conseils les plus sages.

J'ai connu aussi d'autres parents très pauvres et qui
gagnaient en peinant le pain de leurs enfants, et ceux-ci
n'étaient cependant nourris que très simplement et très
pauvrement. Dès leurs premières années ces enfants furent
obligés de travailler pour gagner leur pain ; mais ils avaient

appris à prier et à dire : „Donnez-nous aujourd'hui notre
pain de chaque jour, et ils savaient aussi que l'on doit
gagner son pain à la sueur de son front. Ces enfants
durent servir des étrangers pour gagner leur pain. Ils
n'avaient emporté de la maison paternelle que le conseil :
de bien servir Dieu et de travailler ferme. Tout en étant
éloignés de leurs parents, ils avaient en ceci un excellent
soutien auquel ils s'attachaient dans toutes les tentations,
car le lien des enfants de Dieu ne se brise pas si facilement. Ces enfants réussirent à s'établir parfaitement plus
tard et leur bonheur temporel fut envié par beaucoup. Et
pour quel motif les recherchait-on ? Parce qu'ils avaient
de la religion, aimaient le travail, étaient vertueux, et
remplissaient fidèlement leurs devoirs envers Dieu et envers leurs parents.

Il y a 25 ans j'ai connu une mère très chrétienne
dont le mari mourut quand le neuvième enfant était encore au berceau. Cette veuve dirigea sa maison avec soin
et éleva les enfants d'une façon modèle. Et qu'est-ce
qui l'aidait à cela ? Elle était vraiment et profondément
religieuse, simple, économe, et de plus avait un caractère
calme et une vigilance extraordinaire.

Les parents doivent surtout réfléchir à ce qu'ils en-
seigneront à leurs enfants, à ce qui leur est nécessaire,
utile ou superflu. Le plus utile à enseigner aux enfants
c'est d'avoir une maison tenue simplement ; il faut joindre
à cela la propreté, la simplicité, et la recherche de l'utile.
On ferait fausse route si l'on enseignait aux enfants à
ne pas tenir compte de l'utile et du nécessaire et à leur
préférer la vanité et le luxe. Une fille doit nécessairement savoir coudre, raccommoder et tricoter, c'est donc la
première chose à lui apprendre ; mais si elle commence
par broder, elle ne voudra pas coudre et tricoter plus tard.
Combien n'y a-t-il pas à apprendre pour les travaux domestiques ! Dès son jeune âge la femme doit apprendre
à soigner la cuisine, en se disant toujours : qu'est-ce qui
est le plus sain, le plus simple et le plus nourrissant,
qu'est-ce qui donne des forces et de la résistance ? Il faut
éviter autant que possible la nourriture qui ne remplit

as ces conditions. Le désir de jouir s'infiltre facilement
t tue la simplicité et la frugalité et souvent aussi le bien-
tre ! Les parents ne doivent jamais oublier que leurs
nfants grandissent jusqu'à 24 ans, et qu'ils ont donc be-
oin d'aliments nourrissants et sains pour que la crois-
ance se fasse bien.

La fille la plus sotte peut jouer la demoiselle, il lui
uffit d'avoir un beau vêtement et quelques phrases, mais
ela ne sert de rien pour tenir une maison. Beaucoup de
jeunes filles se promènent en désœuvrées et font mettre de
hauts talons à leurs bottines pour s'aider à paraître gra-
cieuses ! Elles connaissent bien mieux le journal de mode
que le livre de cuisine, et à leur avis elles sont bien plus
estimables que le vulgaire. Si elles n'osent pas encore se
dire comtesses, du moins elles se regardent au trois quarts
comme telles. Mais si elles étaient obligées de gagner le
moindre petit morceau de pain noir, leur habileté serait
vite à court. — Je connaissais une mère de famille qui
croyait sa fille très belle et s'imaginait qu'elle était trop
gracieuse pour mener une existence de paysanne, il va
sans dire que la fille était du même avis que la mère et
visait un peu plus haut. La jeune fille voulut aller en
ville et la mère aveugle l'y conduisit afin d'en faire quelque
chose de grand. Pendant les vacances la jeune fille ne
se livrait à aucun travail, et la mère en éprouvait une
certaine jouissance, et était contente de voir sa fille déjà
splendidement éduquée. Mais quand la jeune fille eut
terminé ses classes et que la mère eut dépensé son petit
patrimoine dans l'espoir qu'un plus grand bien-être devien-
drait son partage, il en fut tout autrement. Personne
ne voulut épouser la jeune fille et elle fut obligée de travailler pour gagner son pain. Elle dut souvent changer
de maîtres et de place, sans jamais trouver ce qui lui con-
venait car elle n'était bonne à rien. La nécessité la força
à entrer dans une fabrique. Après quelques années elle
revint au village où elle avait autrefois joué son rôle orgueilleux et dut y chercher du secours. Avant de mourir
la mère put donc voir les fruits de son éducation, et le
chagrin l'a sûrement fait descendre dans la tombe un
peu plus tôt. Et qu'est-ce qui est cause de cette triste

existence ? Tous les jours ne voit-on pas la même chose
arriver soit en petit, soit en grand ? Il faut donc que les
parents sachent leurs devoirs dans l'éducation de leurs
enfants. Ce qu'il y a de mieux c'est donc de commencer
cette éducation en inculquant la simplicité, la parcimonie,
la frugalité, et surtout les sentiments religieux. Ceux qui
sont ainsi élevés savent se suffire dans toutes les situations. La religion bien enracinée chez eux leur sera un
guide consolant à travers les malheurs qui les frapperont.

Choix d'une carrière.

Dans l'existence la question la plus importante est
le choix d'une carrière. Si le choix est bien fait on remplit
généralement tous ses devoirs. Dans le cas contraire la
vie n'est qu'un martyre. On peut à juste titre comparer
la vie à un vaste atelier où il y a une foule d'occupations
différentes et où chaque occupation a ses amateurs. Si
l'enfance passe comme un jour de printemps, l'adolescence
en fait autant. Mais comme l'été succède au printemps,
ainsi une existence plus sérieuse succède à l'adolescence.
Chaque homme doit marcher dans une carrière déterminée.
Mais qui dira à chacun celle qu'il doit embrasser ? Les
parents doivent-ils l'indiquer à leurs enfants ? Voici ma
réponse : Nous appartenons tous à Dieu et lui seul a le
droit de nous imposer une carrière. Les parents ont simplement le devoir de préparer l'enfant pour sa carrière,
et ils doivent s'efforcer de trouver la carrière fixée par
Dieu. Evidemment quand un enfant a été bien élevé l'on
remarquera vite en lui les penchants pour telle ou telle
carrière, et une parole intelligente des parents la fera
trouver de suite à l'enfant. Les parents doivent surtout bien conseiller à l'enfant de bien faire la volonté
de Dieu. Ils doivent regarder la carrière comme un moyen
de servir Dieu pour le mieux. Dans cette question les
parents commettent souvent de graves fautes. Leur grand
souci c'est que les enfants arrivent à une belle situation
ou à de grandes richesses; et un grand nombre de jeunes
gens sont ainsi écartés de leur vraie carrière. De là vient
qu'une masse de gens riches ou occupant de grandes

situations honorifiques, s'ils voulaient être francs, seraient
obligés d'avouer qu'ils sont malheureux. Ce ne sont pas
les richesses, pas la possession, pas les honneurs qui font
le bonheur, mais le contentement de soi-même, et celui-ci
n'existe que si l'on est dans sa carrière et si l'on en remplit fidèlement les devoirs. Je préparais un jour une vieille
servante à la mort; comme je lui disais que Dieu lui
tiendrait compte de sa dure existence, elle me dit : „Je
n'ai pas eu une carrière bien difficile, j'ai toujours été
contente, et si je revenais sur la terre, je voudrais de
nouveau être servante." C'était une preuve qu'elle avait
embrassé la carrière où Dieu l'appelait et qu'elle en avait
fidèlement rempli les devoirs.

Un père de famille vint un jour me trouver pour être
consolé. Voici ce qu'il me raconta : „J'ai quitté autrefois la campagne pour la ville en ayant tout mon petit
avoir dans mon mouchoir de poche. Grâce à mon travail,
à ma conduite et à mes relations j'ai fait un riche mariage.
Seulement aujourd'hui je suis aussi triste que j'étais heureux autrefois." Comme je lui demandais le motif qui
lui avait fait faire ce mariage, il dit : „Je voulais échapper
à la pauvreté et pensais que tout en ayant de l'argent
je conserverais aussi mon ancien bonheur. Aujourd'hui
j'ai pour moi l'expérience mais je ne puis plus changer.
Je suis malheureux et je ne retrouverai plus mon ancien
bonheur." N'y en a-t-il pas beaucoup qui ressemblent à
cet homme? Et quiconque a un peu étudié la vie n'en
peut pas douter. Il faut être prudent pour ne pas prendre
une carrière qui nous est contraire. Que chacun donc, avec
le secours de Dieu, étudie ses aptitudes et ses penchants
afin de prendre la bonne voie.

Que les parents me permettent de leur donner ici un
bon conseil au sujet du vrai secours qu'ils doivent prêter
à leurs enfants dans cette question : Inculquez profondément à vos enfants des sentiments religieux; donnez par
votre propre vie l'exemple d'une existence chrétienne;
rendez vos enfants aptes aux travaux qui les aideront à
gagner leur pain ; habituez-les à l'humilité, aux privations,
et surtout à la frugalité. Vous pouvez être certains alors
que les enfants prendront la carrière qui leur convient.

L'opinion commune est qu'il ne faut apprendre que ce qui est utile à sa carrière et que l'on doit laisser le reste de côté. Je suis d'un avis opposé ; car par ce procédé on a des gens qui sont bornés, inexpérimentés et qui n'ont pas toutes les connaissances nécessaires à leur carrière. Il faut surtout avoir une parfaite connaissance de la vie. Jusqu'à l'âge de 21 ans j'ai été tisserand et ouvrier à la campagne, mais je n'ai pas encore éprouvé de chagrin d'avoir ainsi employé mes jeunes années. Il y a aussi une grande distinction à faire entre les situations que l'on a appris à connaître par la lecture et celles que l'on a pratiquées. Je connais plusieurs prêtres qui ont aussi exercé des métiers ; et personne n'ira leur objecter que c'est là ce qui les a poussés à entrer dans la carrière ecclésiastique. Il est certain aussi que celui qui a goûté de la carrière des autres peut mieux comprendre leur sort et leur donner plus facilement un bon conseil que s'il n'avait pas cette expérience. On retire un grand avantage pour sa propre carrière dans ces écoles faites en dehors. Celui qui depuis son enfance n'étudierait que les connaissances nécessaires à sa carrière future, serait un homme borné.

Il est avantageux pour le corps aussi bien que pour l'esprit d'acquérir encore d'autres connaissances que celles nécessaires à sa carrière. Les occupations champêtres ainsi que beaucoup d'autres métiers agissent d'une façon favorable sur le développement des forces physiques. Je connais un fonctionnaire qui dans sa jeunesse a été cultivateur, puis a fait des études, s'est ensuite occupé de théologie pendant deux ans et s'adonna enfin à la magistrature. Ce fut bientôt un magistrat aimé de tous, et vers qui l'on allait volontiers parce que l'on savait qu'il pouvait donner un bon conseil ; il estimait d'autant plus la religion qu'il l'avait bien étudiée. Ses nombreuses connaissances furent cause qu'il fut satisfait plus que personne de sa carrière.

Une mère de famille avait été élevée dans un grand pensionnat, mais toutes ses dispositions la poussaient à la vie bourgeoise. Elle apprenait difficilement au pensionnat et ne fut pas initiée aux travaux domestiques. Elle

eut une situation en rapport avec son éducation première,
mais elle fut malheureuse, elle n'était pas faite pour ce
genre de vie et ne trouva jamais de satisfaction à accomplir
les devoirs de cette carrière.

Je connus une jeune fille d'une intelligence un peu
bornée et qui était portée vers la religion et au travail;
elle était faite pour une situation ordinaire. Avec bien
des efforts elle avait appris un peu de français, un peu
de dessin, c'est-à-dire à faire quelques traits. Les parents
croyaient être très heureux avec cette enfant parce qu'ils
avaient beaucoup dépensé pour son éducation. La jeune
fille, recevant une dot de 80000 gulden, trouva un mari
dans une classe élevée. Malgré cela je ne connais pas de
personne plus malheureuse. Sa science ne l'aidait pas
beaucoup, elle ne pouvait pas l'utiliser et où les dispositions naturelles manquent, il n'y a pas beaucoup à espérer. Je suis persuadé que, dans une situation ordinaire
en rapport avec ses aptitudes, elle aurait été complètement heureuse. Ne se convaincra-t-on donc pas que le
moineau ne sera jamais un rossignol! Cette digne personne n'était pas seulement un sujet de tristesse pour elle-
même, mais aussi pour ses parents et pour ses amis. Il
est évident aussi que ses chagrins l'ont fait mourir plus
tôt qu'elle ne l'aurait dû sans cela, mais la mort l'a
arrachée à une vie qu'elle demandait à quitter. Et quelle
douleur pour ses parents de ne pas s'être suffisamment
demandé: Quelle est la situation en rapport avec les
aptitudes et les goûts de notre enfant?

Une autre jeune fille avait une jambe trop courte mais
possédait une grande fortune. Elle voulut se marier. Les
parents donnèrent les conseils et firent le choix, en se
disant: Plus la jambe est courte plus il faut grossir la
dot, de façon à allonger le pied en argent. Un fiancé se
présenta, promit amour et fidélité et reçut les mêmes pro-
messes. Au bout de trois ans il avait enlevé aux trois quarts
la peau de la jeune fille (je parle au figuré) et la quatrième
année le dernier quart fut enlevé; et ce fut encore une
consolation pour cette femme d'être arrachée par la mort
à cet homme que lui avaient proposé ses parents.

9*

On pourrait citer maints exemples semblables au précédent, du moins en petit. La cause du mal réside dans l'inexpérience de l'enfant et dans la malheureuse direction donnée par les parents. Que celui qui a des yeux pour voir, regarde autour de lui, et il trouvera largement la confirmation de ce que j'ai avancé.

S'il y a une grande partie des hommes qui sont malheureux parce qu'ils n'ont pas embrassé la véritable carrière, ou parce qu'une préparation antérieure leur a manqué, il y en a aussi qui se sont donnés au vice dès leur jeunesse et sont incapables de remplir les devoirs de leur situation. Combien n'y a-t-il pas de jeunes gens qui s'adonnent à l'ivrognerie ! Ceux-là ne rempliront pas plus tard les devoirs de leur carrière quant à la durée ; avec cela le bien-être manquera, la paix du foyer, la direction des affaires ; bref, toute la carrière sera manquée. Ils ne pourront pas remplir les devoirs envers eux-mêmes, ni ceux qu'ils ont acceptés, et de plus ces tristes suites passeront à leur postérité.

J'ai connu autrefois un jeune homme qui dans sa jeunesse surpassait tous ses camarades par son intelligence et par ses aptitudes ; il s'adonna malheureusement à la boisson. Au commencement il s'enivrait une fois par mois, mais sa passion fit des progrès. Il se maria à une jeune fille très raisonnable qui espérait lui voir tenir sa promesse en s'abstenant de boire. Le contraire arriva. À la passion des spiritueux vint s'ajouter celle du jeu, et après avoir dirigé malheureusement une ferme pendant 16 ans il mourut victime de sa passion. La ferme passa en d'autres mains et il ne resta qu'une petite maisonnette à la mère et aux six enfants. La mère dut se priver du nécessaire et les enfants furent obligés d'être domestiques pour gagner leur pain. Chacun au contraire aurait pu avoir un petit bien en dot, si le père avait été travailleur et frugal, et si au lieu de boire il avait rempli les devoirs de son état. Dans chaque carrière n'y a-t-il pas maints exemples semblables ? Et quelle est souvent la cause d'un tel malheur ? L'éducation malheureuse donnée à l'enfance dans la maison paternelle. Heureux donc les enfants qui ont des parents sévères, veillant attentivement sur leurs enfants et les guidant dans le bien par la parole et par l'exemple.

Les effets de l'eau-de-vie sont encore plus mauvais que ceux du vin et de la bière. Qui voudrait essayer d'énumérer les nombreux exemples où cette boisson a causé la mort de l'ivrogne et celle de toute sa famille ! Il faut donc que les parents veillent sérieusement à empêcher leurs enfants de s'adonner à cette boisson, s'ils ne veulent pas les en voir victimes. Au sujet des spiritueux il faut retenir ceci : Usez-en peu, et ne vous y habituez jamais au point d'en faire pour vous une nécessité, sans cela vous êtes perdu. Il vaut encore mieux s'en abstenir complètement, la nature demeure alors saine et sauve, et en bon état. Le meilleur préservatif contre l'ivrognerie c'est la religion, car si l'on vit selon ses préceptes le vice n'aura pas accès.

Un vice terrible et qui fait aussi beaucoup de victimes, c'est la luxure ; il a pour la vie les conséquences les plus effrayantes. On peut dire ici encore : Vous récolterez ce que vous aurez semé. Il n'y a pas de vice contre lequel les parents doivent plus protéger leurs enfants. Et ceux-ci s'y perdront facilement si les pères et mères n'y veillent. Une fois qu'un jeune homme ou une jeune fille s'est adonnée à ce vice, les paroles des parents ne sont plus capables de les arrêter. Ce vice tue bien des jeunes gens au printemps de la vie ! Enfin ce qu'il y a de plus triste c'est de voir l'ivrognerie et la luxure loger dans le même homme. Peut-on échapper facilement quand l'on a affaire à deux assassins ? Heureux ceux que l'enseignement et l'exemple des maîtres a préservés de tels vices.

En plus des deux défauts précédents on pourrait en citer d'autres qui sont aussi très nuisibles. Et tout en ne se montrant pas aux yeux ils ne rongent cependant pas moins à la façon d'un cancer. Qui nous protègera contre tous ces vices ? Ceci, et ceci seulement : La connaissance de la religion et la pratique de ses devoirs, ainsi que la considération du but de la vie de l'homme.

Je voudrais pouvoir crier à tous les pères, à toutes les mères, à tous les précepteurs, à toutes les institutrices :

Comprenez bien la dignité et la valeur de l'homme, et si vous voulez dans votre carrière rendre les autres heureux, placez dans les cœurs de vos enfants des fondements de religion et enseignez-leur la pratique de la vertu! Protégez-les contre chaque vice et faites-leur aimer la religion.

Dans l'école de la vie où l'on se prépare à son futur bonheur, il faut songer aussi bien à la santé du corps qu'à celle de l'âme. De même que l'on n'habite pas sans inquiétude dans une maison qui menace ruine, ainsi l'esprit éprouve de la souffrance s'il ne loge pas dans un corps sain. C'est donc un devoir sacré pour les parents et les précepteurs, après avoir pris soin de l'esprit, non seulement de tuer les vices dans le cœur de l'enfant et d'y faire fleurir les vertus, mais surtout de faire vivre une âme saine dans un corps sain. Pour que le corps soit fort et résistant, il faut lui donner une nourriture substantielle et éviter tout ce qui pourrait lui nuire. L'eau est un excellent moyen de conserver et de fortifier la santé, et doit être employée souvent par la jeunesse. Je ne veux pas que chacun devienne hydropathe, ce n'est pas nécessaire; mais personne ne devrait négliger d'employer l'eau pour laver le corps et le fortifier mais surtout pour le préserver des maladies. Si l'on n'a pas soin d'approprier son vêtement, la boue et la poussière le gâtent bientôt; malgré cela il n'a pas encore été dit que chacun ait été obligé de brosser son vêtement trois et quatre fois par jour. Je suis certain que la plus grande partie des hommes seraient mieux portants et plus heureux si l'on suivait une cure d'eau un peu raisonnable. Si l'on veut éviter un plus grand dépérissement de la génération actuelle, il faut commencer à soigner les enfants. Les jeunes gens n'ont qu'à expérimenter l'efficacité de l'eau, et ils seront bientôt persuadés que l'esprit et le corps se trouvent bien d'en user.

On fait généralement bien des choses pour l'existence humaine et on est arrivé à construire des établissements utiles, comme les hôpitaux ou les maisons pour les malades, on a fait des conduites d'eau, des pompes à incendie, etc. Mais où, à la campagne, trouvera-t-on un

établissement où chacun puisse prendre un bain de temps
en temps. A mon avis le plus grand acte de charité
que l'on puisse faire dans un village, c'est de fournir à
chaque habitant l'occasion de prendre souvent un bain.
Je voudrais que les jeunes gens qui liront mon livre se
pénètrent du conseil suivant. Prenez chaque semaine un
ou deux bains jusqu'à la ceinture, au printemps, en été,
et en automre, mais pendant une minute seulement et
vous verrez le bien que cela vous fera. Si vous voulez
faire la chose à la perfection, travaillez avant de prendre
le bain de façon à transpirer ; plus vous transpirerez,
mieux cela vaudra. Entrez dans l'eau jusqu'à l'estomac
et lavez la partie supérieure du corps. En une minute il
faut que tout soit fini. Ce n'est pas simplement aux
hommes que je m'adresse mais surtout aux femmes à qui
je dirai aussi : faites une cure d'eau. Vous passez par
exemple, en été, auprès d'un ruisseau, marchez-y pieds
nus pendant une paire de minutes, vous endurcirez votre
corps. Quard, en été, les paysans ont terminé leurs travaux du jour, ils devraient se tenir pendant une minute
dans l'eau, cela enlèverait au corps une grande partie de
sa fatigue. Un demi-bain ferait encore plus de bien.
Essayez seulement, et vous constaterez pour vous-même
la vérité de mes paroles.

Une domestique vint un jour tout abattue me dire
qu'elle ne pouvait plus faire son service, qu'il était trop
dur pour elle. Elle ne se croyait pas malade autrement,
elle avait simplement de la faiblesse. Je lui conseillai de
se promener pieds nus tous les jours avant de se coucher,
et de prendre chaque semaine deux ou trois bains jusqu'à la ceinture si elle en avait l'occasion, de se tenir
aussi dans l'eau jusqu'aux genoux une paire de fois par
semaine. Elle suivit mon conseil et six semaines après
elle pouvait de nouveau faire son service ; ses maîtres
lui avaient permis d'ailleurs de prendre des bains à la
maison.

Un valet de ferme se plaignit aussi à moi de la nécessité où il se trouvait de quitter son service ; il avait
déjà eu deux fois des rhumatismes et depuis ce temps il
n'avait plus recouvré ses forces. Que faire ? S'il s'en allait

le maître n'avait plus de domestique, et lui ne savait pas
où aller. Je lui conseillai de prendre un bain de pieds
trois fois par semaine et autant de fois un bain à mi-
corps pendant une demi-minute. Il devait continuer ainsi
pendant trois semaines ; après ce temps il ne devait plus
prendre qu'un bain à mi-corps deux ou trois fois par
semaine. Il suivit mon conseil et ne fut pas obligé de
quitter sa place mais put en supporter facilement toutes
les charges. Son maître lui avait aussi fourni l'occasion
de prendre des bains à la maison.

Une famille avait trois filles qui étaient tout à fait
faibles mais qui avaient beaucoup de bonne volonté et de
beaux talents. Les parents se demandaient souvent ce qu'ils
pourraient faire de ces malheureuses enfants, et celles-ci
étaient pleines d'auxiété au sujet de la carrière qu'elles
entreprendraient, car elles sentaient leur faiblesse. Je leur
conseillai de manger chaque matin et chaque soir une
soupe fortifiante, et à midi de faire un repas de paysan,
enfin de prendre 3 à 4 fois par semaine des bains jusqu'à
mi-corps ainsi que les moyens d'endurcissement que j'ai déjà
cités. Au bout de six mois ces trois jeunes filles vinrent
me trouver la joie au cœur et la force dans les membres.
Non seulement elles avaient bonne mine mais les bains
étaient devenus pour elles l'objet d'une passion. Une masse
de gens devraient imiter ces trois sœurs. L'une d'elles
m'a raconté qu'elle avait une amie qui était aussi faible
qu'elle-même et qui était revenue à la santé en employant
les mêmes moyens.

Un père de famille vint un jour me trouver avec son
fils âgé de dix ans dont il me fit constater la faiblesse ;
il y avait huit ans qu'il avait eu une maladie dont il ne
se pouvait pas rétablir. Le père me demanda s'il ne devait pas faire faire d'études à son fils pour qu'il pût
occuper plus tard un emploi facile, car il était trop faible
pour les travaux des champs. Je lui répondis : Laissez
marcher votre fils pieds nus dans l'eau pendant dix minutes
chaque jour au printemps et en été, faites-lui donner une
douche deux à trois fois par semaine et autant de bains à
mi-corps ; faites-lui suivre ce traitement pendant cinq semaines. Après ce temps vous lui ferez prendre chaque

semaine encore deux ou trois fois des bains jusqu'à mi-corps. Au bout de trois mois le père vint me retrouver avec son fils, il était tout heureux des changements survenus dans la santé de son enfant. Celui-ci se livrait avec joie à tous les travaux sans qu'ils lui pèsent, et était content de pouvoir s'adonner aux travaux des champs.

Si mon excellent conseil est bien écouté par la jeunesse qui m'est si chère, et si les parents se prêtent à le mettre en pratique, je suis persuadé qu'à l'avenir la jeunesse sera bien mieux portante.

Hautes études.

L'homme n'est pas seulement créé pour cette terre. Dieu lui a réservé un sort meilleur et plus élevé. Après un temps d'épreuves en ce bas monde l'homme doit jouir d'un bonheur éternel dans le ciel. Il doit chercher à atteindre ce but en observant les préceptes divins et en accomplissant les devoirs de son état. Mais pour que, durant le chemin, il ne soit pas écarté de son but par d'autres hommes, ou par son ignorance, ou par des causes étrangères, il faut que la paix et l'ordre règnent parmi les hommes et qu'ils suivent une direction sûre. Selon la volonté de Dieu, c'est l'État et l'Église qui doivent intervenir. L'État et l'Église ont le devoir de veiller au bien-être de l'homme et de l'aider à atteindre le but de la vie. Dieu qui a indiqué à chaque homme une carrière à suivre, a aussi désigné dans l'État et dans l'Église ceux qui doivent être les guides des autres. Chacun comprendra que ces guides doivent savoir et connaître toutes choses mieux que les autres hommes qui n'ont qu'à accomplir les travaux les plus ordinaires. De même que l'artiste est obligé de suivre certaines écoles pour y apprendre et s'y exercer jusqu'à ce qu'il devienne un maître dans son art, ainsi les chefs et nos guides dans l'État, comme dans l'Église, doivent suivre des écoles et apprendre beaucoup, jusqu'à ce qu'ils soient aptes à exercer leur charge pour le bonheur du peuple. Il faut donc qu'il y ait des écoles pour ces guides où ils pourront gagner la formation scientifique nécessaire, et où ils trouveront des maîtres pour les aider.

Puisqu'une connaissance profonde de la religion est nécessaire à ceux qui doivent commander dans l'État et dans l'Église pour qu'ils le fassent avec fruit, les maîtres de ces hommes doivent donc spécialement attirer leur attention sur ce point. Mais pour cela il faut que les maîtres eux-mêmes connaissent la religion, et leur enseignement touchera alors leurs élèves jusqu'au plus profond du cœur ; et, ce qui est très important, leur exemple ajoutera plus de poids à leur enseignement, et donnera de la confiance aux jeunes gens. De cette façon ils répondront à l'attente des parents qui leur confient leurs enfants non seulement pour les former à la science mais aussi selon les préceptes de la religion catholique. Où est le père ou la mère qui ne voudrait pas que la religion fût le premier objet de l'enseignement que l'on donne à leurs enfants, et qui confierait ses enfants à un homme qui traiterait la religion comme une affaire de second ordre, ou pour qui elle n'existerait même pas ? Il faut donc que tous les maîtres soient bien pénétrés de sentiments religieux. Si l'un aimait la religion et que l'autre la méprisât, les jeunes gens seraient indécis. Et comme le mal pénètre toujours plus facilement que le bien dans le cœur de l'homme, le professeur irréligieux causerait plus de désastre que le maître religieux ne produirait de bien, et plus d'un jeune homme en souffrirait et serait même perdu au point de vue de la morale. Les jeunes cœurs, étant malléables comme la cire, prendront plus facilement l'empreinte de satan que celle de Dieu, grâce à un enseignement irréligieux.

Le professeur d'une institution supérieure ne doit donc pas seulement avoir de la religion et l'enseigner, il doit aussi tenir compte de la force de l'esprit comme de celle du corps et veiller à ce qu'elles se développent parallèlement. Il en est de l'homme comme de la plante qui sort d'abord de terre et devient ensuite grande et forte. Par une éducation bien entendue il se fortifiera aussi bien intellectuellement que physiquement ; si cette éducation est manquée, l'esprit et le corps périront tous deux. Le

professeur d'une institution supérieure a donc à veiller
sur deux points : premièrement, à ce que le corps ne
souffre pas de l'étude, deuxièmement, à ce que l'esprit se
développe d'une façon correspondante. Le surmenage de
l'esprit ne doit pas empêcher la croissance ou rendre le
corps malade. Rien n'est aussi utile à la jeunesse que
le mouvement ; rien n'est aussi nuisible que rester trop
longtemps assis ! Les chevaux qui sont attelés trop longtemps n'arrivent pas à leur complet développement physique. Rester assis trop longtemps est également préjudiciable à la jeunesse ; et le corps en souffrira bien vite.
Avec l'âge les forces intellectuelles se développent, et
l'instruction doit marcher de pair. Quand on compare le
plan des études d'aujourd'hui avec le programme existant,
il y a 40 ou 50 ans, on constate une différence infinie
entre les problèmes proposés à la jeunesse ! Tout le monde
se plaint que l'on en demande trop à la jeunesse ! A mon
avis, on ne doit étudier que dans la mesure du possible ;
mais qu'y a-t-on gagné à beaucoup étudier, si l'on n'a
rien bien approfondi et que de plus on a ruiné sa santé ?
Cela ne vous rend sûrement pas apte à bien répondre aux
exigences d'une carrière future !

Nous venons de dire que la religion doit être le fondement de l'instruction dans l'enseignement supérieur.
Qu'est ce qu'un homme sans religion ? Et cependant, souvent, au lieu de recevoir un plus grand développement sur
ce point dans les institutions supérieures, on y oublie ce
que l'on a appris primitivement. Plus encore, beaucoup
de jeunes gens y perdent, par la faute des maîtres, l'instruction religieuse qu'ils avaient acquise antérieurement. Et
que deviendra la jeunesse si on ne lui conserve pas les
croyances catholiques ? Une partie s'adonnera à l'ivrognerie,
l'autre à l'immoralité, et la plus grande partie sera portée
à attaquer l'ordre social et l'Église. Je ne connais pas
un seul paysan ou un homme religieux qui ait attenté à ses
jours. Tandis que l'on peut au contraire lire dans les journaux de nombreux exemples de jeunes élèves des écoles
supérieures, qui se sont suicidés parce qu'ils avaient perdu
leur foi. Ce sont là les tristes fruits produits par ces écoles. Quand la religion est considérée comme la chose la

plus nécessaire et est fortement ancrée dans le cœur des jeunes gens, l'enseignement y gagne énormément sous tous les points de vue. L'étude est alors considérée comme un devoir et on s'y livre avec ardeur. Mais quand l'intelligence est égarée par l'irréligion et est devenue étrangère au but pour lequel elle est créée, elle ne se fait plus un devoir de donner à César ce qui est à César et à Dieu ce qui est à Dieu. La parole d'un tel homme ne produira pas non plus pour l'État et pour l'Église les fruits qu'on en attend ; elle essayera au contraire d'arracher ce qu'elle devrait conserver. Ce sont là les tristes conséquences d'une éducation manquée.

J'ai connu un père de famille qui avait six enfants et les élevait très sévèrement ; il fit faire des études à l'un de ses fils parce qu'il lui reconnaissait du talent et du goût. Au bout de cinq ans ce fils avait perdu ses croyances religieuses ainsi que l'amour pour ses parents et ses frères et sœurs, et s'était adonné à la paresse et à l'ivrognerie. Mais où règne Bacchus Vénus ne reste pas à l'écart, et pour tout dire en un mot, il était devenu un vrai propre-à-rien. Ses frères et sœurs sont au contraire de braves gens et remplissent les devoirs de leur état.

J'ai connu aussi un jeune homme pour lequel les parents avaient tout sacrifié. Ils étaient en droit d'attendre beaucoup de lui puisqu'il avait beaucoup d'intelligence et qu'il avait reçu une bonne éducation. Tout à coup ses bons sentiments changèrent, et il déclara qu'il avait appris de ses professeurs que la religion était bonne pour les vieilles femmes ; quant à lui, il n'en avait plus besoin. En conséquence il devint, comme le précédent, un vaurien.

Cette année, j'eus la visite de trois hommes qui m'annoncèrent qu'ils étaient très malheureux dans leur carrière. Ils avaient été induits en erreur par leurs professeurs, et par suite n'avaient pas suivi leur vraie carrière. Ils maudissaient leurs maîtres et regrettaient leur folie. Ils étaient malades d'esprit, et leurs souffrances morales avaient influé sur la santé physique.

Aux exemples précédents j'ajouterai encore celui-ci. Un homme de la meilleure société vint me trouver ; sa santé

physique était ruinée, mais l'âme n'était pas moins malade.
Comme je cherchais la cause de sa maladie, il me dit :
j'étais un bon et brave paysan et je jouissais de ma jeunesse
tout comme mes frères et sœurs. A ma demande mes
parents furent d'avis de me faire faire des études. Ils
s'imposèrent bien des sacrifices ainsi que mes frères et
sœurs. J'estimais beaucoup mes parents et je fis de même
pour mes maîtres. Mais deux années de mes études me
furent surtout préjudiciables à cause de deux professeurs
qui se moquaient toujours de la religion et la tournaient
en dérision. On m'amena bientôt à haïr la religion ; et
deux camarades qui avaient entendu les mêmes leçons y
contribuèrent beaucoup. Je vécus ensuite pendant quinze
ans dans la situation la plus triste. J'ai enfin ouvert les
yeux mais l'âme et l'esprit sont tués. Si autrefois j'estimais mes maîtres, aujourd'hui je ne puis que les mépriser
et les maudire ; ils m'ont enlevé ce qu'il y a de plus
sacré et de plus cher, la foi. Il faudrait qu'un homme
irréligieux ne puisse jamais enseigner ! Quand quelqu'un
veut être malheureux, on ne peut pas l'en empêcher, mais
on devrait du moins ne pas lui fournir l'occasion d'en
égarer d'autres. Je viens à vous comme à mon dernier
refuge et je vous demande : Ma situation physique et ma
situation morale peuvent-elles avoir quelque adoucissement,
ou bien dois-je périr ? Heureusement il y avait encore quelque force, et quand l'homme s'aperçoit qu'il a perdu le
bien et qu'il désire retrouver ce qu'il a perdu, un secours
peut encore lui être utile. Cet homme vint me voir trois
fois ; l'eau triompha des souffrances physiques, et l'esprit
reprit sa vivacité quand ce corps débilité eut regagné ses
forces.

Il serait à souhaiter que ce fût un cas unique, mais
hélas je pourrais en citer des centaines d'autres où l'on fit
banqueroute à sa foi, et l'on tomba dans une langueur d'esprit
et de corps pour descendre dans la tombe au printemps
de la vie. Quand on voit mûrir de pareils fruits dans les
rangs de la plus haute éducation, n'est-on pas en droit de
conclure que c'est là souvent que l'on fait fausse route ?
En dehors de ces exemples on pourrait en citer d'autres
qui montreraient, hélas, que des jeunes gens n'ont pas

seulement perdu leur foi mais aussi leurs forces physiques et intellectuelles après avoir fréquenté les hautes études pendant six ou huit ans.

Pendant deux ans, j'eus la visite de plusieurs jeunes gens qui étaient encore au lycée, et demandaient quelle carrière ils devaient embrasser. Ils souffraient de violents maux de tête, ne pouvaient pas dormir pendant la nuit, et s'ils prenaient un livre en main ils avaient des étourdissements. Leur intelligence s'était aussi affaiblie et les remèdes empoisonnés ordonnés par les médecins avaient fait plus de mal que de bien. J'avais là une preuve du surmenage intellectuel.

Un père m'amena un jour son fils en disant : „Mon fils aime beaucoup l'étude mais il se plaint de maux de tête du matin au soir, il a donc fallu le retirer du lycée. De l'avis même de son professeur il est très appliqué ; mais que dois-je faire, il veut encore étudier bien qu'il soit souffrant !“ Je donnai au père le conseil de faire tout d'abord soigner son fils, puis de le mettre dans une institution où l'on réclamerait moins d'efforts intellectuels. Le père suivit mon conseil et aujourd'hui le fils est bien portant et peut continuer ses études.

Une autre fois ce fut une maman qui vint me trouver avec son fils ; celui-ci étudiait depuis quatre ans et faisait beaucoup de progrès, mais il avait des attaques nerveuses semblables à la danse de Saint-Guy. La croissance s'était bien faite, aussi la physionomie était-elle fraîche. Le mal venait simplement du surmenage intellectuel, et par suite le corps, tout en paraissant bien portant, souffrait d'attaques nerveuses.

Un jeune homme, étudiant dans une université, avait la manie de se croire l'objet de persécutions. Il m'assura que le surmenage avait amené ce triste résultat.

Ces exemples ont été choisis parmi tous ceux que j'ai présents à la mémoire, et le nombre certes en est très grand. Beaucoup de jeunes gens, au lieu d'être heureux de vivre, sont accablés de souffrances physiques et morales à la suite de trop grandes études. Mais si l'on entre en conversation avec eux pour voir jusqu'où ils ont poussé dans la science, on voit qu'ils ont beaucoup entendu mais qu'ils n'ont étudié aucun point bien profondément. Il n'y a rien aussi pour décourager comme la vue de la masse de choses que l'on devrait apprendre mais que l'on ne peut pas apprendre. Je suis convaincu que je n'aurais pas pu étudier tout ce que les jeunes gens sont obligés d'apprendre aujourd'hui. Malgré cela je puis remplir mes devoirs sociaux ; et si je n'ai pas appris tout ce que l'on demande aujourd'hui, j'ai cependant pu apprendre à fond ce que j'ai appris, et de cette façon je puis me perfectionner moi-même dans la science. Chaque siècle n'a-t-il pas eu des savants qui démontrent ainsi qu'un simple plan d'études suffit pour pousser plus loin ?

Les écoles doivent encourager la jeunesse, et les connaissances acquises doivent exciter le désir d'apprendre davantage encore. Il ne faut pas non plus que l'on soit découragé par le surmenage. Il est dur aussi pour les maîtres de voir infructueux les efforts qu'ils font pour inculquer tant de connaissances à leurs élèves, et de se voir obligés de constater que les enfants, malgré la meilleure bonne volonté, ne peuvent pas faire ce qu'on leur prescrit.

J'ai connu un étudiant qui n'avait pas une grande intelligence, mais qui avait une telle application et une telle persévérance qu'il arriva au but. Il continua ses études et aujourd'hui il remplit parfaitement les charges de sa carrière. Personne ne croirait qu'il ait dû faire de tels efforts pendant ses classes. Il est prêtre et à la satisfaction de tous il gouverne une très grande paroisse. On peut dire de lui qu'il apprit à l'école toutes les connaissances nécessaires à sa carrière et qu'il continua ses études pour se rendre toujours plus apte à sa charge. N'est-ce pas suffisant ?

J'eus un jour à étudier une leçon que je ne sus pas, même au bout de trois jours. Je devais retenir les noms de 28 montagnes et les différentes hauteurs. A quoi cela m'aurait-il servi de faire des efforts pour réciter par cœur ces noms ? Celui qui a envie de connaître les différentes hauteurs des montagnes, sait bien dans quels livres il les trouvera, pensai-je, et je m'en tins là. Quand même on ne saurait pas tout, ce n'est pas un bien grand malheur ; pourvu que l'on sache ce qui est nécessaire à son état. De grandes connaissances, quand elles ne sont pas nécessaires, ne servent qu'à donner de l'orgueil et à faire mépriser les autres, ce qui peut nuire, comme l'indique l'exemple suivant. Deux étudiants rencontrèrent un jour un paysan instruit qui demanda à l'un qui il était. Celui-ci répondit qu'il était le poëte Schiller. Le paysan demanda aussi à l'autre étudiant qui il était, et celui-ci dans sa sagesse répondit qu'il était Gœthe. Le paysan, avec beaucoup d'esprit, répondit aussitôt : „A ces deux poëtes doit aussi se joindre le poëte Kloppstock"[1] et prenant sa canne il se mit à les frapper tous deux.

Que chacun apprenne ce qui lui est nécessaire pour son état, mais qu'il l'apprenne parfaitement et qu'il reste bien portant ; il passera ensuite à l'étude de l'utile et il sera considéré comme un sage. Les grandes connaissances donnent de l'orgueil comme je l'ai déjà fait remarquer, et l'orgueil est une maladie qui niche volontiers chez les savants et chez les fous. Prenez donc pour règle ceci : Je ferai en sorte d'avoir un corps et une âme bien portants et je m'adonnerai à l'étude raisonnablement ! Et si vous agissez ainsi, le succès couronnera vos efforts. Quand on possède une grande dose de sciences humaines et que l'on a perdu la foi, on est devenu un fou ; car celui-ci seul dit dans son cœur : Il n'y a pas de Dieu !

Il faut aussi que dans nos sévères écoles, où l'on demande tant d'efforts à l'esprit et au corps, l'on songe à la gymnastique. C'est le moyen d'entretenir et d'augmenter la force physique, et empêcher les étudiants de perdre leur santé. Voici mon avis à ce propos : La gymnastique est bonne quand elle est capable d'entretenir la santé et d'augmenter les forces, mais elle peut aussi nuire beaucoup au corps. C'est quand la gymnastique dépasse les forces du corps ou quand elle dure trop longtemps ; les conséquences sont alors désastreuses. Je reçus un jour la visite d'un jeune homme qui étudiait depuis cinq ans

------

1) Littéralement : coup de bâton.

environ. Il me raconta que toutes les fois qu'il faisait de
la gymnastique il ressentait des maux de tête : ces douleurs l'empêchant d'étudier, il voulut se.dispenser de ces
exercices. On ne le crut pas et on l'obligea de nouveau à faire de la gymnastique. Les douleurs reparurent,
le père retira son fils de ce collège et le plaça dans un
autre établissement avec dispense de suivre les cours de
gymnastique. Les maux de tête disparurent bientôt. A cet
exemple je pourrais en joindre bien d'autres qui montreraient les conséquences fâcheuses de la gymnastique. Le
meilleur exercice de gymnastique serait un travail manuel
fait de temps à autre, et qui rendrait non seulement agile
mais augmenterait les forces par les efforts musculaires.

J'ai connu aussi un élève qui ne pouvait plus se livrer
à ses études. Une cure d'eau ne put pas le mettre davantage en état de reprendre ses travaux intellectuels. Je lui
promis la santé s'il voulait se livrer pendant quelque temps
aux travaux des champs. Il le fit pendant cinq mois. Au
bout de ce temps il était capable de reprendre ses études.
Les maux de tête et les congestions avaient disparu, et il
put s'adonner entièrement à la préparation de ses examens.
Il m'assura enfin qu'il ne ressentait plus le moindre vestige
de ses anciennes douleurs.

Je préfère de beaucoup un travail quelconque à la
gymnastique. Je ne veux pas cependant rejeter complètement la gymnastique. Au contraire, elle augmente les forces
physiques, à condition que l'on n'en abuse pas. Soulever
des fardeaux, les porter, et imprimer au corps différents
mouvements, sont autant de moyens d'être utile à la
santé, à condition toutefois que l'on n'oublie pas que dans
le corps humain se trouvent des organes excessivement
fragiles.

Les animaux eux-mêmes enseignent à l'homme qu'il
doit exercer ses forces mais sans les épuiser. Les animaux font instinctivement certains exercices de gymnastique. Il est plaisant de voir de jeunes chiens ou de jeunes
chats se dresser en l'air, faire des sauts, traîner quelques objets et sauter joyeusement de droite et de gauche :
mais, remarquez-le, cela ne dure que peu de temps et ne
va jamais jusqu'à la fatigue.

Autrefois, pendant les vacances, les étudiants faisaient de grandes promenades, allaient par monts et par vaux, ce qui non seulement les faisait changer d'air mais variait aussi leur nourriture, et les rendait frais et dispos pour commencer une nouvelle année scolaire.

Parmi mes amis je compte un vieux prêtre de 70 ans ; toutes ses vacances, il les passait à faire des promenades à pied, et il m'a assuré que son esprit gagnait aussi bien que son corps à ces excursions. Aujourd'hui on néglige un peu trop la marche, et on utilise trop volontiers les voitures et les chemins de fer pour rendre visite à ses voisins.

Je recommanderai volontiers un exercice de gymnastique qui m'a passablement réussi et à qui je dois de pouvoir exercer mon ministère et même de vivre encore. Le désir d'arriver promptement à mon but me faisait travailler aussi plus que ma nature ne le comportait, et je fus bientôt incapable d'étudier. Un illustre médecin me fit 195 visites sans pouvoir m'être de quelque secours. L'eau fut mon sauveur, aussi la recommanderai-je à tous d'une façon pressante, mais à condition toutefois que l'on n'en use qu'avec modération, sans cela le mal ne fait qu'empirer. On a d'ailleurs des établissements de bains où la jeunesse peut apprendre à nager. On reste cependant trop longtemps dans l'eau. La natation fera du bien à un homme solide s'il ne s'y livre pas souvent, mais elle ne réussit pas à un homme faible. La natation est une excellente gymnastique, elle fortifie toute la nature, donne un cours normal au sang, entretient et augmente la chaleur corporelle, et protège parfaitement contre le froid et contre la chaleur. Mais je ferai remarquer encore une fois qu'il faut en user avec modération si l'on veut en obtenir un excellent résultat ! Je recommanderai surtout aux jeunes gens de se promener pieds nus dans leur jardin, ou sur des dalles humides, ou encore sur le plancher de leur chambre. Se promener ainsi pieds nus chaque soir pendant un quart d'heure avant de se coucher est un excellent moyen de s'endurcir ; on peut aussi faire cet exercice le matin à son lever. Je suis convaincu que ceux qui suivront mon conseil ne transpireront plus des pieds parce

que ceux-ci seront endurcis ainsi que tout l'organisme.
Comme je l'ai dit déjà, on peut prendre des bains jusqu'à
mi-corps pendant une demi-minute ou une minute au plus.
L'expérience m'a appris que les natures jeunes acquéraient
ainsi de la force et de la résistance, et que l'esprit en
ressentait une heureuse influence. On peut à peine se figurer
les bons résultats produits sur le corps par ces bains,
quand on en prend pendant un certain temps.

Un jeune prêtre se plaignait autrefois des fatigues
de la prédication : le sang se portait à la tête et le faisait
fort souffrir quand il prêchait souvent. Après son sermon
il était épuisé. Je lui conseillai de prendre un bain jusqu'à mi-corps un quart d'heure avant de monter en chaire
et pendant une durée de 5 à 6 secondes. Au bout de cinq
ans environ il m'annonça qu'il se trouvait très bien de
suivre mon conseil ; il prenait régulièrement ce bain avant
de prêcher, la parole était plus facile, et il n'éprouvait plus
de faiblesse quand il descendait de la chaire.

Je donnai aussi le conseil précédent a un jeune élève
de lycée qui se plaignait de continuels maux de tête ; de
plus, je lui dis de se promener chaque jour pieds nus
pendant un quart d'heure. Trois mois après, ses maux de
tête étaient disparus et son intelligence en avait acquis de
nouvelles forces.

Si j'étais chargé de l'hygiène dans les écoles, je de-
manderais que l'on donnât aux jeunes gens du temps
pour prendre des bains jusqu'à mi-corps. Quand les élèves
auraient pris ces bains pendant un mois, et en auraient
goûté les bienfaits aussi bien sur leur corps que sur leur
intelligence, ils éprouveraient certainement du plaisir à
cet exercice. Si donc les exercices de gymnastique bien
réglés produisent d'excellents résultats, il ne faut cependant pas négliger l'emploi de l'eau, c'est le meilleur remède, et il faut en faire un usage fréquent.

Vie des maisons d'éducation.

A peu de distance de ma paroisse se trouvait une
ferme exploitée par un fort brave homme marié à une
excellente femme. Le ciel avait béni ce mariage en leur

donnant douze enfants ; ceux-ci furent élevés très sévèrement dans la crainte de Dieu, et accoutumés aux travaux domestiques, et à tout ce qui peut être nécessaire et utile à un laboureur. Les enfants devinrent grands, forts et bien portants, ils travaillaient avec ardeur et faisaient la joie de leurs parents. Quand ils furent assez âgés, ils choisirent leur carrière, l'un d'un côté, l'autre d'un autre, et en quelques années tous les douze eurent une excellente situation.

Plus d'un se demandera : Comment se fait-il que cette famille ait eu des enfants si bien portants et si vertueux ? Voici quelles en sont les causes : premièrement, l'air frais et pur, qui produisait d'excellents effets sur l'organisme et était abondamment respiré chaque jour par les enfants ; deuxièmement, le travail des champs qui donnait de la force au corps ; troisièmement, une alimentation simple qui contenait beaucoup d'éléments nutritifs et était parfaitement assimilée par les enfants parce qu'ils avaient une forte constitution. Il faut en effet constater que beaucoup de gens ont une alimentation bonne et forte, mais leur faible nature ne leur permet pas de se l'assimiler, et une grande partie des éléments nutritifs ne sont pas utilisés. De plus on tenait éloigné de ces enfants tout ce qui pouvait nuire à la santé, tels que les spiritueux, le café, etc. Ils n'étaient pas non plus débilités par leurs vêtements puisqu'ils portaient le simple costume des paysans. Mais ils devaient surtout leur bonheur à une éducation religieuse et raisonnable.

Cette vie de famille avec son éducation et son enseignement est pour moi l'image d'une maison d'éducation, dans laquelle plusieurs maîtres prennent la place des père et mère, et donnent à leurs élèves le développement intellectuel et physique, et les rendent aptes à remplir les charges de leur état. Mais pour atteindre ce but il faut que cet enseignement repose sur la religion. C'est un beau spectacle que celui de nombreux jeunes gens vivant ensemble dans une maison d'éducation, s'y instruisant et s'y exerçant pour aller plus tard, les uns dans une direction, les autres dans une autre, travailler à la gloire de Dieu et au bien des hommes. On n'atteindra encore ce but qu'autant que la religion sera profondément ancrée chez tous. Puissent tous les maîtres se bien pénétrer de cela, car là où la religion manque, les autres connaissances sont plutôt nuisibles qu'utiles. Mais si l'on doit donner tous ses soins à l'éducation religieuse, on ne doit cependant pas négliger les soins corporels des élèves, car si le corps souffre, le développement intellectuel et l'éducation religieuse demeurent sans profit. J'ai lu quelque part qu'un directeur ne devait pas être un grand savant et ne devait pas être très bien portant. Les raisons invoquées étaient celles-ci : quand le directeur est un savant, il s'occupe surtout de ceux qui sont déjà instruits, car il ne veut que former des savants. S'il est toujours bien portant, il a peu de pitié pour ceux qui sont souffrants. Il agira comme cet ancien maître qui répondait à ceux qui imploraient son secours contre la maladie : Persuadez-vous bien que vous n'êtes pas malades, et tout ira bien.

Le chef d'une institution, désireux de conserver la santé de ses élèves, doit veiller surtout à ce que rien ne devienne un fardeau pour l'élève ; sans cela il n'y aura pas de progrès ; il ne faut pas qu'il y ait le moindre surmenage intellectuel. On dit d'ailleurs communément : quand on éprouve du plaisir à faire une chose on n'en sent pas la fatigue. L'étude n'est plus un plaisir quand il y a surmenage. Rien n'est d'ailleurs aussi dangereux pour la santé du corps que la contrainte imposée à l'esprit, surtout pendant la jeunesse. A cette époque de la vie, le corps se développe et acquiert toute sa force, mais comment ce développement physique sera-t-il possible si un travail opiniâtre entrave l'activité des organes.

Il faut aussi que le corps soit endurci afin de le prémunir contre toute débilitation. J'ai dit dans un chapitre précédent tout ce qui a trait aux vêtements. Il faut veiller à conserver un air pur aussi bien dans les salles d'étude que dans les dortoirs. Ce qui a été dit plus haut au sujet de l'aération des appartements trouve ici plus qu'ailleurs sa raison d'être, du moment qu'un plus grand nombre de personnes vivent dans la même chambre.

Il faut aussi de toute nécessité prendre de l'exercice si l'on veut que la croissance se fasse parfaitement et que la santé se conserve. Il est extrêmement regrettable que dans les maisons d'éducation l'on n'ait pas l'occasion de se livrer à des travaux manuels. La santé des enfants gagnerait énormément si on les astreignait pendant une demi-heure seulement à des travaux physiques. Aucune promenade ne peut remplacer cet exercice ; mais il faut ici encore agir avec mesure. Les jeunes gens qui ne font qu'étudier et qui négligent tout exercice physique meurent très tôt. Il y en a qui, par amour de telle ou telle science, n'écoutent pas les avertissements et les menaces, et se tuent. D'ailleurs quelle utilité la société peut-elle tirer de gens qui se sont bornés à l'étude d'une seule branche ? Ils ne seront aptes à aucune carrière ? On remarquera toujours qu'ils se sont adonnés à une étude unique ; ils ne seront pas heureux et ne pourront pas procurer de bonheur aux autres.

A mon avis, il est de toute nécessité d'employer l'eau dans les maisons d'éducation pour conserver la santé des jeunes gens et leur donner de la résistance. Je me suis entretenu de cette question autrefois avec un proviseur, mais il était opposé à ma manière de voir. Il aimait la santé pour lui-même, mais il ne se souciait pas d'employer l'eau dans son collège selon mes conseils, parce qu'il craignait de bouleverser toute la vie de l'institution et d'en changer ainsi le caractère. Il subit la conséquence de son refus, car la mort l'emporta plus tôt que l'on n'aurait pu le prévoir. Je ne veux nullement que l'on s'adonne avec exagération à l'emploi de l'eau, j'y suis même opposé. Mais si l'on reconnaît la nécessité de laver la figure et les mains pour les débarrasser de la poussière, etc., il faut admettre que le reste du corps a aussi besoin de propreté. Personne ne contestera que les bains jusqu'à mi-corps n'aident puissamment à entretenir la santé et la force du corps. Je conseille donc de faire prendre aux jeunes gens ces sortes de bains deux fois par semaine.

Je connais un professeur qui demanda un jour à ses élèves : quel est celui d'entre vous qui a le courage de prendre pendant une demi-minute un bain jusqu'à mi-corps ? On était à l'arrière saison. L'un d'entre eux accepta avec l'espoir de se faire prendre pour un hercule par ses camarades. Comme il n'en éprouva que du bien-être il déclara qu'il était prêt à en prendre encore un le lendemain ; ce qui eut lieu. Après ces deux actes héroïques il se moqua des autres et les traita de lâches. Plus d'un se refusa à accepter cette moquerie et voulut se montrer capable du même héroïsme. En peu de temps la classe entière fut habituée à prendre cette sorte de bains. La bonne santé des jeunes gens, leurs forces physiques et intellectuelles, démontrèrent suffisamment les bons résultats de cet exercice, et le droit qu'il avait d'être universellement recommandé.

L'alimentation dans les maisons d'éducation.

Comme sur une masse d'autres choses, les opinions sont partagées sur l'alimentation dans les maisons d'éducation. Il y a peu d'établissements où la nourriture ne fasse tout à la fois des heureux et des mécontents. Pour obvier à toutes ces plaintes, il faut savoir quels sont les aliments nuisibles, et quels sont ceux qui sont bons et nourrissants. Il faut veiller non seulement à ce que les aliments soient nutritifs, mais voir aussi si les enfants peuvent les supporter. Les mets doivent être nourrissants parce que les enfants grandissent, et plus ils seront nourrissants mieux cela vaudra ; il faut aussi que l'on puisse les digérer facilement, parce que les natures faibles et privées d'exercice ne peuvent pas supporter les aliments lourds. Je recommande spécialement aux jeunes gens de ne pas user de spiritueux, car ces boissons n'ont pas de principes nutritifs et produisent dans le corps une surexcitation nerveuse. Il est bon d'éviter de donner des racines comme aliments et de ne pas beaucoup employer le vinaigre. Les racines nuisent au sang et une trop grande acidité peut avoir de tristes conséquences. Les mets les plus simples et les plus nourrissants sont les meilleurs aliments. Quelqu'un demandera peut-être : quel est donc le meilleur déjeuner pour un jeune homme ? Je réponds : c'est le lait, parce qu'il contient le plus de principes nutritifs. Cependant je ne conseillerai pas le lait puisqu'il faudrait y joindre un travail physique, ou sans cela il ne digèrerait pas et ferait éprouver des aigreurs. L'usage du lait n'est donc pas à recommander aux jeunes collégiens ; mais si au lait on mêle un peu de café de malt on aura un excellent déjeuner. Le café de seigle ou de glands est encore le plus recommandable. Quant au café ordinaire il faut éviter autant que possible d'en donner aux jeunes gens, parce qu'il manque de principes nutritifs et qu'il cause une trop grande excitation.

Mais je recommande surtout de donner aux jeunes gens une bonne soupe épaisse et à tort tant méprisée, elle est très nourrissante et ne produit pas de vapeurs. Les cuisinières, il est vrai, n'aiment pas de faire cette soupe parce qu'elle demande du temps et des peines ; et il faut une certaine énergie pour imposer sa volonté à ces personnes. On peut aussi donner aux jeunes gens une soupe au pain d'orge et au pain de seigle, à condition qu'on la fasse bien cuire. Grâce à la soupe on peut varier la nourriture, ce qui produit un excellent effet sur la santé.

J'ai déjà parlé des repas de midi à propos des aliments. et je ferai de nouveau observer qu'il ne faut pas négliger de donner aux jeunes gens des mets préparés à la farine Beaucoup de personnes habituées à se nourrir de viande et ne pouvant supporter d'autres aliments doivent être heureuses que les farineux soient nécessaires à la bonne qualité du sang. Il est regrettable que dans les maisons d'éducation l'on donne si peu d'aliments préparés avec de la bonne farine ; et l'on ne le fait pas, parce que cette préparation demande un peu plus de temps et de soins. Il faut éviter de donner souvent des légumes, ils ont peu de principes nutritifs et sont chargés d'eau ; il est cependant bon d'en user avec la viande.

Le souper doit aussi se composer de substances nutritives, mais pas de mets trop indigestes si l'on ne veut pas en être troublé dans son sommeil.

Il est bon d'habituer les jeunes gens à la frugalité et à l'économie, aussi bien au sujet de la nourriture qu'à tout autre point de vue. Habituez-les aussi dans maintes occasions à se servir eux-mêmes. Celui qui n'a pas connu

le travail ne peut pas en parler en connaissance de cause,
et celui qui a toujours été servi pendant sa jeunesse conservera l'habitude de se laisser servir. Il ne sait que
donner des ordres pour se faire servir. Ces sortes de gens
non seulement exercent leurs prétentions sur autrui, mais
sont souvent impitoyables pour ceux qui sont à leur
service.

Je connais une institution où, du plus petit au plus
grand, chaque élève doit faire son lit, balayer sa chambre,
cirer ses chaussures et brosser ses vêtements. Ces jeunes
gens seront plus aptes que les autres à prendre soin de
leur intérieur, et ne seront pas obligés de recourir aux
domestiques. Cet exercice est de plus très favorable à
la santé. D'ailleurs, quand même par convenance on ne
ferait pas son lit, on ne brosserait pas ses habits et ne
cirerait pas ses chaussures, on peut cependant se trouver
bien aise de pouvoir le faire, s'il y a lieu, dans un voyage.
On s'habitue aussi de cette façon à soigner son petit
intérieur et on se rend apte à en diriger un plus grand
plus tard. Si l'écolier — un fils de paysan en fin de
compte — se fait déjà servir comme un seigneur, quelle
estime ne finira-t-il pas par avoir de lui-même ! Il aura
bientôt des milliers de prétentions et pèsera à ses semblables. Si enfin il est accablé par le malheur il ne saura
pas s'aider et ne pourra que se conformer à son sort. Il
en ira autrement pour celui qui a appris à régler lui-
même ses affaires.

Pensionnat de jeunes filles.

Je diviserai les pensionnats de jeunes filles en deux
catégories, d'abord ceux dans lesquels l'éducation est donnée
pour la classe bourgeoise, ensuite ceux dans lesquels l'éducation se donne aux enfants des classes élevées. Beaucoup de parents, à la campagne, envoient leurs filles au
pensionnat avec l'intention de leur faire apprendre ce qui
sera utile à leur état. Le premier et le plus grand désir
de ces pères et mères est non seulement de faire instruire
leurs enfants dans les connaissances de la religion, mais

surtout de leur apprendre à vivre chrétiennement. Ils veulent ensuite que leurs filles soient instruites de tout ce qu'il est nécessaire de connaître pour savoir tenir un intérieur. L'enseignement donné au pensionnat doit être le complément de celui reçu à la maison paternelle, si l'on veut que les jeunes filles puissent remplir plus tard les devoirs de leur état.

Si savoir tenir sa maison est la connaissance la plus utile à une femme, puisque c'est là le but de son existence, on commet donc une grande faute en ne le lui enseignant pas. C'est aussi une folie de faire apprendre à une jeune fille la broderie, la peinture ou autres arts d'agréments et de ne pas lui enseigner à coudre, à tricoter, ou arranger un vêtement ? J'ai connu autrefois une jeune fille qui avait suivi deux cours d'enseignement industriel. On lui demanda devant moi de couper une chemise tout ordinaire, comme celles que portent les paysan . Elle ne le put pas et dit dans son embarras qu'elle était destinée à des choses plus fines et plus élevées ! Elle était donc incapable de tenir le moindre intérieur.

L'éducation donnée par une institution vaut-elle beaucoup quand les élèves n'apprennent pas à faire leur lit, à vider leur pot à eau, et à balayer leur chambre ? Est-ce là une éducation pratique ? Certainement non. Ils ne peuvent pas être heureux eux-mêmes ni faire le bonheur des autres.

J'ai connu deux filles de paysans qui avaient été envoyées dans un pensionnat pour y parfaire leur éducation Avant leur départ elles avaient été initiées aux travaux domestiques par leur mère. Au pensionnat elles durent porter des vêtements moins simples que ceux qu'elles portaient chez elles. On les servait ; elles apprirent à dessiner, à broder, et à parler quelques mots de français. Quand au bout d'une année elles revinrent à la maison paternelle, elles eurent honte de continuer les travaux d'autrefois ; elles étaient devenues ambitieuses et vaniteuses. Elles étaient devenues impropres aux travaux domestiques, ainsi que leur père s'en plaignit à moi.

Une jeune fille d'une autre famille fut envoyée dans le même pensionnat. Quand elle en sortit ses parents ne

purent plus la décider à s'adonner aux travaux domestiques. Le père, un homme énergique, lui administra une
correction pour la forcer à travailler. Est-ce qu'il n'a pas
agi sagement ?

La vanité est ce qu'il y a de plus dangereux ; d'un
homme modeste elle fait vite un orgueilleux. Où règne
la vanité, trône aussi l'ambition, et il n'y a plus de
place pour la douceur et la modération. Les pensionnats
où l'on élève ainsi les jeunes filles sont tout à fait
nuisibles et constituent la plaie de notre époque. N'est-ce pas
le rôle des maîtres des institutions d'inculquer à leurs élèves
la simplicité, la modestie, l'humilité, le dévouement, qui sont
le fondement d'une vie heureuse. Les jeunes cœurs sont
portés suffisamment au faste, et les jeunes filles ont toujours préféré mettre une paire de gants que prendre un
balai ou un tricot, et plus d'une croit perdre sa dignité
en tricotant une paire de bas.

Ce qui est encore plus déplorable, c'est quand, dans
une institution, il arrive des faits comme ceux que je vais
citer. Une jeune fille vint se plaindre à moi de violents
maux de tête. Elle avait déjà tout employé pour s'en
débarrasser mais en vain. Je lui fis observer qu'elle était
peut-être trop serrée. Elle me dit alors que dans le pensionnat où elle se trouvait on devait porter un corset bien
serré, et qu'elle avait dû s'en procurer deux comme ses
compagnes. La jeune fille, aussi naïve que possible, ne
pouvait pas concevoir que le corset fût la cause de ses
douleurs. Je lui conseillai de se vêtir comme autrefois à
la maison paternelle, elle le fit, et en quelques jours les
maux de tête avaient disparu. Cet exemple n'est pas le
seul de son espèce, et il est très facile de troubler ainsi
la circulation du sang par la façon dont on se vêt ; les
conséquences en peuvent être terribles.

Un comte me dit qu'il avait été élevé dans une institution où, en plus des études ordinaires, il avait appris
à tenir une maison. Chaque matin il avait dû faire son
lit, ranger ses vêtements et balayer sa chambre. Il avait
ainsi appris par expérience comment se devaient faire les
travaux domestiques ; aussi en gardait-il beaucoup de
reconnaissance à l'institution. Il était résolu à envoyer

ses fils à la même école parce que l'on y acquérait l'expérience de la vie. Si un comte juge bon de faire élever ainsi ses enfants, et exprime aussi publiquement ses félicitations à de tels maîtres, que faut-il penser des pensionnats où les jeunes filles n'apprennent pas à soigner leurs vêtements, etc., et où on les traite comme si elles n'avaient pas l'âge de raison? C'est une faute aussi de ne pas initier les jeunes filles aux travaux de la cuisine, comme si ces occupations ne leur étaient pas nécessaires. L'éducation est ni complète ni intelligente quand elle pèche ainsi. Personne d'ailleurs n'est exempt du travail, et si une jeune fille veut devenir une véritable femme, elle doit avoir à honneur de connaître la cuisine. Ne serait-il pas triste aussi, qu'une cuisinière remarquât l'ignorance de sa maîtresse sur ce point.

J'ai connu une baronne qui surveillait journellement la cuisine et instruisait ses servantes sur ce point. On ne l'en estimait que plus et on l'en aimait davantage. A mon avis il est bien plus nécessaire d'apprendre aux élèves les travaux domestiques que de leur apprendre à lire et à écrire. L'homme n'est pas créé seulement pour boire et manger, pour lire des romans, faire des visites, entretenir des relations. Je suis bien content, aujourd'hui encore, d'avoir dû travailler jusqu'à 21 ans, soit dans les champs, soit dans un atelier. Je n'en rougis pas, cela ne m'a pas nui, au contraire; je remercie Dieu de m'avoir fait suivre ce chemin. Les institutions doivent avoir à honneur de bien exercer les jeunes filles aux travaux domestiques et de leur donner une bonne instruction religieuse.

On disait communément que le vêtement le mieux fait est celui que l'on se fait soi-même. C'est très juste et quiconque en agit ainsi s'habille à bon marché. Ils ne sont pas nombreux, malheureusement, ceux qui le font. La mode ressemble un peu au facteur, elle va partout et chasse les vieilles habitudes. Le vêtement autrefois ne coûtait pas cher et n'était pas nuisible à la santé; aujourd'hui, au contraire, il coûte fort cher et cause de graves détriments à la santé.

A quoi sert-il de se gendarmer contre la mode? On ne prêchera que des sourds et c'est en vain qu'on dé-

montrera que les maux de tête, que le froid aux pieds
sont causés par la mauvaise façon des vêtements. Je ne
dirai donc rien de plus sur ce point ; on ne peut pas aider
celui qui ne veut pas recevoir de conseil. Quant à ceux
qui veulent éviter bien des souffrances, qu'ils suivent mes
conseils.

Les élèves doivent apprendre, dans les collèges, non
seulement à tenir une maison, mais aussi à conserver la
simplicité. Il faut de plus leur enseigner à se contenter de
la situation de leurs parents et à ne pas se laisser guider
par l'orgueil pour s'élever à un rang supérieur.

Une nourriture simple, fortifiante et saine est celle qui
est nécessaire aux jeunes gens, c'est à cette condition
qu'ils pourront vaquer à leurs occupations, devenir forts
et être à même de rendre quelque service à la société.
Une nourriture, insuffisante à donner des forces aux enfants, ne sert à rien. De quelle utilité sera-t-il d'avoir
un beau vêtement, de savoir la musique et les belles-lettres,
si le corps est accablé de souffrances. Le vrai moyen au
contraire de permettre aux jeunes gens de bien remplir
leur rôle dans la vie, c'est de leur donner la nourriture
recommandée dans un chapitre précédent, et de leur enseigner tout ce qui est utile et nécessaire.

Rôle de l'eau dans l'hygiène des pensionnats de jeunes filles.

Une eau tranquille se trouble rapidement et se corrompt. Il en est de même pour des milliers de personnes
qui passent d'une vie de mouvement à une vie casanière.
Les belles couleurs disparaissent de leur visage ; les forces,
la gaieté, la vivacité meurent aussi, et la santé disparue
devient l'objet de mille regrets. Il est difficile surtout de
conserver la santé quand on habite en grand nombre
dans un endroit fermé. Il faut donc prendre tous les soins
hygiéniques nécessaires. Mais souvent la santé périclite
encore malgré les précautions prises à donner une nourriture satisfaisante, des vêtements commodes, et des occupations correspondantes aux forces ; l'on se demande alors
quelle peut être la cause du mal ! Dans ce cas il faut

veiller à ne pas fermer tout accès à l'air, car où celui-ci manque, la santé est vite ruinée. J'insiste surtout sur ce point pour le cas où une maladie règnerait dans un bâtiment; c'est le seul moyen d'éviter que la contagion ne fasse victime sur victime. On ne peut pas s'imaginer comme les malades nous transmettent facilement les germes de leur maladie, si l'on ne prend soin d'expulser par l'aération les principes maladifs.

Je l'ai déjà répété maintes fois, l'emploi de l'eau est un précieux moyen de conserver la santé et d'augmenter les forces. Il serait donc bon d'aménager dans chaque collège un lieu où l'on pourrait employer l'eau, de différentes façons, pour l'entretien du corps. Il ne faut pas attendre la maladie pour faire usage de l'eau ; il faut conserver le corps sain et vigoureux et ne pas donner accès à la maladie, pas plus que l'on n'ouvrirait la porte de sa maison à des vauriens qui voudraient la piller. Je sais bien que beaucoup de personnes bien portantes ont horreur de l'eau et ne l'emploient pas volontiers ; mais est-ce exiger un grand sacrifice que de demander à des élèves de prendre des bains deux ou trois fois par semaine pendant une minute, puisque c'est le moyen de conserver la santé qui, en définitive, est un bien précieux? On peut bien surmonter un peu son antipathie. Ceux qui sont trop mous pour prendre une telle résolution n'ont qu'à attendre que la maladie se présente, ils seront alors un peu plus courageux. Les jeunes filles peuvent bien aussi aller nu-pieds dans leur jardin ou dans leur chambre au printemps, en été et en automne, pour s'endurcir et attirer le sang de la tête aux pieds. Il serait regrettable de voir rester en bonne santé celui qui trouverait de l'exagération dans ces précautions ; il aurait besoin de voir que l'on ne saurait faire trop de sacrifices pour conserver sa santé. Je ne conseille pas d'employer une foule de précautions mais au moins celles qui endurcissent le corps et le rendent capable de supporter le froid et la chaleur.

Une femme qui avait lu mon livre ne s'est pas laissée rebuter par les moyens préconisés, et elle prenait des bains jusqu'à mi-corps même à la fin de l'automne, aussi n'a-t-elle jamais eu un rhume en hiver.

Je me souviens aussi de l'état maladif d'une jeune fille qui, pendant six ans, s'était adonnée sans désemparer à l'étude des langues, de la musique, et de mille autres choses. Elle était devenue si nerveuse qu'elle ne pouvait plus entrer dans une église quand on y jouait de l'orgue. Ses souffrances étaient telles qu'elle était obligée de crier. Grâce à l'emploi des moyens précités pour s'endurcir, elle se rétablit en moins de quatre mois. Il serait à souhaiter que beaucoup profitent de cet exemple ainsi que du suivant.

Il s'agit aussi d'une jeune fille qui s'était tellement appliquée au travail intellectuel qu'elle avait obtenu les meilleurs certificats. Elle avait droit à une situation remarquable, mais sa nervosité était si prononcée qu'on la lui refusa. Des peines de cœur étaient venues s'ajouter à cela, aussi la pauvre créature était-elle dans un état désespéré. Elle suivit, d'après mon conseil, le même régime que la précédente et se rétablit bien vite. Mais elle n'aurait pas eu à endurer ces souffrances, si, dans l'institution, on l'avait endurcie !

Si je réussissais à faire accepter ma méthode par un seul collège, je suis sûr que le succès obtenu amènerait bientôt les autres établissements à en faire autant. Les jeunes gens feraient certainement usage de l'eau, comme je le recommande, si les maîtres, au lieu de les y encourager, ne les en détournaient et ne les empêchaient ainsi de conserver une vigoureuse santé. Je ne suis pas l'ennemi de la gymnastique quand on s'y livre d'une façon intelligente, mais je prétends qu'il vaut mieux prendre des bains jusqu'à mi-corps, etc. La gymnastique développe certainement la chaleur corporelle, mais rien ne le fera mieux et plus innocemment que l'eau. La gymnastique produit une surexcitation, ce qui n'arrive pas avec l'eau ; aussi ne cesserai-je de répéter que la jeunesse serait tout à fait heureuse si on lui fournissait l'occasion d'employer l'eau selon ma méthode, et d'une façon raisonnable, et non pas en disant que là où il y a règle il n'y a pas de plaisir.

Vie des couvents.

J'ai comparé plus haut la vie de collège à la vie de famille : cette comparaison vaut aussi quand il s'agit de la vie de couvent. Dans la famille, il est nécessaire que le chef soit un homme sage pour faire le bonheur de tous les membres et éviter le malheur, de même dans un couvent, il est bon que le chef soit un homme habile et intelligent pour que les différents membres de la communauté soient heureux.

Si l'on n'observe que superficiellement un couvent on dira volontiers : ces gens-là n'ont pas à se plaindre ! Ils ont le logement, la nourriture, les vêtements, on ne les laisse manquer de rien et on ne les surcharge pas de travail ; bref, c'est une vie facile et qui ne demande pas de grands sacrifices. Mais si l'on regarde cette situation d'un peu plus près, on remarque facilement que c'est une vie d'abnégation où l'esprit est flagellé tout aussi bien que le corps. Les couvents ressemblent en général à des ateliers où chacun a une tâche spéciale, et où le temps consacré aux repas ou au sommeil est strictement mesuré ; aussi les forces de l'esprit et du corps sont-elles exposées à disparaître vite. C'est pourquoi le chef d'un monastère doit savoir mettre un frein à ceux qui ont trop de zèle, établir l'équilibre entre les fatigues et le repos, et veiller à ce que la santé n'en souffre pas.

J'ai vu bien des religieux qui avaient complètement ruiné leur santé par le surmenage de l'esprit : ils avaient contracté des maladies qui les mettaient dans l'impossibilité de remplir les devoirs de leur vocation. La plupart avaient plus ou moins négligé les soins de leur corps, ce qui se paye toujours. Pour que l'esprit puisse demeurer fort et actif il faut surtout que le corps, qui est sa demeure et son instrument, soit aussi fort et bien portant. C'est pourquoi les religieux absorbés complètement par les travaux intellectuels doivent s'adonner aux travaux manuels pendant les récréations, s'ils veulent conserver la santé et la force.

Dans beaucoup de communautés le règlement commande déjà cet équilibre entre les travaux physiques et les travaux intellectuels; mais où cet équilibre n'existe pas il serait bon que le prieur ou la prieure veillât à ce que le corps ne se débilite pas. Dans ce but je me permets de donner ici quelques conseils aux chefs des communautés aussi bien d'hommes que de femmes.

La nourriture doit être fortifiante, et il faut éviter les assaisonnements qui engendrent facilement des maladies quand le corps manque d'activité. Les ermites atteignaient un âge très avancé, et cependant ils avaient la nourriture la plus simple possible, des légumes, mais pas toutes les racines et tous les fruits. Il ne faut pas non plus que les mets soient difficiles à digérer; ce à quoi obvie sans doute le jeûne dans bien des couvents.

On ne saurait non plus être trop prévoyant dans le choix de l'emplacement quand on construit un couvent, puisque c'est une demeure que la plupart de ceux qui y entrent ne quitteront plus. La maison doit surtout être exposée au soleil et ne pas être humide. Si, dans une maison particulière, les chambres, surtout les chambres à coucher, doient être bien aérées, cette précaution doit être prise bien davantage encore dans les couvents. Pendant toutes les saisons les dortoirs doivent être ouverts toute la journée; il faut aérer les autres pièces quand elles ne sont pas occupées.

Il ne faut pas trop se vêtir, sans cela le corps ne s'endurcit pas suffisamment. Dans beaucoup d'Ordres religieux le vêtement obligatoire est en laine; quand il est porté directement sur la peau il est bon qu'il soit assez ample pour que l'air puisse y circuler et qu'il ne s'y développe pas une trop grande chaleur.

Dans les monastères de l'un et l'autre sexe je voudrais que l'on employât l'eau comme j'ai dit plus haut, la nature y gagnerait en force et en résistance, et l'esprit en activité. Les religieux qui sont bien portants, c'est-à-dire ceux dont le corps a toujours la chaleur suffisante, qui dorment bien et ont l'esprit dispos, devraient prendre, deux ou trois fois par semaine, des bains jusqu'à mi-corps pendant une minute, et se donner ensuite du mouvement pendant une demi-heure, pour avoir de nouveau toute leur chaleur. Ils devraient le faire non seulement en été mais aussi en hiver, et ils pourraient ensuite supporter facilement la chaleur et le froid. Les devoirs de leur état ne leur deviendraient pas à charge, mais seraient au contraire pour eux un objet de contentement et de joie, parce qu'ils seraient sains de corps et d'esprit. Si l'on ne tient pas compte des conditions hygiéniques indiquées, et si l'on ne fait pas en sorte que la demeure soit saine, que l'aération s'y fasse bien, que les vêtements et la nourriture soient convenables, on verra bientôt les gens y souffrir de maladies sans nombre et n'accomplir leurs devoirs qu'avec peine. Enfin la mort ravira toutes ces personnes l'une après l'autre, à la fleur de l'âge.

Pour prouver la justesse de mon dire, je vais donner quelques exemples qui ne sont pas pris directement dans la vie religieuse, mais qui y ont un certain rapport.

Voici ce que me dit un jour une jeune fille : „Je suis entrée à l'âge de 14 ans dans une institution, j'y suis restée pendant huit ans, j'y ai fait mes études pour être institutrice, et je suis sur le point de commencer ma carrière. Mais hélas, tandis que mes parents sont forts et bien portants, moi je suis faible et malade ; c'est la suite d'un rhume qui a été en augmentant ; la fièvre me tient continuellement, je suis épuisée par une transpiration continuelle au point de ne plus pouvoir mettre un pied devant l'autre.“ La jeune fille était bien constitutionnée et elle était née de parents sains, mais pendant de longues années elle avait vécu dans des bâtiments mal aérés, et s'était tellement adonnée aux travaux intellectuels, qu'il en était résulté pour le corps une faiblesse générale, et finalement elle était dans un état de langueur extrême. Cette jeune fille me faisait pitié, mais je sentais que tout remède était inutile ; elle mourut en effet huit semaines après cette visite. Si cette jeune fille avait continué à s'occuper des travaux de la campagne, elle n'aurait pas été malade et aurait vécu jusqu'à un âge très avancé.

Une autre jeune fille me consulta un jour au sujet de sa carrière. Elle avait déjà vécu pendant quelques années dans une institution et s'y était adonnée à l'étude de la musique et des langues, mais n'avait jamais fait de travaux manuels. Je lui donnai le conseil de se livrer aux travaux physiques. La vie de couvent ne pouvait pas lui convenir, à mon avis, parce qu'elle ne s'y adonnait qu'aux travaux intellectuels. Mais quiconque n'a pas été habitué aux travaux physiques dès sa jeunesse, ne peut guère s'y résoudre plus tard, et c'est ce qui arriva pour cette jeune fille. La jeune fille prit la carrière la plus en rapport avec ses aptitudes et mourut de consomption au bout de deux ans.

J'ai connu une jeune paysanne qui était bien portante, forte et travailleuse ; elle avait un attrait particulier pour la vie religieuse et se sentait poussée à entrer dans un Ordre très sévère, ce qui arriva d'ailleurs. Mais quel changement s'opéra alors dans sa santé ! Jusquelà elle avait toujours travaillé en plein air, et, de fait, elle avait entretenu et augmenté ses forces. La nourriture avait été simple mais fortifiante. Au couvent au contraire elle était enfermée dans un bâtiment que l'on ne se souciait pas d'aérer, et où elle n'avait pas beaucoup de mouvement et pas le moindre travail qui exerçât ses forces. Ne devait-elle pas dépérir à ce régime ? Et c'est ce qui arriva, au bout de la troisième année elle était accablée de maladies sans que l'on sût ce qui lui manquait. Au bout de quatre ans elle était morte.

Trois jeunes filles qui venaient de terminer leurs études pour être institutrices vinrent me demander ce qu'elles devaient faire, car l'une d'elles était surtout plus affaiblie que les autres par suite du surmenage intellectuel. Je leur donnai le conseil de se livrer pendant un an aux travaux de la campagne avant d'entrer dans l'enseignement, afin que l'air et le travail physique donnassent un peu de résistance à leur nature. Elles retrouveraient ainsi, disje, les forces qu'elles avaient perdues et elles pourraient entreprendre leur carrière avec une bonne santé. L'une d'elles suivit mon conseil et fut très contente de la carrière qu'elle avait embrassée, à cause des facilités qu'elle avait de la remplir ; les deux autres moururent, l'une trois ans après, et l'autre quatre ans après. Ces deux dernières avaient cependant les mêmes dispositions que la première.

Très souvent on donne des institutrices aux écoles de jeunes filles, on ne peut que l'approuver. Il est difficile

pour moi de me prononcer ici sur la situation faite aux
institutrices et je ne le fais que par amour de la vérité,
et parce que je compatis au triste sort qui est fait aux
individus. D'ailleurs il faut qu'on le dise. On vise trop
à la science, on surmène trop les forces intellectuelles, et
l'on fait apprendre une foule de choses aux jeunes filles
dans un espace de cinq à six ans; et cela pour arriver
à quoi ? La plupart ne peuvent employer leur science que
pendant peu de temps, leurs forces sont bientôt épuisées.
On néglige pendant ce temps de développer les forces physiques ; il suffit que le corps transporte l'esprit d'un coin
à un autre. On n'endurcit pas le corps et on ne le fortifie
pas, et l'esprit habite une hutte qui tombe bientôt en
ruines. La carrière par suite est très dure et de courte
durée. Il y a encore un autre mal à déplorer dans cet
enseignement, c'est que les institutrices en agissent avec
leurs élèves comme l'on a agi avec elles.

Si l'on contredit ce que j'ai avancé précédemment et
si l'on croit que j'ai produit ces faits dans un autre but,
je suis prêt à retirer mon assertion si l'on me démontre
mon erreur. Je ferai d'ailleurs encore remarquer que les
conseils que j'ai donnés au sujet de l'emploi de l'eau, pour
endurcir le corps ou pour guérir certains maux, ont toujours été couronnés de succès comme en témoignent les
lettres que j'ai reçues de différentes institutions. L'eau
doit donc être employée pour donner des forces et pour
conserver la santé. A la vérité, toute guérison est impossible sans travail physique pour ceux qui sont affaiblis
par les travaux intellectuels. Il faut donc dans chaque
couvent faciliter l'emploi de l'eau et le travail physique, si
l'on veut conserver au corps sa pleine santé.

Dans les couvents d'hommes plus encore que dans les
couvents de femmes on doit veiller à ce que la vie soit bien réglée. Quand même la science serait le grand point de mire, l'on
ne doit cependant pas oublier le soin du corps. Le corps
est d'ailleurs la demeure et l'instrument de l'esprit avec
lequel travaille le savant. A quoi sert la science quand le
corps est tué ? Il faut donc veiller beaucoup à ce que
le corps ait suffisamment de sommeil. En alternant le
jour avec la nuit, le créateur a déterminé le temps à donner

au travail et au repos. Si l'on se prive du sommeil nécessaire, on agit déraisonnablement et l'on se porte préjudice.

J'ai connu un jeune homme tellement studieux qu'il
travaillait chaque nuit jusqu'à 11 et 12 heures et quelquefois plus longtemps. Mais combien de temps cela dura-
t-il? Au bout de trois ans il eut de tels maux de tête
et de telles congestions, qu'à 28 ans il était impropre à
quelque carrière que ce fût. Avait-il raison et qu'y a-t-il
gagné? Des souffrances continuelles et un triste avenir.

J'ai connu un autre jeune homme qui, chaque soir à
8 heures, buvait une tasse de café noir pour se livrer à ses
études sans être incommodé par le sommeil. Pendant quelques années la chose alla très bien parce qu'il avait une
santé de fer, mais les forces l'abandonnèrent tout à coup,
et il devint incapable de quoi que ce fût. L'esprit et le
corps étaient tués. Il est donc essentiel pour ceux qui se
livrent à l'étude, de ne pas enlever au corps le temps nécessaire au sommeil. A mon avis, celui qui travaille le
soir au delà de 9 heures, ruine sa santé. Pour le bien du
corps et de l'esprit les heures de repos qui précèdent minuit sont préférables au temps qui suit minuit. Les hommes
d'étude nuisent beaucoup à leur santé aussi en ne donnant pas d'activité à leur corps. Prenez un solide paysan
et faites-le rester pendant trois mois à un bureau en
l'occupant aux travaux intellectuels. Renvoyez-le ensuite
aux travaux des champs et vous constaterez qu'il a perdu
les trois quarts de ses forces. Ne sera-ce pas la même
chose pour un homme d'études qui ne se livre pas aux
travaux physiques? Le corps de celui qui étudie toujours
est comme une machine qui se rouille parce qu'elle est
trop peu employée. Plus d'un objectera qu'il fait chaque
jour une promenade pour entretenir les forces du corps.
Je leur répondrai que cela ne sert à rien. La promenade
réjouit la vue, permet de respirer un air plus pur, et met
les jambes en mouvement, mais la plus grande partie des
organes est au repos.

Je connaissais un monsieur qui étudiait beaucoup et
ne faisait pas beaucoup de promenades ; mais chaque jour
il fendait deux fois du bois pendant une demi-heure ou

bêchait dans son jardin. Il me disait que c'était à cet
exercice qu'il devait son excellente santé et sa fraîcheur
d'intelligence.

Si quelques lecteurs pensent que j'ai un peu exagéré,
parce qu'ils sont sains de corps et d'esprit bien qu'ils travaillent beaucoup intellectuellement, je leur dirai : Regardez
un peu autour de vous, et vous trouverez de nombreux
exemples à l'appui de mon dire. Plus d'un déplorera l'imprévoyance avec laquelle il a agi jusqu'ici au moins tout
autant que ses douleurs. Aussi terminerai-je en répétant de
nouveau : Il faut que dans chaque couvent il y ait un endroit où l'on puisse s'adonner aux travaux physiques. De
même il faut que l'on puisse rafraichir son corps, le fortifier
et l'endurcir par des bains.

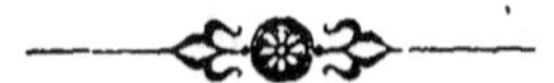

Supplément.

1. — Les fumeurs.

Comme conclusion, je désirerais faire quelques observations au sujet des fumeurs et au sujet des priseurs. On m'a déjà souvent demandé ce que je pensais des fumeurs. Voici mon opinion : Les jeunes gens de 15 à 17 ans qui se mettent à fumer s'exposent à se nuire énormément. D'abord la nicotine agit plus fortement et plus désavantageusement sur les jeunes natures que sur les hommes faits. Ensuite quand on commence tôt à fumer, cela devient vite une passion. Souvent aussi, fumer empêche le complet développement du corps ; la maladie et la consomption frappent souvent les jeunes gens. On peut aussi déterminer une inflammation des poumons, de la gorge, une surexcitation des nerfs, des battements de cœur, etc. Ces maux arrivent vite et ne s'en vont que difficilement. S'il en est généralement ainsi, c'est encore bien pis quand on fume de la mauvaise marchandise.

Je rencontrai un jour trois jeunes gens de 15 à 16 ans qui étaient pâles comme la mort. Je leur demandai ce qu'ils avaient. Après avoir été pressés de questions, ils me dirent : „Nous apprenons à fumer, nous venons de fumer un cigare.“ Je leur dis alors de se regarder l'un l'autre et de se demander si fumer pouvait faire du bien puisque l'on a si mauvaise mine et que l'on se trouve si mal à l'aise. Ce qu'il y a de plus triste c'est que l'on prend facilement l'habitude de fumer, que l'on ne peut plus vivre sans cela, et que l'on devient esclave du tabac. Cela est-il convenable pour un homme qui ne devrait se laisser conduire que par la raison ?

Vous vous demanderez peut-être si je ne suis pas moi-même un fumeur. Je vais vous répondre franchement.

Jusqu'à l'âge de 45 ans je n'ai pas fumé. Mais alors j'ai
voulu étudier de près les ruches, et comme la fumée de
tabac est un excellent moyen de dompter les abeilles, je
me suis mis à fumer. J'ai dû me faire une grande violence pour m'y habituer. Maintenant encore je fume un
ou deux cigares quand je suis en société ; mais ce n'est
pas une privation pour moi que de ne pas fumer. Mon
avis sur les fumeurs peut se résumer ainsi : Celui qui ne
fume pas agit pour le mieux, parce qu'il ne fournit pas à
son corps de principes nuisibles, et parce qu'il économise de
l'argent qu'il peut mieux employer. Quand un homme
bien portant, dans un moment de liberté, surtout dans une
conversation, fume un cigare ou une pipe, il n'a pas à
craindre que cela lui nuise. Mais il ne faut pas trop fumer, surtout en travaillant. Premièrement, on est troublé
dans son travail, secondement ; cela revient cher. — Un
jour je voyageais en chemin de fer, et, dans la conversation, un voyageur dit qu'il avait déjà fumé des cigares pour
3000 gulden. Tous se mirent à rire et crurent qu'il voulait nous en conter ; mais le voyageur dit le nombre de
cigares qu'il fumait chaque jour et le nombre d'années
pendant lesquelles il avait fumé. On compta et l'on trouva
qu'il avait dû fumer au moins pour 4000 gulden. — Combien ne dépense-t-on pas pour du tabac dans une année
et dans un seul pays ! Et malgré la somme dépensée, la
nature humaine n'en a pas le moindre profit.

2. — Les priseurs.

Voici mes réflexions sur les priseurs : Je ne crois
d'abord pas que Dieu ait donné un nez à l'homme pour
que celui-ci puisse ou doive priser, et je ne vois pas bien
l'utilité de cet appendice sous ce rapport. Je ne condamne
pas les priseurs. Mais que l'on pousse la manie de priser
si loin que l'on ne puisse plus travailler ou se trouver à l'aise
sans priser, voilà qui sort de l'ordre. De plus, les priseurs ne
sont pas très esclaves de la propreté. Le tabac à priser
passe souvent dans la gorge, voire même dans l'estomac,
et il ne peut rien en résulter de bon mais plutôt du
dommage. De plus, le tabac à priser coûte assez cher. Je

dirai donc: Rien ne doit devenir une passion, mais surtout la manie de priser. Il est bon de prendre de temps en temps une prise, cela provoque une petite tempête qui entraîne bien des choses par le nez. Celui qui est habitué à priser et qui veut se débarrasser de cette manie, ne doit pas le faire tout d'un coup; car en prisant souvent on a habitué la nature à s'aider du tabac pour faire sortir les liquides de la tête.

3. — L'emploi de l'eau dans la vieillesse.

Avant de terminer, je veux répondre à la question de savoir si la vieillesse peut aussi se soigner par l'emploi de l'eau. Quand une maison existe depuis longtemps, elle tombe petit à petit en ruines. On ne démolit pas une maison du premier coup, mais on bouche les crevasses et elle peut encore durer quelque temps et être habitée. L'homme se délabre aussi quand arrive la vieillesse. Il faut donc obvier à cette décrépitude et empêcher autant que possible les forces de s'anéantir. L'eau sera ici encore d'un grand secours, et l'on peut s'en servir à tout âge. L'homme dans sa vieillesse peut en faire usage tout comme l'enfant au berceau. Du moment que le vieillard se lave et se rafraîchit la figure et les mains avec l'eau, pourquoi celle-ci ne rendrait-elle pas le même service au reste du corps ?

Je connais un vieillard de 90 ans, sain de corps et d'esprit, et qui se lave chaque jour tout le corps avec de l'eau froide. On peut donc encore s'endurcir même dans un âge avancé. Les bains jusqu'à mi-corps durant 5 à 6 secondes font du bien même aux personnes âgées. L'eau peut être utile non seulement intérieurement mais aussi extérieurement. Je ferai remarquer par exemple qu'il ne faut pas en boire beaucoup à la fois. On ne saurait trop recommander de ne prendre qu'une seule cuillerée d'eau quatre ou cinq fois par jour, et si l'on est indisposé l'on peut en prendre une cuillerée chaque heure.

Il faut aider à la faiblesse de la vieillesse non seulement par une légère cure d'eau, mais aussi par une nourriture simple, pas très excitante, mais contenant beaucoup le principes nutritifs. — J'ai demandé à bien des vieillards comment ils avaient vécu, et ils me répondaient habituellement : Je n'ai pas bu beaucoup de vin ni de bière, j'ai vécu d'une façon réglée et mangé une nourriture simple. Ils avaient vécu en grande partie de soupe au pain ; elle est très nourrissante, ne nécessite pas de dents, et la nature qui y était habituée primitivement, peut la supporter très facilement. Je ferai remarquer que dans la vieillesse on peut aussi habituer le corps à supporter ce qui lui répugnait autrefois. Il faut être prudent et ne pas vouloir s'habituer trop vite. Celui, par exemple, qui ne peut pas supporter une assiette pleine de soupe, peut souvent en supporter deux cuillerées et assimiler ainsi assez de principes nutritifs pour un bout de temps ; et quand cette quantité est digérée il en prend encore autant. — Ce qui manque à la vieillesse et lui cause bien des douleurs, c'est la chaleur naturelle. Elle est facilement et sûrement augmentée et entretenue par l'emploi de l'eau.

Il est donc bon que chaque homme, du berceau à la tombe, ait l'eau en honneur, remercie le Créateur d'un pareil don, et en fasse un usage raisonnable. Avec une protection spéciale de Dieu l'homme développera alors sa force et entretiendra sa santé. Il échappera ainsi à bien des maladies et à bien des misères, et il y aura moins de souffrances sur cette terre qui en est déjà si pleine. Le fardeau de la vie sera plus léger, et les maux de la vieillesse deviendront plus supportables.

4. — Le vinaigre.

Le vinaigre est un des plus anciens remèdes domestiques dont nos ancêtres savaient se servir dans des milliers de cas. Je me rappelle l'avoir vu employer souvent dans ma jeunesse en guise de lotion. Le vinaigre a de l'importance non seulement comme remède domestique, mais aussi parce qu'il était et est encore employé dans la préparation des aliments ; il est bon de connaître les bons effets de son emploi.

Autrefois on faisait communément le vinaigre avec le vin. Ce vinaigre était regardé comme le meilleur et naturellement il coûtait aussi plus cher. Un autre vinaigre employé communément à la campagne était préparé avec la bière blanche. La mesure de ce vinaigre coûtait ordinairemer.t de 3 à 4 kreutzer, et il était rare de ne pas voir employer ce vinaigre dans la préparation des différents aliments.

Aujourd'hui on fait du vinaigre avec les choses les plus inimaginables. Il en va avec le vinaigre comme avec une foule d'autres articles ; les falsifications ne manquent pas. Comme on emploie différentes plantes, on se sert aussi de différents minéraux pour la fabrication du vinaigre. Il y a deux ans j'ai eu entre les mains une recette pour faire un vinaigre faible et à bon marché. Entr' autres choses on indiquait 25 livres de vitriol pour la composition. Bon Dieu, pensai-je, quel faible vinaigre cela donnera en effet, quel sera l'effet du vitriol dans le corps, et qu'en adviendra-t-il de l'estomac qui sera souvent obligé de prendre un pareil vinaigre avec les légumes ?

Outre le vitriol, on emploie souvent aussi dans la fabrication du vinaigre l'acide sulfurique et l'acide hydrochlorique. Le diable lui-même sait-il tout ce que l'on emploie aujourd'hui à la fabrication du vinaigre ! Il n'y a pas à douter que des milliers d'hommes non seulement portent préjudice à leur santé par l'emploi du vinaigre, mais la perdent même complètement, et abrègent ainsi leur vie. Il faut donc être prudent en achetant du vinaigre. C'est souvent du vinaigre fabriqué que l'on achète, et pour son argent on a tout ce qu'il y a de plus préjudiciable à la santé.

Le meilleur vinaigre est celui que fait la ménagère soit avec des fruits, soit avec de la bière blanche, soit avec le malt de l'orge ou du seigle.

Je vais donner une recette pour préparer un vinaigre qui ne nuit pas à la santé.

On cueille les fruits les plus petits avant qu'ils ne soient mûrs, on les coupe ou on les pile dans un mortier, on met le tout dans un vase en terre ou en verre, on y ajoute un peu de vinaigre, on le remplit d'eau, on couvre ensuite l'ouverture avec un fort papier bien ficelé dans lequel on perce quelques trous avec une aiguille pour donner de l'air.

On met le vase au soleil ou dans un endroit chaud. Après
3 ou 4 jours on remue le contenu. Il dépend de la chaleur qu'il soit plus ou moins vite utilisable. Le vase ne
doit cependant pas être chauffé. Quand le liquide est clair,
la fermentation est complète et le vinaigre est fait. On
peut le vider et verser de nouveau de l'eau dessus. Les
pommes que l'on cuit sont en général pelées ; or il est à
remarquer que ces pelures ont beaucoup d'acidité et font
un très bon vinaigre si on les traite de la façon précitée.

Si l'on veut faire du vinaigre avec de la bière blanche,
comme font les ouvriers, on met la bière dans un vase
que l'on ferme et que l'on tient au chaud. On peut aussi
mêler des fruits à ce vinaigre ; il est très sain et peu cher.

Comme je l'ai dit plus haut, le vinaigre a toujours
été un bon remède domestique. Le vinaigre produit une
certaine excitation. On le constate facilement quand quelqu'un tombe en faiblesse, il suffit de lui laver la figure
et les lèvres avec du vinaigre pour le faire revenir à lui.
Le vinaigre excite ausssi la peau, quand on lave tout le
corps avec un tiers de vinaigre mêlé à deux tiers d'eau.
Cette excitation est bienfaisante, développe l'activité de
la peau et augmente la chaleur corporelle.

Dans les inflammations produites par des contusions
et des heurts on emploie le vinaigre parce qu'il est un
résolutif. Il empêche la putréfaction, aussi conserve-t-on
souvent la viande dans le vinaigre. On lave encore souvent les plaies avec du vinaigre, pour éviter que la gan-
grène s'y mette ; la guérison suit d'autant plus rapide.
En faisant un lavage avec du vinaigre, on empêche souvent aussi le sang de se déposer sur un membre à la suite
d'une contusion. — Le vinaigre donne de la souplesse
aux jambes. Les plus fortes contusions sont guéries par
le vinaigre. Quand une inflammation se produit à la suite
d'une fracture de la jambe, le vinaigre rend encore de
très bons services. L'enflure se dissout et le sang est
remis en circulation. On voit donc que le vinaigre débarrasse le corps humain de bien des douleurs.

Le vinaigre, pas plus que le vin et l'eau-de-vie, ne
contient de principes nutritifs ; il produit simplement de
l'irritation dans le corps, ou une certaine décomposition.

Les mets préparés au vinaigre sont plus excitants que s'ils étaient préparés sans vinaigre. Cet acide agit aussi d'une façon nuisible. Quand le vinaigre pénètre dans l'estomac avec les aliments et que le sang puise sa nourriture dans les mets, la nature ne peut pas distraire le vinaigre qui pénètre alors dans le sang comme l'eau-de-vie. Il faut admettre aussi que cet acide produit alors quelques troubles dans le sang, puisqu'il a de l'action sur le sang dans les contusions. — Si le vinaigre en général produit de tels troubles dans l'organisme, quelles funestes conséquences ne doit pas produire un vinaigre falsifié, et préparé avec des minéraux. Beaucoup d'hommes, en flattant ainsi leur goût, se nuisent à eux-mêmes. Le vinaigre agit sur les sucs, et la nature en souffre en ce sens que la transpiration est affaiblie. En absorbant du vinaigre on ne fait que flatter le goût. Je ne veux pas dire par là qu'il ne faut pas absorber d'acide ; mais il y a des gens pour qui les mets ne sont jamais assez acides, et pour qui la salade n'est jamais assez vinaigrée. Ces gens se nuisent à eux-mêmes, il n'y a pas de doute, surtout quand le vinaigre est falsifié. Celui donc qui tient à sa santé ne doit pas manger de mets trop acides et doit choisir son vinaigre avec prudence. De même que l'on finit par s'habituer au sel et trouver qu'il n'y en a jamais assez, ainsi fait-on avec le vinaigre.

Les gens qui n'ont jamais assez de sel et qui le mangent volontiers, ont une disposition à la consomption ; il en est de même aussi pour ceux qui affectionnent le vinaigre. Il est à craindre que ceux qui aiment le vinaigre ne mangent un morceau de pain trempé dans le vinaigre préférablement à un morceau de viande.

Mon but n'est pas d'interdire l'emploi des acides dans l'alimentation, une nature vigoureuse n'a rien à en redouter ; mais je veux que l'on se méfie des aliments trop acides et que l'on ne boive pas de vinaigre. J'ai connu des gens qui vivaient ainsi, mais ils ne sont pas tous devenus vieux. On s'habitue à manger des mets assaisonnés, mais l'estomac n'en a aucun besoin ; il protesterait même contre l'usage du vinaigre s'il le pouvait.

5. — Fromage blanc.

Les choses les moins considérées par l'homme à cause de leur bon marché ont cependant souvent une très grande valeur.

Dans tout ménage bien économe, il est facile de faire du fromage blanc ; il a une grande valeur non seulement comme aliment mais aussi comme remède. Quelqu'un a-t-il les yeux enflammés, soit à cause du froid, soit par suite d'une blessure, il suffit d'appliquer sur l'œil une cuillerée de fromage blanc un peu délayé, et de l'y maintenir avec un bandeau. On enlèvera facilement l'inflammation et on évitera bien des troubles.

Quelqu'un souffre-t-il d'une inflammation de la gorge, de la poitrine ou de l'estomac, il suffit de lui appliquer sur la partie malade un bon cataplasme de fromage blanc, et l'inflammation disparaîtra bien vite. Je ne connais pas de remède aussi actif pour ces sortes d'inflammations. — Le fromage blanc agit aussi d'une façon salutaire sur les abcès, il ne fait pas seulement disparaître le feu mais extirpe aussi les matières malsaines. J'ai déjà guéri bien des cas de lupus, et pas un remède ne m'a rendu autant de services que les applications souvent renouvelées de fromage blanc. Dans les enflures qui deviennent des abcès, il ne tire pas seulement le feu mais fait sortir aussi les matières qui causaient l'inflammation, si on a soin toutefois de le renouveler quand il est devenu sec. Il fait percer petit à petit les abcès que l'on ne peut plus ramollir. Le fromage blanc ne saurait donc être assez recommandé comme remède domestique contre les abcès. Il agit aussi d'une façon toute spéciale sur les abcès cancéreux où l'onguent ne fait plus d'effet. Quand on veut se servir du fromage blanc comme remède, il faut le délayer dans du petit lait jusqu'à ce qu'il ait acquis la finesse d'une pommade ; plus il sera fin, mieux cela vaudra.

On ne peut pas s'imaginer ce qu'une bonne ménagère peut faire de bien avec ce remède ! Quelqu'un a-t-il, par exemple, trop de chaleur à la tête, et le front rouge et brûlant, il suffira de lui appliquer une ou deux fois du fromage blanc pour vaincre la douleur. Je recommande donc ce remède très chaudement aux mères de famille.

Le fromage blanc n'est pas seulement bon à employer comme remède externe mais aussi comme remède contre les maladies intérieures. Puisqu'il débarrasse les membres de l'inflammation qui les fait souffrir, pourquoi ne rendrait-il pas le même office à l'estomac? Il suffit de prendre cinq ou six fois par jour une cuillerée de fromage blanc; l'effet ne se fera pas attendre Si le fromage blanc guérit les abcès extérieurs en débarrassant la nature des matières empoisonnées, pourquoi n'agirait-il pas de même pour l'estomac si l'on en absorbait de temps en temps une cuillerée? D'ailleurs il peut être un remède non seulement pour les maladies de l'estomac mais aussi pour les inflammations des autres parties intérieures du corps; et là encore la guérison dira que c'est un excellent remède domestique.

Comme nourriture, le fromage blanc a aussi beaucoup de valeur; il est même un des meilleurs aliments, il se digère facilement, se supporte très bien, et est préférable au lait en bien des cas. Pour les enfants surtout il est une nourriture excellente, et ne leur déplaît pas, d'ailleurs. Tandis que les enfants nés de parents riches mangent une tartine de beurre, les pauvres ont un morceau de pain noir recouvert de fromage blanc, et ils y gagnent, parce que le fromage a beaucoup de principes nutritifs et qu'il est d'une digestion facile. Les enfants pauvres y gagnent encore puisque le beurre ne contient pas d'azote et que le fromage blanc en contient beaucoup. Cet aliment convient aussi à ceux qui sont surchargés de travaux; il est à recommander aux vieillards, parce qu'il est nourrissant, très facile à digérer et à mâcher. On ne saurait donc trop le recommander à la jeunesse comme à la vieillesse, et il est à regretter que nos adolescents en fassent si peu de cas. Les anémiques devraient en user souvent. Pour rendre ce fromage un peu plus appétissant, on y mêle un peu de bon lait, un peu de sel, mais pas beaucoup, du cumin et du fenouil.

Toutes les bonnes ménagères, sauf celles élevées dans les pensionnats, savent aussi que ce fromage se mêle parfaitement aux mets préparés avec la farine et que ces aliments y gagnent en force et en goût.

Je crois que toute l'utilité du fromage blanc est ainsi suffisamment démontrée.

La préparation du fromage blanc se fait de la manière suivante. On laisse reposer du lait pendant un ou deux jours, suivant la saison. Ce lait s'épaissit et la crème monte à la partie supérieure. On enlève la crème et on verse le lait dans un vase en terre ou en métal et on le place dans un endroit chaud, près du foyer, jusqu'à ce que le petit lait se soit séparé. On met ensuite dans un tamis la masse coagulée, afin de la débarrasser complètement du petit lait. Quand on veut se nourrir de fromage blanc, il est bon de le mêler à du lait et à de la crème.

DEUXIÈME PARTIE.

Comment on peut guérir

d'après

les règles de mon expérience.

Asthme.

Un homme me dit un jour : „J'ai toujours la respiration difficile, et je suis quelquefois si oppressé pendant la nuit, qu'il me faut quitter le lit pour respirer ; l'air frais peut seul m'aider. Il me semble alors que la poitrine est trop étroite et qu'elle va éclater. Je n'ai pas d'appétit et, quand je mange, mes souffrances sont encore plus grandes. Il m'est impossible de dormir, parce que je ne puis pas rester tranquille. J'ai froid intérieurement, il me semble que j'ai une fièvre qui ne veut pas se manifester. Pour aller à la garde-robe j'ai besoin de laxatifs ; au commencement, ce que les médecins m'ordonnaient me procurait un certain soulagement, mais bientôt tout est revenu à l'état primitif. Si mon état empire, je ne pourrai plus le supporter. Il y a déjà plusieurs semaines que cela dure, mais toujours en progressant."

Traitement. — Je lui commandai de se doucher pendant deux jours et deux fois par jour. Ensuite pendant huit jours, durant une heure et demie, il devait s'appliquer sur la poitrine et le ventre le matin une serviette trempée dans l'eau chaude, le soir une serviette trempée dans de l'eau chaude et dans du vinaigre, et s'envelopper ensuite dans une couverture. — Après la première matinée de traitement l'urine était déjà aussi sombre et aussi épaisse que si un abcès intérieur avait percé et que si du sang et du pus s'y fussent mêlés. Il faut remarquer que l'urine était peu abondante auparavant. De jour en jour l'urine fut plus épaisse et plus sombre. Au bout de quatre jours la respiration fut plus facile, la fièvre intérieure diminua, et l'appétit revint. Il fallut encore quatre jours de traitement pour rendre la respiration plus facile, mais il restait toujours de l'oppression. Je fis continuer le traitement pendant dix jours encore et tout l'organisme fut bientôt rétabli. Il est évident que dans le cas présent tout le corps était plein de matières malsaines. Il fallait donc expulser tous ces principes maladifs. Les premières douches agirent d'une façon brusque sur tous les organes, et les applications de serviettes parachevèrent la chose. La fièvre en disparaissant témoignait de l'expulsion des principes maladifs ; la respiration étant facile et l'appétit étant revenu, la nature était donc débarrassée des matières nuisibles.

L'Œil.

Toutes les parties du corps ont leur importance, mais l'œil est une de celles qui en ont le plus. Aussi dit-on communément : C'est un malheur d'être aveugle. Les yeux ayant leur siège dans la tête, c'est donc de la tête que leur vient ou leur force ou leur faiblesse. Celui dont le corps est bien portant a en général de bons yeux. Si l'œil est très faible, il faut en chercher la cause dans le corps quand même rien ne le ferait pressentir ; si l'œil est malade c'est que dans le corps il y a un principe maladif qui agit sur l'œil. Combien de fois n'y a-t-il pas des humeurs dans le corps ou dans la tête et qui évacuent par les yeux ? Des exemples vont mieux le démontrer.

1.

Un enfant de quatre ans avait la tête enflée, les yeux très enflammés, et ne pouvait pas supporter la lumière du jour. Comment le guérir ? Le sang de l'enfant était mauvais, tout l'organisme se gâtait, et la tête enflait. Il fallait donc expulser les humeurs, fortifier le corps et la tête, et les rendre bien portants, l'œil pourrait se ensuite guérir et supporter la lumière.

Traitement. — L'enfant devait être lavé chaque jour avec de l'eau fraîche, et revêtir chaque jour, pendant 12 jours, une chemise trempée dans une eau où l'on avait fait cuire des fleurs de foin. Après ce temps, l'enfant devait être lavé deux fois par jour avec de l'eau fraîche, et revêtir tous les deux jours une chemise comme il a été dit, et cela pendant 10 jours. Au bout de 22 jours l'enfant était frais et bien portant. Les yeux étaient clairs et avaient toute leur force. Dans la suite on n'eut plus besoin de laver l'enfant qu'une fois par semaine, et en agissant ainsi on diminuait la chaleur intérieure et l'on fortifiait la nature. La chemise par son frottement ouvrait les pores et pompait les matières desséchées ; quand la nature fut ainsi nettoyée, l'enfant se porta parfaitement. Les douleurs des yeux disparurent avec les autres infirmités du corps. Les yeux devaient être lavés journellement avec de l'eau dans laquelle on avait fait dissoudre un peu d'aloès (voir la figure p. 182). Cette eau débarrassait les yeux de l'humeur produite par le corps.

2.

Le jeune Antoine, à peine âgé de neuf ans, eut constamment les yeux rouges pendant plusieurs semaines. Le matin à son réveil, il avait les yeux comme collés, et ne pouvait les ouvrir qu'après avoir enlevé les croûtes. Il ne souffrait pas énormément d'ailleurs, et avait déjà eu recours à bien des remèdes soit par différentes applications de pommades, soit par des lavages. Trois fois par jour un médecin lui versait dans les yeux trois gouttes d'une liqueur qui brûlait comme du feu, mais l'amélioration ne s'était pas produite. Il se formait comme un nuage sur chaque œil, et un médecin déclara qu'il fallait une opération. Les parents redoutant cette opération, essayèrent de trouver un secours dans l'eau, ce qui leur réussit d'ailleurs.

Il est évident que des matières malsaines s'étaient accumulées dans le corps et cherchaient une issue par les yeux. Et si les yeux n'étaient pas très rouges et ne brûlaient pas, cela tient à ce que les principes maladifs n'étaient pas très aigus, de même qu'il y a une différence entre l'eau et le vinaigre. Ce qui en sortait était visqueux et s'épaississait en séchant. Il fallait donc agir de nouveau sur le corps en résolvant et en expulsant les matières.

Traitement. — Il fallait : 1° prendre chaque jour pendant une demi-minute des bains jusqu'à mi-corps et bien laver la partie supérieure du tronc pendant ce temps ;

2° porter chaque jour pendant une heure et demie une
chemise trempée dans de l'eau salée ; 3° souffler deux fois

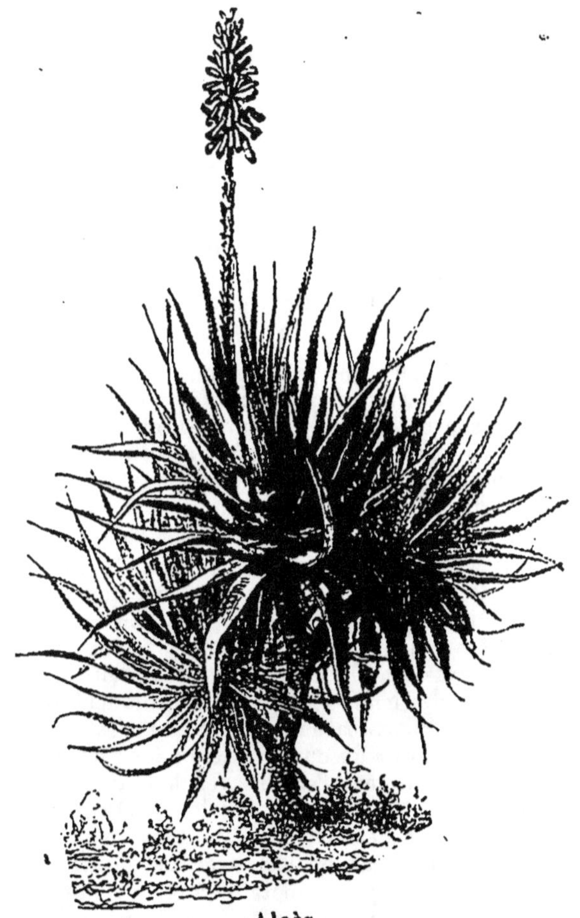

Aloès.
(Aloë vulgaris Lam.)

par jour dans chaque œil du sucre en poudre, une pincée
environ. Cette poudre ne devait pas être trop fine et bien

arriver jusque sur l'œil. — Au bout de quinze jours les
yeux étaient bien portants et le petit malade déclara qu'il
se trouvait bien mieux qu'auparavant, ce que justifiait aussi
sa bonne mine.

Effets. — Les bains jusqu'à mi-corps fortifiaient tellement le corps que les principes malsains en étaient expulsés. La chemise imbibée d'eau salée ouvrait les pores,
et fournissait une issue à tous les principes malsains. Le
sucre avait le don de dissoudre les matières maladives et
un faible liquide blanchâtre coulait alors des yeux, et la
vue n'était plus trouble. Quand ces matières malsaines
eurent toutes disparu, ce qu'indiquait la fraîcheur de la
figure, les yeux s'approprièrent aussi et eurent bientôt
autant de fraîcheur, de force et d'éclat que le reste du corps.

3.

Il y a deux ans, une jeune enfant de neuf ans eut la
fièvre scarlatine, et depuis elle ne fut plus bien portante.
Elle avait souvent les yeux enflammés, et une éruption se
produisit sur tout le corps. L'enfant avait rarement bonne
mine et de mois en mois elle devenait plus faible, elle
perdait surtout l'appétit. Bref, elle n'était pas bien portante, et sa vue avait considérablement baissé.

Il est évident que l'enfant n'avait pas été entièrement
guérie de la fièvre scarlatine, et ce qui en était resté dans
le corps gâtait le sang et les sucs. Les principes malsains
cherchaient une issue tantôt d'un côté, tantôt d'un autre,
quelquefois aussi par le nez qui était au vif. C'était là
un signe que des germes de maladie habitaient encore ce
corps et qu'il fallait les en expulser ; ce n'est qu'ensuite
que l'enfant pouvait recouvrer sa santé entièrement. —
On lavait journellement l'enfant avec de l'eau froide mêlée
à du vinaigre. Un jour on lui faisait prendre un bain jusqu'à mi-corps, le lendemain on lui faisait revêtir une chemise
trempée dans une eau bouillie avec des fleurs de foin.
Au bout de quinze jours toute l'éruption avait disparu,
les yeux étaient clairs et l'enfant avait une mine toute
fraîche. Mais pour aider les forces à revenir complètement,
elle continua à prendre deux fois par semaine des bains
jusqu'à mi-corps ; ces bains fortifiaient, et réchauffaient tout

le corps, et la chemise maintenait les pores bien ouverts.
Pendant cette cure on lavait les yeux deux et trois fois
par jour avec de l'eau de fenouil. Cette eau purifie les
yeux et donne de l'acuité à la vue.

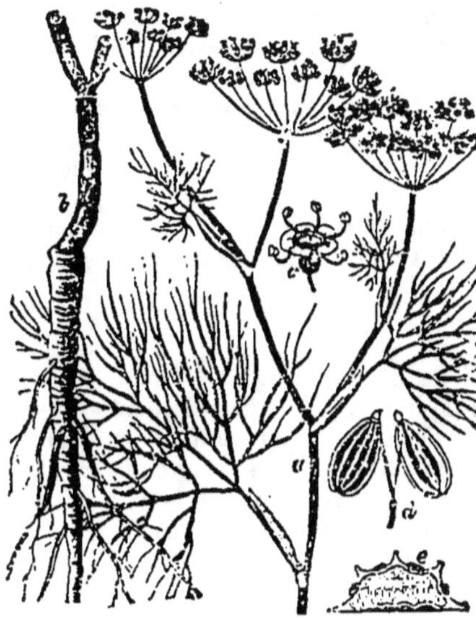

Fenouil.

(Foeniculum officinale All.)

a) Tige ; b) tige et racine ; c) fleur ; d) fruit crevassé ;
e) coupe en travers (l'une des 2 moitiés).

3.

Un autre patient m'expliqua son état de la façon suivante : „L'année dernière une poutre me tomba sur le côté droit de la tête. Je fus presque assommé. Je guéris, mais de temps à autre j'éprouve encore des sensations douloureuses sur ce côté de la tête, et il coule de l'humeur de l'œil droit. Celui-ci est même devenu assez faible, et la vue en souffre, il s'est formé comme un nuage sur l'œil. J'ai consulté bien des oculistes qui m'ont injecté toutes sortes de gouttes, mais l'état de l'œil empirait au lieu de s'améliorer. Le docteur finit par dire qu'il faudrait opérer, et me pria de revenir au bout de trois mois.“

On guérit généralement les blessures, mais dans la plupart il reste toujours des principes malsains, aussi de temps à autre les nerfs sont-ils douloureux. Le germe de maladie demeuré dans le corps se développe petit à petit et empoisonne la nature. C'était le cas du malade dont nous parlons. Pour obtenir la guérison il faut donc puri-

fier le sang, et voici ce que j'ai conseillé dans cette occasion :
1) De prendre un bain de vapeur chaque semaine, car la
forte transpiration emportait de cette façon par les pores
une masse de matières malsaines. 2) De le faire doucher
chaque jour. On fortifiait ainsi la partie supérieure du
corps, on activait les organes, et la sécrétion par les pores
était rendue plus facile. 3) De prendre un bain jusqu'à
mi-corps, d'abord un tous les deux jours, ensuite un tous
les quatre jours, c'était une façon d'agir sur toutes les
parties du corps. Enfin 4) De laver les yeux chaque jour
deux fois avec de l'eau de fenouil, c'était un moyen de
fortifier la vue. Au bout de quinze jours la partie malade
était guérie, et il y avait une amélioration dans l'état général de la santé.

5.

Un paysan, âgé de 31 ans, vint me demander de le
guérir d'une maladie de la vue. L'année précédente il avait
eu une pneumonie, et deux ans auparavant une péritonite.
Il avait été guéri en apparence, mais ses forces avaient
singulièrement diminué ; ce qui le navrait le plus, c'était
de perdre la vue de jour en jour, et d'être menacé de
cécité. D'après l'avis des médecins, les yeux n'étaient pas
malades mais faibles.

A mon avis, la débilité du corps provoquait la faiblesse
des yeux ; il fallait doter le corps d'une nouvelle vigueur,
et la vue y gagnerait. J'ordonnai donc au brave paysan
de se faire doucher deux fois par jour pendant huit jours ;
c'était le moyen de donner de l'activité à l'organisme. Au
bout des huit jours je lui fis prendre journellement un
bain jusqu'à mi-corps et lui fit donner une douche ; deux
fois par jour on devait aussi laver les yeux avec de l'eau
alunée. Au bout de trois semaines la santé s'était améliorée, et la vue avait reconquis une certaine force. Pour
achever la guérison, je fis encore prendre au malade chaque semaine un ou deux bains jusqu'à mi-corps, et je lui
ordonnai de se doucher un même nombre de fois.

Remarques générales sur la faiblesse de la vue et sur sa suppression.

Grâce à l'eau, le corps gagne en vigueur, en résistance, et répare la déperdition de forces ; avec le même remède la vue se fortifie, acquiert une résistance plus grande. Il est étonnant que l'on soigne tout le corps excepté les yeux. Les paupières sont disposées de façon à fermer l'accès de l'œil à tout corps étranger, aussi croit-on communément que pas une goutte d'eau ne doit pénétrer dans les yeux. On se lavera la figure et les mains, on prendra des bains de pieds, mais on négligera l'œil. Cependant l'eau lui ferait énormément de bien, elle lui donnerait de la force et l'empêcherait ainsi de souffrir du froid et de la chaleur. De plus, il serait facile de laver l'œil avec de l'eau le matin tout aussi bien que le reste de la figure, et on pourrait faire prendre un bain à l'œil aussi bien qu'au reste du corps. Il suffit de prendre un vase plein d'eau, d'y plonger la partie supérieure de la tête, et de laisser ainsi les yeux ouverts dans l'eau pendant quatre ou cinq secondes en agitant les paupières pour laver l'intérieur. J'ai déjà donné maintes fois ce conseil, et les yeux malades en ont toujours éprouvé les bons effets.

J'ai connu quelqu'un qui, plusieurs fois par jour, se lavait les yeux avec de l'eau tiède afin d'enlever l'humeur secrétée. Il suivait en cela un conseil. Mais au bout de peu de jours une certaine douleur s'était fait sentir dans les yeux, et il fallut laisser là cette méthode. Ce fait me démontrait une fois de plus que l'eau chaude nuit autant à l'œil qu'au reste du corps.

Quant à moi, je conseille à tous ceux qui tiennent à leur vue de se donner la peine de se laver les yeux chaque jour comme je l'ai dit plus haut. Des milliers de personnes ne seraient pas obligées de porter lunettes si elles avaient agi ainsi dès leur jeune âge ! J'ai connu un monsieur âgé de 89 ans qui m'assura avoir toujours lavé ses yeux avec de l'eau fraîche ; aussi n'eut-il jamais besoin de lunettes, même à l'âge le plus avancé. De temps à autre on ressent dans le corps une diminution de forces ; cela dure ainsi un peu de temps, puis la vigueur renaît, il en

est de même pour les yeux. Il ne faut donc jamais faire
usage de lunettes dans ces moments, l'œil s'y habituerait
bien vite, la faiblesse resterait et la vue ne retrouverait
plus toute sa force. Il vaut mieux alors baigner l'œil un
peu plus souvent et la guérison ne se fera pas attendre.

6.

Le nombre de ceux qui portent lunettes à notre époque est extraordinaire, et c'est là une preuve de la faiblesse de la race actuelle.

Un père m'amena un jour son fils presque aveugle.
L'enfant portait lunettes. La vue s'affaiblissait de semaine
en semaine, parait-il, au point qu'il ne pouvait presque
plus se guider même avec des lunettes. Il n'avait jamais
été bien portant, manquait d'appétit, ne pouvait supporter
une alimentation fortifiante, et buvait volontiers du café.
Ses forces étaient épuisées. Le médecin lui avait fait porter
lunettes afin de protéger les yeux.

Les points principaux à noter dans le diagnostic
étaient : le manque de chaleur naturelle, la sécheresse de
la peau, et l'anémie.

Il était donc urgent : 1) De rétablir la chaleur naturelle, de faire disparaître la paresse des organes, pour permettre à l'enfant de supporter une bonne nourriture et de
se refaire un sang plus riche. En un mot, toute la machine avait besoin d'être remise en mouvement. Il fallait
aussi supprimer les lunettes pour fortifier les yeux par le
contact avec la lumière et avec l'air, et ne pas les faire
ressembler à ces plantes qui croissent à l'ombre des arbres.

2) On devait laver les yeux deux et trois fois par jour
avec de l'eau de fenouil pour les fortifier, et cela aussi
bien intérieurement qu'extérieurement.

3) Journellement aussi il fallait laver tout le corps
de l'enfant avec de l'eau froide, et lui faire prendre pendant une minute un bain jusqu'à mi-corps.

Au bout de trois semaines l'enfant parut déjà bien
mieux portant, et la vue se fortifiait de jour en jour. La
physionomie était plus fraîche, les forces revenaient, la
gaieté et la vivacité apparaissaient de plus en plus.

Je lui ordonnai alors :

1) Chaque jour, un bain jusqu'à la ceinture ;

2) Chaque semaine, un lavage à l'eau additionnée de vinaigre ;

3) Il devait aussi marcher nu-pieds, et se laver journellement les yeux avec de l'eau de fenouil.

Au bout de six semaines, il y avait une transformation complète de la nature, et la vue était bonne.

7.

Un étudiant, âgé de 21 ans, vint me dire un jour: „Je suis d'une constitution faible, j'ai peu de forces et pas d'appétit. Mais ma grande souffrance c'est de perdre la vue de plus en plus malgré mes lunettes, et, si cela dure, je serai aveugle avant un an. Alors je vivrai dans le malheur sans pouvoir embrasser la carrière pour laquelle j'éprouve tant d'attraits. Venez à mon secours ; j'ai déjà consulté bien des oculistes, mais tous leurs poisons n'ont fait qu'augmenter mes douleurs !"

A voir le jeune homme et à l'entendre, on ne pouvait s'empêcher de dire : les yeux sont comme le corps, *et vice versa*; la nature a été mal nourrie et débilitée par des vêtements à la mode ; comment des parents peuvent-ils être assez fous pour traiter ainsi leurs enfants !

Voici ce que je prescrivis :

1) Chaque nuit, au sortir du lit, il devait se laver tout le corps pour ramener la chaleur naturelle, la vie et l'activité.

2) Journellement une douche était nécessaire pour donner de l'activité.

3) Matin et soir, il devait prendre une petite quantité de soupe fortifiante, et s'abstenir complètement des spiritueux.

Dès le troisième jour du traitement le jeune homme n'avait plus besoin de lunettes.

Pendant trois semaines il dut se conformer aux ordres précédents ; puis, prendre un bain jusqu'à mi-corps un jour, et se doucher le lendemain, et ainsi pendant quatre semaines. Il se lavait les yeux durant ce temps avec de l'eau additionnée de miel. (Faire cuire pendant trois minutes dans ¼ de litre d'eau autant de miel que peut en contenir une pointe de couteau.)

Au bout de sept semaines le jeune homme était déjà tout changé ; les yeux étaient plus forts et il croyait ne jamais avoir eu une meilleure vue. Toute la physionomie semblait transformée. La réapparition de ses forces intellectuelles et de sa bonne humeur faisait le bonheur du jeune homme ; il ne pouvait pas s'imaginer que l'on eût plus de bonheur que lui.

Il serait à souhaiter que les parents et les professeurs ne regardent pas seulement l'intelligence mais aussi le corps ! Les jeunes gens ne pourraient assez leur en témoigner de reconnaissance.

8.

Un enfant de 13 ans vint aussi me trouver pour ses yeux. Il se plaignait d'avoir des maux de tête pendant toute la journée : et plus les maux de tête étaient violents, plus les yeux lui faisaient mal. Les douleurs avaient augmenté depuis quelques semaines, et la vue s'était affaiblie. Il ne pouvait pas lire sans lunettes, et pendant quelques instants seulement quand il les avait, au point qu'il devait renoncer aux études s'il n'y avait pas d'espoir de le guérir.

Dans le cas présent, la trop grande affluence de sang à la tête pesait sur les yeux. Le sang quittant les autres membres pour se porter à la tête, il en résultait de l'anémie. Il fallait donc pousser le sang dans toutes les parties du corps, ramener une plus grande activité dans toute la nature pour l'aider à supporter une alimentation plus nourrissante et fortifier tout le corps. La tête étant débarrassée de la surabondance de sang, les yeux devaient retrouver aussi toute leur vigueur. Tout le corps paraissait souffrant à l'exception de la tête. On songeait à guérir les yeux et l'on oubliait de guérir d'abord le corps ; aussi, tandis qu'un médecin pronostiquait simplement une faiblesse de la vue, un autre annonçait la cataracte.

Traitement. — 1° Chaque deux jours, l'enfant devait revêtir pendant une heure une chemise trempée dans l'eau salée ; 2° laver tout le corps, une fois par jour, avec de l'eau mêlée à du vinaigre ; 3° prendre, tous les deux jours, un bain jusqu'à mi-corps pendant une demi-minute.

Je n'ordonnai rien pour les yeux.

Au troisième jour déjà l'enfant put se débarrasser de ses lunettes et supporter la lumière et l'air. Au bout de six jours la vue devenait plus forte, et l'état du corps continuait à s'améliorer.

Les yeux étaient assez bien au bout de trois semaines, mais le corps se portait mieux encore. L'appétit devenait de jour en jour plus vif, et il put bientôt supporter la nourriture la plus fortifiante. Enfin il mena bientôt la vie des jeunes gens de son âge.

Comme je l'ai dit dans une autre occasion, la chemise trempée dans l'eau salée ouvre les pores, développe la chaleur naturelle, et augmente l'activité. J'ai déjà parlé aussi de l'effet des bains.

9.

Une mère m'amena sa fille âgée de six ans ; l'enfant portait lunettes comme une vieille femme, d'après les ordres d'un médecin. La pauvre petite était toute débile, avait les yeux rouges, la tête enflée, les mains et les pieds faibles ; en un mot elle était souffreteuse. On lui donnait deux fois par jour du café et de la bière, et d'après l'ordre du médecin on lui donnait du vin par petites quantités.

Cette malencontreuse façon de la nourrir ne pouvait que nuire à l'enfant, aussi m'y opposai-je de toutes mes forces. La mère pleura amèrement, craignant que sa fille ne pût supporter une autre nourriture, et la brave femme n'osait pas contrarier sa fille en lui refusant ce qu'elle désirait, ou en lui faisant prendre ce qui lui déplaisait. Mais je ne cédai pas ; pendant huit jours et deux fois par jour, l'enfant devait être lavée avec de l'eau additionnée de vinaigre, prendre tous les deux jours un bain jusqu'à mi-corps; manger deux fois par jour de la soupe fortifiante, et marcher nu-pieds. Je lui permis en plus l'usage de tout aliment nourrissant.

Au bout de quelques jours l'appétit était revenu, et l'enfant mangeait volontiers sa soupe et les autres aliments. Les deux premiers jours, elle ne put point se passer de ses lunettes, mais elle les ôta dès le quatrième jour. Deux fois par jour on lui lavait les yeux avec de l'eau faiblement alu-

née. (Dans un ¼ de litre d'eau chaude on fait dissoudre autant d'alun qu'en peut contenir la pointe d'un couteau.)
Ce ne sont pas seulement les paupières qui doivent être
lavées mais l'œil lui-même.

Au bout de six semaines la plus grande partie du traitement fut abandonnée, la vue était bien meilleure. Les
yeux pouvaient supporter l'air et la clarté. La santé réapparaissant, la vue s'améliorait aussi. On pouvait dire de
nouveau : un corps bien portant a aussi un œil sain ; quand
l'œil est malade, le corps l'est aussi.

Inflammation du péritoine, ses conséquences.

1.

Un jeune paysan, âgé de 21 ans, eut deux fois en
un an une inflammation du péritoine ; il se croyait guéri,
mais de temps en temps il ressentait des douleurs en urinant, surtout quand la température était mauvaise ou quand
il n'avait pas pris une nourriture en rapport avec son état
maladif. Tous les aliments lourds lui causaient des douleurs, et il n'allait pas régulièrement à la garde-robe. A
voir son extérieur on disait : cet homme est malade.

Comment guérir ce foyer des maladies ? Il était évident que les intestins étaient affaiblis et inactifs. Je conseillai donc le traitement suivant:

1) Pendant la première semaine, il devait s'appliquer
sur le ventre un linge trempé d'eau dans laquelle avait
bouilli de la paille d'avoine pendant une demi-heure.

2) Chaque jour, il fallait prendre un bain de siège
pendant une minute dans l'eau froide.

3) Le corps devait être lavé, journellement, avec de
l'eau froide additionnée de vinaigre.

4) Chaque matin et chaque soir, la nourriture se composait d'une soupe fortifiante ; à midi l'alimentation étaiplus nourrissante et digestive ; depuis le déjeuner jusqu'à midi il devait prendre une cuillerée de lait à chaque
heure, et de midi au soir à chaque heure une cuillerée d'eau
fraîche. Au bout de quinze jours ce jeune homme fut

guéri et il n'était plus nécessaire de prendre qu'un ou deux bains jusqu'à mi-corps.

Les serviettes mouillées aidaient la nature à se débarrasser des principes malsains ; le lavage fortifiait tout l'organisme ; le lait augmentait le sang ; l'eau aidait à aller à la garde-robe ; les bains jusqu'à mi-corps achevaient la guérison en redonnant une nouvelle vigueur au corps.

2.

Un autre enfant de 13 ans souffrait aussi d'une inflammation du péritoine. Tout en étant guéri, d'après le dire du médecin, il éprouvait encore de telles douleurs au ventre qu'il dut rester couché pendant 20 semaines. Il souffrait tellement des intestins qu'on l'entendait geindre des maisons voisines. De plus, les douleurs, après avoir porté sur les intestins, s'étendirent bientôt à tous les membres, et principalement aux ongles. Tous les remèdes qu'on lui avait administrés étaient restés sans effet. Je lui ordonnai :

1) De revêtir chaque jour une chemise trempée dans de l'eau où avaient bouilli des fleurs de foin. La chemise devait être chaude, et l'enfant devait rester ainsi enveloppé dans une couverture pendant une heure et demie.

2) De placer chaque jour sur le bas-ventre une serviette remplie de fleurs de foin et de l'y conserver pendant une heure et demie. Ce traitement devait durer douze jours, et après ce temps l'opération n'avait plus lieu que deux fois par semaine, mais on lavait le corps alors entièrement chaque deux jours.

Au bout d'un mois l'enfant était complètement guéri.

Les fleurs excitaient la chaleur dans le bas-ventre, enlevaient l'inflammation et fortifiaient tout le corps. En lavant le corps on donnait de nouveau au sang une circulation régulière. A certaines heures on faisait prendre à l'enfant une cuillerée de lait, à d'autres une cuillerée d'eau additionnée de quelques gouttes d'absinthe.

La Carie des os.

Tout le monde sait que de temps en temps il se forme des abcès sur le corps ; quand ils arrivent à maturité, le pus entraîne avec lui bien des principes maladifs, et

toute la nature ne s'en porte que mieux. Dans ce cas,
l'organisme se purifie lui-même sans arriver cependant à expulser tous les germes malsains. Le sang peut aussi être
corrompu sans qu'il y ait suppuration. Les principes malsains atteignent alors les os, les attaquent, et des petits
morceaux d'os sortent avec la suppuration qui survient.
A ce propos il me souvient d'une personne qui avait souvent
des fluxions aux mâchoires. Ces fluxions n'étant jamais
arrivées à maturité, l'os de la mâchoire fut attaqué et la
personne mourut. Il en peut être de même pour les autres
os et il peut se former des abcès sur n'importe quelle partie
du corps.

1.

J'ai connu une servante qui avait une entorse au pied.
On n'y fit pas attention et elle continua à travailler pendant plusieurs jours. Une inflammation se produisit, les
articulations ne manœuvrèrent plus, les os furent attaqués,
on dut couper le pied, mais la carie reparut à un autre
endroit de la jambe, et, après bien des souffrances, la pauvre
fille mourut. Si l'on agit sans retard, la carie est facile à
guérir. C'est plus difficile quand le sang est corrompu
depuis un certain temps, et souvent même il n'y a plus
à y remédier.

On m'apporta un jour une petite fille qui avait quatre
trous à la même jambe entre le genou et la cheville, et
cela depuis deux ans. Par chaque ouverture on avait
retiré plusieurs morceaux d'os; on avait employé en vain
bien des remèdes.

Le premier soin à prendre dans ces sortes de cas,
c'est une nourriture fortifiante pour contribuer à l'amélioration du sang.

En absorbant chaque jour six à huit grains de genièvre (voir la figure p. 194), on agit favorablement sur l'estomac, mais, pour purifier le sang, il est bon de boire trois
fois par jour une petite tasse de thé fait avec du plantain,
de la sauge et de l'absinthe. Enfin, pour rétablir la chaleur naturelle, il faudrait laver le corps entièrement chaque
jour, ou mieux encore prendre un bain jusqu'à mi-corps,
ou se doucher. Il serait bon de faire sur les plaies des applications de prêle cuite (voir la figure p. 199).

Grâce à ce traitement, l'appétit revient, les blessures commencent à guérir, et au bout d'un mois on peut être complètement rétabli.

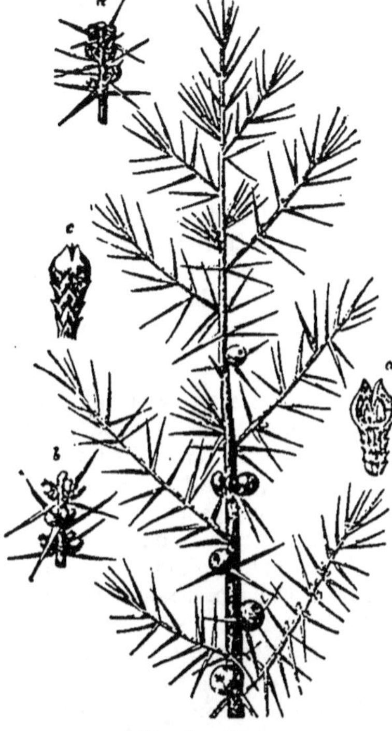

Genèvrier.

(Juniperus communis L.)

Genèvrier haut d'un à neuf mètres.
Branche avec des grains de genièvre.

a) Fleurs mâles;
b) fleurs femelles (presque de grandeur naturelle);
c) gemmule;
d) la même coupée dans le sens de la longueur (un peu agrandie).

2.

Une personne de 33 ans souffrait d'un rhumatisme à l'épaule gauche. Elle s'était fait frictionner, et les douleurs continuant à être très fortes, elle avait fait usage d'injections calmantes. De l'épaule le rhumatisme était passé à la jambe qui enfla en dessous du genou et devint fort rouge. Chaque jour elle suppurait un liquide brûlant. Les remèdes n'avaient pas d'action.

A mon avis la transpiration avait été suspendue, l'inflammation avait engendré des dépots malsains, le sang par suite s'était gâté et les matières maladives s'étaient cherché une issue. J'ordonnai donc :

1) De s'envelopper, deux fois par semaine, tout le corps depuis les épaules jusqu'en bas dans des serviettes trempées d'une eau dans laquelle on avait fait cuire de l'avoine. Ces linges chauds devaient ouvrir les pores,

dissoudre l'inflammation, et aider à l'expulsion des matières malsaines.

2) De revêtir, deux fois par semaine, une chemise trempée dans de l'eau où avait boulli de la paille d'avoine.

3) De se doucher chaque jour pour fortifier l'organisme.

4) De prendre des bains jusqu'à mi-corps après trois semaines du traitement précédent. C'était une façon de développer la chaleur naturelle, et cela ne devait durer que quinze jours.

Chaque jour aussi la malade devait boire une tasse de thé, fait avec six feuilles vertes de laurier-thym coupées finement et cuites pendant dix minutes ; cette boisson nettoyait le rein, provoquait à aller à la garde-robe et calmait l'inflammation intérieure.

3.

Un homme avait au bras un abcès qui le faisait souffrir énormément ; l'endroit était dur et douloureux, et les médecins employèrent pendant plusieurs mois les remèdes les plus divers. On lui pratiqua deux ouvertures et on y fit des injections. Le bras allait de plus en plus mal, et, au bout de quelques semaines, la carie apparut. Bien des morceaux d'os sortirent de l'abcès, mais, le mal empirant, le patient voulut d'autres remèdes, entr'autres l'eau. Extérieurement, cet homme paraissait avoir tout l'organisme malade et semblait dans un état d'anémie extrême. En rendant la santé au corps on guérissait le bras.

1) On lava donc tout le corps chaque jour pour lui donner une nouvelle force et remettre la transpiration en activité.

2) Chaque jour on fit prendre au malade un bain jusqu'à la ceinture.

Le malade dut boire aussi trois fois par jour une tasse de thé fait avec de la sauge (voir la figure p. 196), mêlée à un peu d'absinthe ; ce qui purifiait le rein tout en donnant de la force à l'estomac. Pendant quatre heures par jour le bras était enveloppé dans des fleurs de foin, en ayant soin de renouveler celles-ci toutes les deux heures.

Pour la nuit on avait soin d'envelopper le tout dans une
serviette trempée elle-même dans une décoction de plantes.

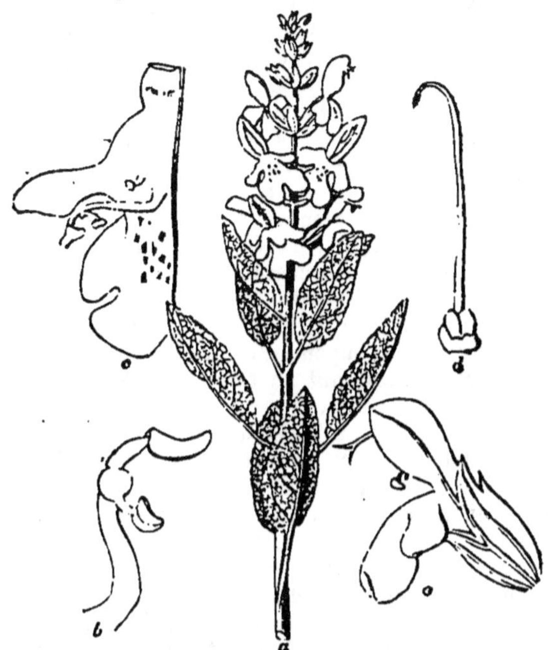

Sauge des jardins.
(Salvia officinalis L.)
a) Tige ; b) étamine fertile ; c) fleur ouverte ; d) germe avec style ; e) une fleur
vue de profil.

Au bout de quelques jours une amélioration se produisit, l'abcès perça, la carie cessa, et le bras fut de nouveau bien portant.

Il est à remarquer aussi que tous les trois jours le
bras était plongé dans l'eau froide pendant quatre ou cinq
minutes.

4.

Une jeune fille de 23 ans avait un abcès au mollet,
c'était douloureux et brûlant. N'en ayant pas pris soin dès

le commencement, l'os fut attaqué; au bout de quelques
semaines les remèdes n'y firent plus rien. Elle lut mon livre,
fit des applications de fleurs de foin, mit de la prêle sur
la blessure, se lava le corps journellement, prit ensuite des
bains jusqu'à la ceinture. Quatre semaines après elle état
guérie.

5.

Un père de famille, âgé de 56 ans, avait des bottines
trop étroites. Les orteils lui firent mal, mais du moment
qu'il pouvait vaquer à ses affaires il n'y prit pas garde.
En peu de temps, le premier et le second doigt du pied
droit s'enflammèrent; il ne s'en préoccupa guère encore.
Il ne put bientôt plus marcher: l'un des orteils était fortement enflammé, l'autre se décomposait entièrement. Le
médecin dut les couper et crut ainsi avoir remédié au mal.
Le pied continuait à suppurer, ce qui indiquait que la carie
était fort avancée. Quant au reste, cet homme se portait
bien. Se croyant perdu, il essaya la cure d'eau.

Traitement : On enveloppait chaque jour les deux pieds
jusqu'aux mollets dans des fleurs de foin pendant deux
heures. Ensuite on plongeait les pieds dans de l'eau chaude
et l'on renouvelait les fleurs. Tout le corps était lavé
chaque jour à l'eau froide. Pendant la nuit, le pied était
enveloppé jusqu'à la cheville dans une serviette trempée
dans une décoction de prêle.

En lavant tout le corps on le fortifiait, mais le traitement employé pour les pieds faisait bien plus d'effet. Aussi
au bout de quelques jours tout danger avait-il disparu, et
au bout d'un mois la carie n'existait plus, il ne sortait
plus que quelques brindilles d'os. Il ne faut pas oublier de
dire que l'on arrosait aussi le pied malade avec deux arrosoirs d'eau froide ; le froid aigu séparait de la jambe toutes
les matières malades, et la guérison fut bientôt complète.
Il buvait aussi chaque jour une tasse de thé fait avec des
plantes appelées : millefeuilles (voir la figure p. 198), herbe
de la Saint-Jean (voir la figure p. 212) et plantain (voir la
figure p. 324) pour purifier le sang.

6.

Un enfant de neuf ans avait déjà, depuis un certain
temps, un doigt enflé qui était très brûlant sans le faire

autrement souffrir. Au bout d'un certain temps il s'enflamma davantage et il suppura une matière brunâtre. Cela dura quelques jours, puis la première phalange se détacha — c'était donc la carie.

Traitement :

1) On fit cuire de la prêle et on lui baigna la main pendant une demi-heure dans cette eau.

2) On enveloppait ensuite le doigt et la main dans une toile trempée dans une décoction de prêle.

3) Deux fois par jour la main était plongée pendant cinq minutes dans l'eau la plus froide, puis on l'enveloppait de nouveau.

4) Chaque jour aussi on lavait le corps entièrement.

Achillée (millefeuilles).

(Achillea Millefolium L.)

a) Tête de la tige ; b) et c) paillettes ; d) fleur marginaire ; e) discoïdées ; f) étamine ; g) pointe de cicatrice composée de discoïdées ; h) la même composée de fleurs marginaires ; i) fruit ; k) coupe en travers du même fruit.

Au bout de quinze jours le doigt fut guéri, et l'enfant put s'en servir de nouveau.

Les effets des différents moyens employés ont déjà été expliqués plus haut.

7.

Une jeune fille de 18 ans avait souvent des clous tantôt à telle partie du corps, tantôt à telle autre, et il en coulait un pus tout à fait brûlant. Il se produisait une

fluxion un peu au-dessus du genou. La jeune fille cacha
le mal tant qu'elle put marcher. Le mal empira, l'abcès

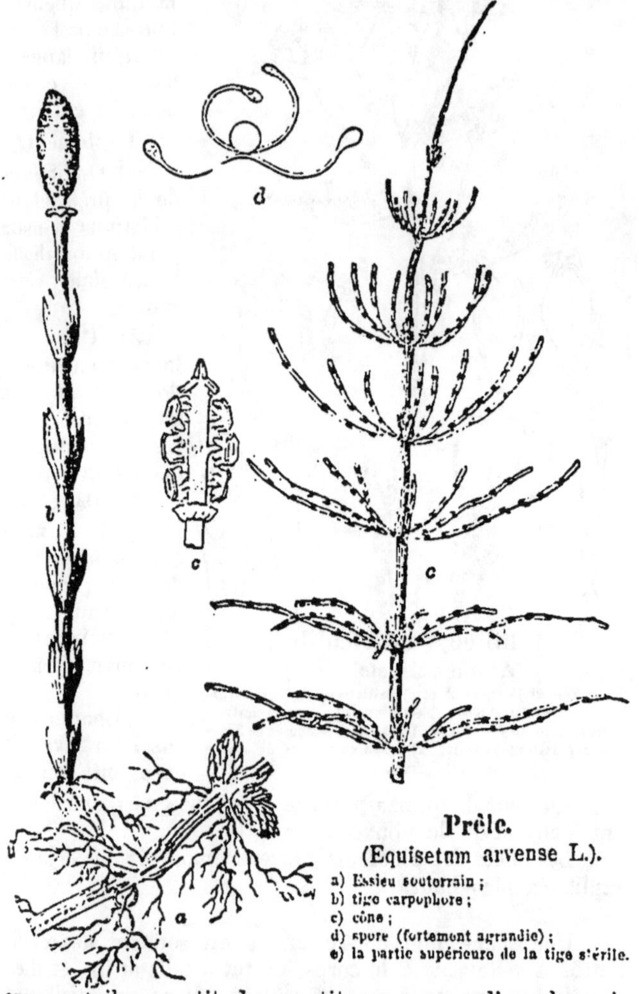

Prêle.
(Equisetum arvense L.).

a) Essieu souterrain ;
b) tige carpophore ;
c) cône ;
d) spore (fortement agrandie) ;
e) la partie supérieure de la tige stérile.

creva, et il en sortit deux petits morceaux d'os ; la carie
existait.

Traitement : Chaque jour, pendant quatre heures le matin et pendant quatre heures après-midi, toute la cuisse était enveloppée dans des fleurs de foin que l'on renouvelait toutes les deux heures.

On couvrait constamment l'abcès avec un linge imbibé d'eau de prêle ; on le renouvelait toutes les deux heures.

Chaque jour aussi la malade était enveloppée dans une toile imbibée d'eau de fleurs de foin ; ce qui était nécessaire puisque l'éruption avait indiqué qu'il y avait dans le sang beaucoup de principes malsains. Au bout de quinze jours la guérison s'annonça. La jeune fille fut même bientôt en parfaite santé, grâce à Dieu, à l'eau, et à la prêle.

8.

Une jeune fille, qui paraissait fraîche et bien portante, eut ce que l'on appelle le ver au médius de la main droite. Le doigt était trois fois aussi épais qu'il aurait dû l'être et lui faisait très mal. Le bras lui faisait mal jusqu'à l'épaule ; elle n'avait plus d'appétit et avait le corps enflammé. Au bout de dix jours le doigt s'ouvrit et pendant plusieurs jours il en coula énormément de pus. La première phalange se détacha bientôt, ce qui était un signe de carie !

Traitement : 1) Chaque jour la jeune fille devait revêtir pendant une heure et demie une chemise trempée dans une décoction de fleurs de foin.

2) Le bras était enveloppé pendant six heures dans des fleurs de foin renouvelées toutes les deux heures. Ces fleurs tiraient comme un vésicatoire l'inflammation du bras et de la main.

3) Enfin on arrosait le bras deux fois par jour avec de l'eau froide. La blessure finit par se guérir ainsi que le doigt à qui il manqua cependant la première phalange.

<div align="center">~~~~~~~~~~</div>

Incontinence d'urine.

Quand un enfant ne peut pas retenir son urine, je conseille de le faire marcher dans l'eau jusqu'aux genoux, deux fois par jour et pendant 4 ou 5 minutes, et de le doucher chaque jour. J'ai guéri ainsi une enfant de 10 ans.

Je lui avais ordonné aussi des bains jusqu'à mi-corps deux ou trois par semaine.

Catarrhe.

Mon ami Jacques s'était refroidi, il y avait trois ans déjà, et il était devenu catarrheux. Il s'était assez long-temps confié aux médecins, avait absorbé pas mal de dro-gues, et avait été condamné à porter des pantalons de laine, d'abord un, ensuite deux. Il en résulta qu'au moindre changement de température il souffrait comme un mal-heureux, sans être certain de ne pas se refroidir.

La débilitation était très grande, et par suite la sensi-bilité et la faiblesse régnaient aussi ; il fallait donc em-ployer les moyens d'endurcir et de fortifier le corps. Je lui ordonnai de se faire donner une douche deux fois par jour. Pendant trois jours aussi il dut prendre à chaque heure une cuillerée de thé fait avec de la prêle et du genièvre. Je fis ajouter à cela : 1) Chaque jour, une douche sur les reins, et un bain de siège.

2) Chaque deux jours, un bain jusqu'à mi-corps, de la durée d'½ minute.

3) Chaque jour une tasse de thé fait avec du ver-mouth (voir la figure p. 202), de la prêle et du millefeuilles en trois portions.

Au bout de trois semaines mon malade fut guéri. Il avait retrouvé la chaleur naturelle et une force de résis-tance suffisante pour affronter toutes les influences de la température.

Il est bon de remarquer encore une fois que la force impose son action aux parties faibles.

Le Sang.
Il est important que la circulation du sang soit bien réglée.

Ce qu'il y a de plus important pour la nature hu-maine si on la veut avoir bien portante et résistante, c'est que la circulation du sang dans tout le corps soit bien réglée. C'est à juste titre que l'on dira : le plus heureux des hommes est celui qui ne subit aucun trouble dans le système artériel. Aussi n'y a-t-il pas de plus grand malheur pour l'homme que de subir un trouble dans la circulation du sang. Le corps et chacune de ses parties vivent par le sang. Le sang est donc obligé de prendre des directions multiples, ce qui a lieu par de petits canaux appelés veines, de façon à ce que chaque partie du corps, même la plus petite, reçoive sa nourriture. Le sang réchauffe aussi le corps, et quand le sang fait défaut, le froid arrive. La chaleur nous indique qu'il y a du sang, et combien il y en a. Où il y a absence de chaleur il y a absence de sang, et alors surviennent les plus grands troubles. Il y a des gens qui ont les pieds si faibles qu'ils ne peuvent plus

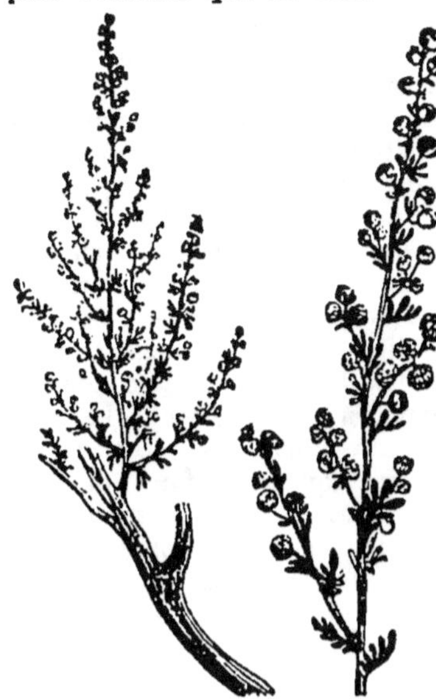

Vermouth.
(Artemisia Absinthium L.)

porter le corps ; n'en doutez pas, ces personnes-là ont toujours froid aux pieds, et ce membre n'est pas suffisamment nourri de sang. On dit souvent aussi que la main ou le pied dépérit, cela vient aussi d'un manque de sang ; il y a sans doute quelque veine bouchée. Il faut donc veiller attentivement à ce que le sang puisse pénétrer dans toutes les parties du corps. Quand les habitants d'une maison mangent bien et boivent bien, tout va pour le mieux ; mais quand il s'y trouve des coquins, rien ne va plus et l'homme honnête s'enfuit. Le sang peut aussi s'amasser à certaines parties du corps, y déterminer une grande chaleur et beaucoup de mouvement. Il peut aussi provoquer une telle agitation que l'on croirait à la destruction complète du corps ; il faut toujours chercher la cause de ces maladies dans les troubles de la circulation, troubles qui peuvent se manifester dans la plus petite veine comme dans la plus grande. Le moindre arrêt dans la circulation suffit pour déterminer une inflammation, et l'on sentira de suite une douleur qui ne cessera qu'avec la résolution de l'abcès.

Le sang, en stationnant ainsi, se corrompt tout aussi bien que l'eau stagnante, il détermine souvent ainsi de graves maladies et la corruption complète de tout le sang. Malgré ces arrêts dans la circulation du liquide sanguin on peut se croire bien portant pendant un certain temps, mais on ne tarde jamais à s'apercevoir des tristes conséquences de cet état. Quiconque tient à sa santé, à sa vie, doit donc veiller à ce que cette fonction ne subisse aucun trouble. Le sang conservant sa pureté, tout le corps se nourrira très bien et l'esprit se comportera parfaitement. Le meilleur remède, c'est encore l'eau dans cette occasion. Un moulin tombe bientôt en ruines quand la force de l'eau n'entretient pas tout en bon état. L'eau doit soutenir de même le bon fonctionnement des organes du corps humain. Des exemples expliqueront mieux la chose.

Anémie.

1.

Une jeune fille de 24 ans se plaignait de maux de tête tellement violents qu'il lui semblait que le crâne allait éclater en morceaux. Ses pieds et ses mains étaient toujours froids ; elle se revêtait chaudement, et malgré cela elle gelait et manquait de forces.

La jeune fille ayant une surabondance de sang à la tête, les médecins avaient essayé de lui en enlever. A mon avis cette demoiselle était surtout anémique et les meilleures parties du corps étaient ainsi privées de leur nourriture. Il fallait donc faire passer le sang de la tête dans les mains et dans les pieds, remettre la machine en activité, l'appétit reviendrait alors, la digestion s'améliorerait et l'anémie disparaîtrait.

Voici le traitement : 1) Marcher de 2 à 5 minutes dans l'eau une fois par jour.

2) Doucher les jambes chaque jour.

3) Se lever chaque nuit pour se laver le corps entièrement, et se recoucher sans le sécher.

4) Manger une soupe fortifiante le matin et le soir.

5) Entre le déjeuner et le repas de midi boire à chaque heure une cuillerée de lait ; de midi au soir avaler à chaque heure une cuillerée d'eau ; cela devait durer ainsi de dix à douze jours.

6) Doucher les jambes de deux jours l'un, et le jour suivant prendre un bain jusqu'à la ceinture pendant une demi-minute, enfin le troisième jour prendre un bain de siège.

En se douchant la tête et les jambes, la malade excitait le sang à prendre toutes les directions du corps ; la soupe et le lait donnaient un sang meilleur ; l'eau absorbée excitait les intestins à se vider ; les bains jusqu'à mi-corps fortifiaient le corps. Aussi, au bout de cinq semaines la guérison fut-elle très avancée, et pour la compléter la malade continua à se doucher deux fois par semaine et à prendre un bain jusqu'à la ceinture.

2.

Une jeune fille de 19 ans avait la poitrine oppressée et souffrait de violents maux de tête. Elle avait toujours froid aux pieds et aux mains, peu d'appétit, presque pas de sommeil, et la figure toujours enflammée.

Le sang s'arrêtant à la tête et à la poitrine, au détriment des autres parties du corps ; je lui ordonnai :

1) De marcher dans l'eau deux fois par jour, et de tenir les mains pendant deux minutes dans l'eau à deux reprises différentes.

2) De se laver tout le corps pendant la nuit avec de l'eau additionnée de vinaigre. Cela pendant huit jours, ensuite :

3) De prendre chaque jour un bain jusqu'à mi-corps et tout les deux jours une douche. — Au bout d'un mois la guérison fut complète.

3.

On dut retirer du collège un jeune homme à qui le manque de forces ne permettait pas de continuer ses études.

Il avait toujours fait beaucoup de progrès et montré un grand amour pour le travail, aussi regrettait-on de suspendre le cours de ses études. Le pauvre garçon était malade, amaigri, et presque incapable de marcher. La peau était si sèche que si l'on passait un peu fortement la main sur le bras on voyait voler la poussière. Les yeux tombaient comme si les paupières étaient remplies d'eau ; les joues étaient trop pleines, comparées aux autres parties du visage.

Ce collégien était tout à fait anémique, et les battements du cœur étaient à peine sensibles. La sécheresse de la peau provenait d'un manque d'activité.

J'ordonnai : 1) De doucher chaque jour la tête et les jambes pendant quatre jours.

2) De prendre dans la suite, chaque jour, un bain jusqu'à la ceinture pendant trois ou quatre secondes.

3) De se doucher une fois par jour.

4) De marcher enfin nu-pieds pendant la plus grande partie de la journée.

Contrairement aux ordres du médecin, je lui défendis de boire du vin et de la bière ; il devait remplacer cette boisson par le lait pris à petites doses. Je lui ordonnai enfin une bonne nourriture bourgeoise.

Au bout de trois semaines le jeune homme était rétabli, il était redevenu joyeux, courait et sautait partout. Il voulut se remettre de nouveau à ses études. — Pour achever la guérison je lui ordonnai encore :

1) De prendre des bains jusqu'à la ceinture une couple de fois par semaine.

2) De marcher nu-pieds de temps à autre, et de se contenter d'une nourriture simple.

Les deux sortes de douche achevèrent de donner de l'activité à la machine, firent disparaître la sécheresse de la peau et excitèrent la transpiration. La nourriture donnait un sang meilleur et la jeune machine fut rétablie.

4.

Une mère de famille vint me trouver un jour avec ses trois filles, toutes trois étaient malades. La plus âgée, 14 ans à peine, était aussi pâle qu'une morte, et maigre à faire croire qu'on lui refusait la nourriture. La gaieté

avait disparu tout comme les couleurs de la jeunesse ;
elle avait perdu ses forces avec son appétit. Elle buvait
volontiers du café, de la bière et un peu de vin ; le médecin le lui avait recommandé pour lui donner du sang.
Elle portait surtout des vêtements de laine, ce qui ne
l'empêchait pas de geler. — Sa mère, une grosse et forte
femme, avait été élevée à la campagne et s'était mariée
dans une ville.

D'où venait donc le mal ? La nourriture n'aidait pas
au développement physique. Les boissons échauffantes
donnaient de l'aigreur au sang ; les vêtements de laine
affaiblissaient la nature et la prédisposaient à la maladie.
A cause du café, le lait et le pain n'étaient qu'à moitié
digérés ; aussi comment cette enfant pouvait-elle vivre
puisque la nourriture ne pouvait pas lui profiter ? Le vin
ne donne pas de sang, c'est simplement du feu que l'on
met dans le corps.

Je lui ordonnai donc :

1) De se lever chaque nuit pour se laver le corps
entièrement, puis de se recoucher.

2) De marcher nu-pieds chaque jour pendant une demi-
heure (on était alors au printemps).

3) De prendre chaque deux jours un bain jusqu'à la
ceinture.

Ce traitement devait durer quinze jours ; puis je lui
ordonnai :

1) De se lever deux fois par semaine pour se laver
avec de l'eau additionnée de vinaigre.

2) De prendre deux fois par semaine un bain jusqu'à
la ceinture.

3) De se doucher deux fois par semaine.

4) Marcher quelque temps pieds nus chaque jour.

Après quinze jours encore :

1) De prendre deux ou trois bains jusqu'à la ceinture, chaque semaine.

2) De se doucher le haut du corps et les jambes, deux
fois par semaine.

Pendant cette cure elle dut manger une soupe fortifiante matin et soir, depuis le matin jusque midi boire à

chaque heure une cuillerée de lait, depuis midi jusqu'au soir boire à chaque heure une cuillerée d'eau froide.

On changea les vêtements, et à la place d'une chemise de laine elle revêtit une chemise de toile ; quant au reste l'habillement était tout à fait simple.

Au bout de six semaines la jeune fille était complètement changée ; elle avait une voix puissante, une figure fraiche et se contentait de la nourriture la plus simple.

En lavant entièrement le corps on lui avait redonné de la vie, de la force et de la résistance. Les bains jusqu'à mi-corps augmentaient la force et lui donnaient de la résistance contre le froid et la débilitation. En marchant pieds nus elle faisait descendre le sang de la tête aux pieds et donnait de la vigueur à l'organe de la parole. La soupe fortifiante déplaisait à la jeune fille au commencement parce qu'elle n'y était pas habituée, mais l'habitude la lui fit bientôt aimer. La cuillerée de lait après le déjeuner du matin était un excellent moyen d'augmenter le sang. Les personnes faibles ne peuvent pas boire beaucoup de lait sans en ressentir des aigreurs d'estomac. Une seule cuillerée se digère et sert de nourriture. La cuillerée d'eau enlevait toute l'inflammation intérieure et aidait à donner plus de régularité aux selles. Il est préférable de prendre une cuillerée d'eau à chaque heure que d'en boire tout un verre en une fois.

Les sœurs de cette jeune fille furent soumises au même traitement. Ici se pose une question : Pourquoi les filles d'une mère si forte et si bien portante étaient-elles si débilitées ? C'est tout simple. La mère était née à la campagne, ne mangeait que des aliments simples et nourrissants, sans assaisonnement, et ne buvait pas de spiritueux ; elle s'était fortifiée par les travaux des champs, avait porté des vêtements de campagnard et respiré un air frais. Comme elle s'entendait à tenir une maison, et surtout à cause de sa forte dot, elle fut recherchée par un commerçant d'une ville voisine et fut mise à la tête des affaires. Toute sa façon de vivre changea alors. Elle but un café excellent, de bonne bière et du vin délicieux, au lieu de lait et d'eau. Elle avait remplacé sa bonne nourriture par des mets recherchés. Tout cela avait été au

détriment de l'organisme et les enfants en avaient subi
les conséquences.

5.

Une jeune fille de dix-huit ans, assez grande et bien
faite, mais si faible qu'elle ne pouvait faire un pas, se
plaignait de violents maux de tête, de frissons continuels
et de manque d'appétit. Elle n'avait plus de goût que pour
le café, très peu pour la bière et le vin.

Elle était très anémique, ses forces avaient disparu,
et elle ressemblait à un petit moulin sans eau.

Traitement : 1) Se doucher deux fois par jour le haut
et le bas du corps, et cela pendant six jours ; 2) se doucher
ensuite une fois par jour et prendre un bain jusqu'à la
ceinture, et marcher pieds nus, ceci pendant 10 jours ;
3) pendant dix jours encore doucher les reins et prendre
un bain jusqu'à mi-corps.

Elle devait boire aussi une infusion d'absinthe trois
fois par jour et deux cuillerées chaque fois, et absorber
chaque jour de 6 à 8 baies de genièvre. Elle mangeait
de plus une bonne nourriture bourgeoise.

Les douches devaient donner de la vigueur à tout le
corps ; l'absinthe aidait à la digestion, et le genièvre fortifiait l'estomac. Les bains jusqu'à mi-corps augmentaient
aussi les forces et la chaleur naturelle.

Au bout de six semaines la jeune personne était de
nouveau bien portante. Pendant les quatre premiers jours
de la cure la jeune fille avait été complètement affaiblie,
mais cette faiblesse disparut bien vite. Les maux de tête
apparaissaient encore de temps à autre, mais étaient très
faibles ; la constipation s'était fait sentir aussi, ce que
l'on combattait en faisant avaler à la malade une cuillerée
d'eau à chaque heure.

6.

Une jeune fille âgée de 19 ans me dit un jour : „Il
y a six mois j'ai tellement saigné du nez que l'on crut
ma mort prochaine. Depuis je n'ai plus saigné que peu,
et de temps à autre seulement ; j'éprouve avant les saignements un violent mal de tête. Autrefois j'étais très bien
portante, aujourd'hui je suis débilitée, j'ai toujours froid

et je manque d'appétit. Je ne puis rien supporter, je m'affecte facilement et pleure pour un rien."

C'est le saignement de nez qui a provoqué l'anémie, et quand même le sang aurait été remplacé rapidement, ce nouveau sang eut cependant été faible. Il manquait donc au corps une chaleur suffisante, une nourriture fortifiante et la force nécessaire.

Traitement : 1) Doucher chaque jour les jambes et marcher pieds nus pendant une demi-heure.

2) Chaque deux jours doucher le haut du corps.

3) Prendre chaque semaine deux ou trois bains jusqu'à mi-corps.

4) Depuis le déjeuner jusqu'à midi, prendre d'heure en heure une cuillerée de lait ; de midi au soir, boire cinq cuillerées d'une infusion d'absinthe. Manger une nourriture simple et fortifiante.

Par la perte de sang la jeune fille s'était beaucoup affaiblie. Un sang nouveau se forma vite, et en très peu de temps les pertes furent réparées ; mais le sang nouveau est faible et ne peut devenir fort que petit à petit souvent même pas du tout. A chaque perte de sang, les éléments qui contribuent à sa formation diminuent ; il faut donc fortifier le corps par une bonne alimentation. En douchant les jambes on fait descendre le sang aux pieds, aussi cette sorte de douche est-elle très utile. Le même procédé utilisé pour la partie supérieure du corps donne de l'activité à la respiration. Les bains jusqu'à mi-corps donnent de la force à l'organisme. Enfin le lait pris par petites quantités sert principalement à l'augmentation du sang, et l'infusion d'absinthe améliore les sucs gastriques et aide à la digestion.

Ce traitement suivi pendant cinq semaines avait eu les meilleurs résultats, et il fut suffisant de soutenir le corps en prenant chaque semaine quatre à cinq bains jusqu'à mi-corps.

<h2 style="text-align:center">7.</h2>

Un jeune paysan de 23 ans me fit le récit suivant : „Il y a deux ans, j'ai eu des vomissements de sang et j'en ai perdu deux litres au moins. Depuis ce temps je suis tellement affaibli que je puis à peine travailler. J'ai très

rarement de l'appétit, et je mange de préférence les aliments qui ne me fortifient pas. On m'a dit que j'allais être
atteint de consomption."

L'anémie était ici le point capital ; tous les autres maux
découlaient de là ; la faiblesse des organes et leur légère
activité ne permettaient pas au sang de se former. C'est
toujours le moulin privé d'eau.

1) Le malade dut se doucher chaque jour le haut du
corps et les jambes, pour que la force et la vie se distri-
buent à toutes les extrémités.

2) Prendre chaque nuit un bain de siège pendant une
minute, et cela durant trois jours.

3) Chaque jour se doucher le haut du corps et les
jambes.

4) Chaque deux jours prendre un bain jusqu'à mi-
corps pendant une ½ minute.

5) Deux fois par semaine faire des applications de linges
mouillés sur la partie supérieure et la partie inférieure du
corps pendant trois quarts d'heure.

Pendant huit jours le jeune homme dut boire trois
fois par jour deux cuillerées d'une infusion d'absinthe ; et
boire, en trois fois, une infusion de dix baies de genièvre.

Au déjeuner et au souper il mangeait une soupe au
pain bien cuite, et il ne buvait jamais de bière ni de
vin. Au bout de six semaines le malade était complètement guéri. Les forces, l'appétit et la gaieté revinrent
bien vite.

8.

Le fils d'un pauvre ouvrier avait eu un tel saignement de nez que l'on craignit qu'il ne perdît la vie avec
son sang. Le remède arrêta le sang, mais le jeune homme
fut si affaibli qu'à la moindre animation le saignement de
nez menaçait de reprendre.

Une fois de plus on avait la preuve que le sang
s'arrêtait dans la partie supérieure du corps, au détriment
du reste, quand il n'était pas suffisamment nourri. Il fallait
donc faire descendre le sang et fortifier tout le corps.

1) Une douche quotidienne sur la partie supérieure
devait fortifier tout le corps.

2) Une douche sur les jambes faisait descendre le sang

3) Un bain jusqu'à la ceinture pris chaque jour donnait de l'activité au corps.

4) Le malade devait aspirer journellement par le nez une décoction de prêle de manière à la faire ressortir en partie par la bouche, ce qui fortifiait et purifiait les conduits du nez.

La nourriture était simple mais fortifiante. L'appétit revint bientôt, et au bout de cinq semaines le malade était guéri et n'avait plus qu'un désir : Celui de conserver toujours la santé dont il jouissait alors.

9.

Une mère de famille, âgée de 48 ans, avait de si grandes pertes de sang que pendant quatre ans on s'attendait à la voir mourir. Rien ne réussissait à la guérir, pas plus les remèdes que les bains. Cette femme se résigna enfin à une cure d'eau, ce qui lui répugnait fort jusqu'alors.

1) Les premiers jours on la doucha pendant $\frac{3}{4}$ d'heure avec de l'eau froide ; un jour on douchait la partie supérieure du corps. le lendemain la partie inférieure.

2) Elle buvait quatre fois par jour et à chaque fois trois cuillerées d'une infusion de prêle.

Au lieu de la bière et du vin. qu'on lui faisait boire auparavant pour lui donner du sang et des forces, elle buvait du lait par petites quantités.

Au bout de deux semaines elle prit tous les deux jours un bain jusqu'à la ceinture. Au bout de six semaines elle était guérie.

10.

Un prêtre, âgé de 56 ans, se plaignait de violents maux de tête ; il sentait très bien que le sang montait puis se pressait sur le front et provoquait un étourdissement. Les forces intellectuelles disparaissaient de plus en plus, surtout la mémoire, et tout l'organisme en souffrait. Il avait beau essayer de se réchauffer les pieds, ils étaient toujours froids. Le sommeil était bon mais ne lui donnait pas de force.

En tâtant le pouls on constatait l'anémie qui s'expliquait aussi par le froid aux pieds. Il est bon d'observer que les pieds étaient assez maigres en comparaison du reste du corps. Pour prévenir une attaque il fallait donc :

1) Marcher dans l'eau chaque jour pendant 5 minutes pour faire descendre le sang.

2) Se doucher le haut du corps pour l'animer et le fortifier.

3) Prendre chaque jour un bain de siège.

4) Doucher les reins tous les deux jours.

Il buvait chaque jour aussi une tasse de thé fait avec des baies de genièvre, d'achillée (millefeuilles) et du mille-pertuis, pour aider la digestion et pour expulser les matières malsaines.

Au bout de quinze jours commença la seconde cure qui consistait à doucher chaque jour le haut et le bas du corps, et à prendre tous les deux jours un bain jusqu'à mi-corps.

Au bout de six semaines il s'était opéré une transformation complète dans tout le corps; toute raideur avait disparu, un bon appétit était revenu et avec lui les forces intellectuelles.

11.

Une jeune fille de 22 ans avait de si violents maux de tête qu'elle en perdait toute connaissance. Les douleurs subsistaient presque toujours, plus ou moins aiguës il est vrai. Elle avait continuellement froid aux pieds, et de temps en temps elle souffrait tellement de l'estomac qu'elle devait garder le lit pendant huit jours. Elle avait dépensé beaucoup en remèdes, mais rien n'y avait fait.

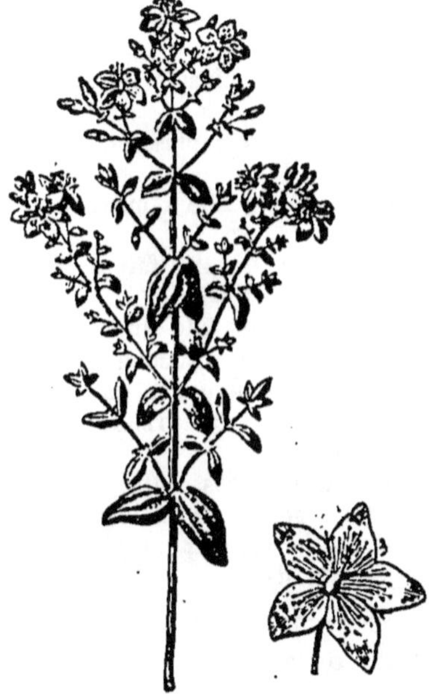

Mille-pertuis.

(Hypericum perforatum L.)

Il était évident qu'il y avait une anémie très grande
et que le sang était trop porté à la tête. C'est de là que
venaient les souffrances ressenties de droite et de gauche.
Il était donc facile de remédier au mal en débarrassant
toute la machine humaine de sa faiblesse.

Traitement: 1) Chaque jour doucher les cuisses et
les genoux.

2) Doucher chaque jour le haut du corps.

3) Prendre toutes les deux nuits un bain de siège.

4) Manger chaque matin une soupe fortifiante au
lieu de café.

5) Trois fois par jour boire une infusion d'absinthe,
deux cuillerées à chaque fois.

Ce traitement devait durer trois semaines, puis on en
suivait un autre:

1) Prendre chaque jour un bain jusqu'à mi-corps et
se doucher.

2) Boire chaque jour une tasse de thé fait avec de
la sauge, de l'achillée et du mille-pertuis.

Au bout de six semaines la jeune malade était guérie;
tout le corps avait sa chaleur naturelle, aucune douleur
ne se faisait sentir, et la soupe fortifiante plaisait. Le
corps pouvait supporter des mets plus nourrissants. En
un mot, la guérison était complète.

Les douches fortifièrent tout le corps, l'absinthe ex-
cita l'appétit, et le corps put supporter de meilleurs aliments. Les bains donnèrent de la vigueur au corps et
écartèrent tous les principes maladifs.

Crachement de sang.

1.

„Il y a deux ans et demi, me disait un patient, j'ai
eu un crachement de sang, j'ai dû garder le lit pendant
trois semaines et j'ai toussé beaucoup. Depuis cette époque je tousse souvent, j'ai de la fièvre et de la sueur. Les
médecins donnèrent à mes souffrances le nom de catarrhe.
Le dernier docteur m'ordonna de la créosote en me disant que
si cela ne me soulageait pos, rien ne me soulagerait. Cela
n'a servi à rien. Maintenant je veux essayer une cure d'eau,"

J'ordonnai donc : 1) Chaque jour deux douches sur la partie supérieure du corps, et deux douches sur les genoux.

2) Chaque jour boire une tasse de thé préparé avec deux pincées de fœnum graecum et une pincée de fenouil.

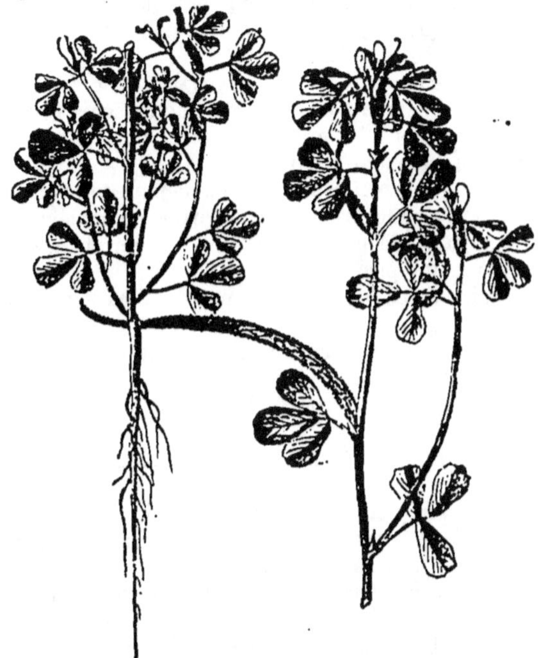

Fœnum graecum ou Trigonelle fénugrec.
(Trigonella foenum graecum L.)

Il suivit ce traitement pendant quatre semaines ; il expectora beaucoup de glaires, et l'urine entraîna bien des matières malsaines. Il fut bientôt rétabli.

L'engorgement était général, mais les parties intérieures n'étaient pas encore fortement attaquées, aussi les douches réussirent-elles à fortifier les organes ; la chaleur naturelle revint et l'intérieur fut lavé par le thé.

2.

Un homme de 27 ans avait un rhume depuis quelques années, il ne lui faisait pas trop mal, mais le gênait cependant. Trois ans auparavant il avait eu un crachement de sang et avait été malade pendant deux mois. Deux ans après il en avait eu encore un; puis un troisième il y avait à peine quinze jours. Mais il ne pouvait plus vaquer à ses affaires cette fois.

Le crachement de sang provenait d'une forte toux. Les poumons n'étaient pas encore attaqués mais pouvaient l'être d'un moment à l'autre; il fallait donc fortifier l'intérieur aussi bien que l'extérieur.

Traitement intérieur: 1) Chaque jour boire une tasse de thé fait avec de la prêle et des baies de genièvre. (On écrase dix baies de genièvre et on les cuit pendant dix minutes avec un peu de prêle.

2) Boire deux fois par jour une demi-cuillerée d'huile douce.

3) Manger une nourriture simple avec très peu ou pas de bière et de vin.

Traitement externe: 1) Se doucher une ou deux fois par jour.

2) Prendre chaque jour un bain de siège d'une minute de durée.

3) Marcher pieds nus le matin et le soir.

Au bout de quatre semaines, on alterna les douches avec les bains jusqu'à mi-corps.

Le thé avait pour effet de servir de dépuratif et de fortifiant. Les douches aidaient à se débarrasser des mucosités, et les bains de siège agissaient principalement sur les intestins.

Au bout de deux mois, le malade était de nouveau en parfaite santé et continuait à prendre chaque semaine un ou deux bains jusqu'à mi-corps pour entretenir sa santé.

Vomissement de sang.

Un jeune homme de 26 ans vint me trouver en disant: J'ai eu des vomissements de sang l'année dernière, et j'en ai vomi plus d'un litre, et depuis ce temps je n'ai

plus retrouvé de forces. Il y a 12 jours encore j'ai vomi
de nouveau du sang, pas autant il est vrai, mais je sens
que cela me reprendra encore d'un moment à l'autre."
Ces vomissements provenaient de l'estomac, il n'y avait
pas de doute, il fallait donc un traitement interne et un
traitement externe : 1) Pendant huit jours il but à chaque
heure deux cuillerées d'une infusion d'absinthe ou de gui.

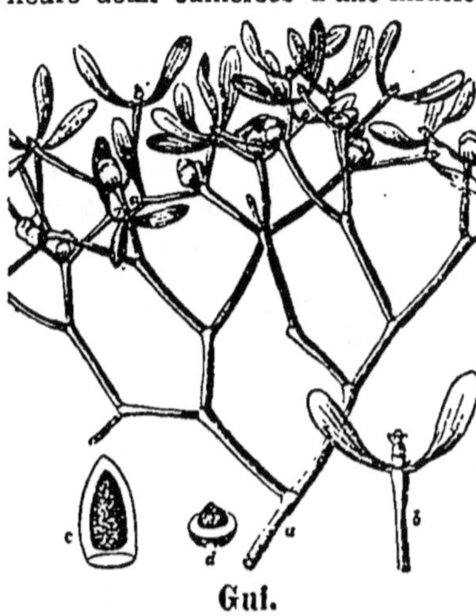

Gui.

(Viscum album L.)

a) Branche (la moitié de la grandeur naturelle);
b) fleur (grossie);
c) semence (grossie);
d) fruit, coupe transversale (plus petit que nature).

2) Au bout des huit jours, il en buvait une tasse le matin, une à midi, et une le soir. 3) Il dut manger des mets fortifiants mais simples, sans bière ni vin.

De plus, il devait doucher le haut du corps et les genoux une fois par semaine et prendre deux bains jusqu'à mi-corps.

Au bout de six semaines la guérison fut complète. Pour prévenir une rechute, le malade continua à prendre chaque semaine une tasse d'infusion et un bain jusqu'à mi-corps.

Les douches et les bains donnaient de la force et de
la vigueur au corps, tandis que le thé agissait comme dépuratif reconstituant.

Dépôts de Sang.

1.

Une femme âgée de 52 ans m'exposa ainsi ses souffrances : „Il y a quatre ans je devins subitement très forte.
Je crus même bientôt avoir à craindre une attaque ; le
médecin m'a avoué d'ailleurs que deux fois il en avait re-

marqué les prodromes. Le sang me montait très fortement
à la tête du côté gauche, j'en étais étourdie et ne savais
même plus ce que je faisais. J'éprouvais même une telle
chaleur dans la tête que la sueur me coulait du front. Parfois le sang et la chaleur descendaient de la tête dans le bas
du corps, il me semblait alors avoir une flèche dans le pied
gauche et j'étais incapable de travailler. Le pied droit et
le côté droit restaient au contraire toujours froids, et je
demeurais souvent des heures au lit sans pouvoir me réchauffer. Les remèdes me procuraient tout au plus un peu
de soulagement mais le mal persistait. Quand la douleur
descendait dans l'intestin, j'éprouvais des envies de vomir,
mais je vomis rarement. Si on ne réussit pas à me secourir
je suis complètement perdue, et j'aurais aimé cependant de
vivre encore quelque temps."

Voici mon traitement : 1) Mettre sous les bras une
serviette imbibée d'eau chaude dans laquelle on a fait infuser des fleurs de foin, deux fois par semaine et pendant
1 heure ½ ou 2 heures chaque fois. 2) Laver tout le corps
deux ou trois fois par semaine, de préférence en se levant
la nuit pour se recoucher ensuite ; additionner l'eau d'un
quart de vinaigre. 3) Une fois par semaine pendant une
heure et demie mettre deux serviettes humides également
imbibées d'eau chaude dans laquelle on a fait infuser des
fleurs de foin. 4) Boire chaque jour une tasse de thé fait
avec dix baies de genièvre qui doivent être écrasées et
cuites ensemble avec de la prêle pendant 10 minutes ;
boire cette tasse de thé à trois reprises différentes.

Au bout de trois semaines la brave femme ne sentait
plus le sang lui monter à la tête ; les douleurs étaient rares
et faibles. Elle avait chaud aux pieds et pouvait de nouveau se livrer à ses occupations.

Il faut attribuer ce malaise à la circulation du sang
qui n'était plus régulière. Le côté droit étant froid la circulation était certainement entravée, et il en résultait des
douleurs dans la tête et dans les intestins. Il fallait donc
un traitement qui donnât de la force et de la vie à toute
la nature, c'est pourquoi j'ordonnai de laver le corps entièrement, comme il est dit plus haut. Il est évident que, pour
continuer à maintenir la régularité dans la circulation du

sang, cette femme dut prendre chaque semaine deux bains jusqu'à mi-corps, se doucher au moins une fois, et prendre au moins une tasse de thé par semaine.

2.

Une demoiselle de 38 ans se plaignait d'avoir de temps à autre un pied tout à fait insensible, et de souffrir au genou d'une tumeur qui était plus ou moins forte. Souvent aussi elle avait un abcès à la gorge, ou bien elle saignait du nez sans autre motif. Enfin elle était devenue très forte en quelques mois, avait la respiration difficile et se sentait la plupart du temps sans force.

Je lui ordonnai : 1) De se doucher chaque jour le haut du corps et les cuisses. 2) De faire des applications de linges mouillés.

Au bout de douze jours, je lui ordonnai de prendre trois fois par semaine des bains jusqu'à la ceinture, et de se doucher deux fois. Après un mois de ce traitement elle était rétablie.

Ce qu'il y avait à guérir c'était des dépôts de sang. Il s'était accumulé beaucoup de sang dans la tumeur du genou, ce qui était une preuve du trouble de la circulation tout comme les saignements du nez. Il fallait donc remettre ce sang en mouvement.

3.

„Il y a huit mois, me racontait un jour quelqu'un, j'eus un rhumastisme articulaire qui me prit un membre après l'autre. Les médecins ordonnèrent beaucoup de salycilate pour me guérir. Il en résulta pour moi de fortes transpirations. Au bout de quelques semaines survint une inflammation de la grosse veine de la jambe droite, et le sang s'accumula dans les poumons, ce qui parut très dangereux aux médecins. En maintenant la jambe tranquille et dans une position élevée, il y eut un peu de dégonflement et le sang se remit à circuler au bout de trois à quatre semaines. Au bout de quelques mois je pus marcher avec le secours d'un bâton ; mais comme il n'y a pas d'autre amélioration je viens vous demander de me faire suivre une cure d'eau."

Le traitement fut celui-ci : Doucher chaque matin les jambes et le haut du corps, chaque après-midi doucher les

reins, le soir doucher les genoux ; et cela pendant une semaine. Dans la seconde semaine se doucher chaque matin
et marcher dans l'eau, et l'après-midi prendre un bain jusqu'à la ceinture ; enfin tous les deux jours doucher les
reins au lieu de doucher le haut du corps.

Au bout de quinze jours de traitement, le rhumatisme
avait disparu ainsi que l'inflammation ; tout le corps se
trouvait dans un excellent état.

A la disparition du rhumatisme il était encore resté
plusieurs dépôts sanguins qui causaient une douleur assez
forte. Le traitement employé fit disparaître ces dépôts en
agissant tantôt sur une partie du corps tantôt sur une
autre. En douchant le haut du corps on faisait disparaître
ces dépôts des épaules et des bras, en douchant les cuisses
on les faisait disparaître des jambes, en douchant les reins
et en prenant des bains jusqu'à mi-corps on fortifiait tout
l'organisme.

4.

Un homme, âgé de 48 ans, avait de si violents maux
de tête qu'il se croyait fou. Les médicaments et les bains
ne lui procurant plus de soulagement, il voulut faire une
cure d'eau. Dès qu'il eut commencé la cure, on vit de
suite qu'il n'avait pas la même chaleur que les autres, ni
la même force, et l'on put être certain qu'il s'était formé
des dépôts sanguins qui empêchaient le sang de pénétrer
jusque dans toutes les parties du corps.

Mais comment trouver ces dépôts ? ils pouvaient être
aussi bien sur les épaules, dans les intestins, dans les
articulations. On aurait pu dire : il faut agir au hasard.
D'autres auraient peut-être tenu un pareil langage, mais
l'ydropathe dit : Je chasserai tous ces coquins du corps,
qu'ils soient où ils voudront. La cure d'eau réussit en
cela d'ailleurs.

Traitement : Chaque jour on douchait deux fois le
haut du corps et deux fois les jambes, et cela pendant
quatre jours. Ensuite on douchait les reins une fois par
jour, et l'on faisait prendre au malade un bain jusqu'à mi-
corps.

Au bout de quinze jours le pouls était à son état
normal, les maux de tête avaient disparu.

5.

Une jeune fille aimait beaucoup la danse et profitait
de toutes les occasions pour valser. Elle se vêtait aussi
selon la mode et se serrait fort la taille. Elle en fut bientôt punie. Le sang se porta tellement à la tête qu'elle en
éprouva les douleurs les plus violentes. Les pieds étaient
généralement froids. Elle était tellement faible que la
moindre occupation lui pesait. On peut à peine comprendre
qu'il y ait des gens assez sots pour s'adonner au plaisir
au point de causer du préjudice à leur santé. Combien
d'individus sont obligés d'avouer à l'heure de la mort qu'ils
auraient dû vivre plus longtemps s'ils ne s'étaient laissé
aveugler par les passions ! On ne peut pas comprendre non
plus qu'il y en ait encore autant pour se serrer la taille
quand on songe au grand nombre de ceux à qui cela a causé
la mort. D'ailleurs quand même la mort ne s'ensuivrait pas,
le corps en souffre cependant. On ne réfléchit pas assez
non plus que le sang ne peut souvent plus suivre la voie
naturelle, et que, par suite, bien des dépôts se forment.

Revenons à la jeune fille ; voici le traitement qui lui
procura la guérison : 1) Elle dut renoncer au corset. 2) Elle
fut obligée de se doucher de deux jours l'un, et de prendre
un bain jusqu'à la ceinture le lendemain. Les traitements
redonnaient de l'activité au corps, et les bains fortifiaient
toute la nature.

6.

Un homme éprouvait des douleurs, de temps à autre,
à la cuisse gauche ; le mal ne le faisait pas trop souffrir,
mais il remarquait que le pied gauche n'était pas bien.
On crut que c'était un rhumatisme, et plusieurs motifs le
faisaient présumer. Le monsieur était assez gros et n'avait
jamais pris la moindre médecine dans sa vie. Il avait
60 ans et pouvait encore facilement remplir les devoirs
de sa carrière. Un jour, après sa journée de travail, il fut
frappé d'une attaque qui amena la paralysie d'une moitié
du corps ; il se remit cependant de cet accident. L'attaque avait fait disparaître la souffrance du pied gauche,
ce qui démontrait clairement qu'il y avait eu un dépôt de
sang. La cure d'eau remit bientôt le sang dans son état
normal et la douleur du pied ne se fit plus sentir.

Quand on se trouve en présence de pareils cas, il ne faut pas les prendre à la légère, car les dépôts de sang peuvent avoir les conséquences les plus fâcheuses.

Voici le traitement suivi: 1) Chaque nuit ou au moins toutes les deux nuits le malade dut se lever et se laver le corps entièrement, de façon à donner à tout le corps une chaleur égale, et à favoriser la circulation du sang.

2) On lui fit prendre chaque semaine deux bains jusqu'à mi-corps, de façon à fortifier l'organisme et à lui donner de la résistance.

7.

Une jeune fille de 23 ans avait été trempée par la pluie et en avait ressenti un grand refroidissement. Elle dut rester coucher pendant plusieurs semaines, elle avait des maux de tête si violents qu'elle en perdait connaissance. Elle avait toujours froid aux pieds, pas d'appétit, et ressentait des douleurs dans les intestins et dans la poitrine. Elle tomba dans un état général de langueur, et la joie fit place à la mélancolie. Elle demanda en vain du secours à la médecine.

Je lui ordonnai donc: 1) De boire chaque jour une tasse de tisane faite avec des feuilles de pâquerettes. 2) De prendre chaque soir un bain de pieds dans lequel on avait mis des cendres et du sel. 3) De se laver entièrement le corps chaque nuit et de se recoucher sans se sécher. — Cela devait durer ainsi quinze jours. Puis elle devait se doucher les genoux chaque jour, et le haut du corps tous les deux jours, et boire tous les trois jours une tasse de tisane de mille-feuilles et d'absinthe. Au bout de cinq semaines la jeune fille fut de nouveau bien portante. Les maux de tête avaient disparu, la circulation du sang était de nouveau régulière, et les douleurs des intestins avaient disparu.

Les bains de pieds avaient tiré le sang de la tête aux pieds et redonné à ceux-ci toute leur chaleur. En lavant le corps on avait rétabli la circulation du sang, et les douches avaient donné de la vigueur à toute la nature. La tisane enfin excitait la digestion.

8.

Une personne vint me trouver en disant: „J'ai fait une chute si malheureuse, il y a six ans, que l'on me croyait

perdue. Depuis cette époque j'ai très peu de force d'un
côté du corps, et il me semble que ma jambe ne peut pas
me porter. La faiblesse gagne même de plus en plus tout
le côté ; et pendant toute la nuit j'ai froid au pied de ce
côté." La chute avait jeté un trouble complet dans la circulation ; je lui ordonnai donc : 1) De se laver tout le corps,
la nuit, pendant quatre jours, puis tous les trois jours. Ce
qui donnait de l'activité au sang, produisait une augmentation de chaleur, et donnait de la force.

2) De doucher le haut du corps et les cuisses pendant les quatre premiers jours, pour aider à la circulation
du sang.

Au bout de huit jours, on devait :

3) Doucher les reins chaque jour et prendre un bain
jusqu'à mi-corps.

Au bout de 4 semaines le corps avait de nouveau toute
sa chaleur, et la circulation du sang était rétablie. Le
côté faible avait aussi retrouvé sa force. Pour augmenter
sa vigueur, la personne continua à se doucher une fois par
semaine et à prendre un bain jusqu'à la ceinture. Elle
usa aussi de nourriture fortifiante.

Empoisonnement du sang.

Quiconque a un sang très pur a toutes les chances
de demeurer bien portant et de vivre longtemps. Plus le
sang devient malade, plus le corps se débilite et plus la
maladie fait de progrès. Si aujourd'hui on se plaint beaucoup de l'anémie, on se plaint énormément aussi de l'empoisonnement du sang. Il est extraordinaire comme on
constate fréquemment cet empoisonnement qui était tout à
fait rare, il y a 40 à 50 ans. C'est certainement l'hygiène qui
en est cause. J'en accuse surtout les vêtements qui ne
ressemblent plus à ceux des années précédentes, et la nourriture qui manque de principes fortifiants. Beaucoup de
personnes redoutent même aujourd'hui la moindre coupure au
doigt parce qu'il y a de nombreux cas où cette simple blessure a causé la mort. Le meilleur remède contre l'empoisonnement du sang est certainement une hygiène simple et
intelligente ; il faut aussi que la nourriture soit fortifiante
et les vêtements sains, il est bon de prendre chaque semaine

un bain jusqu'à mi-corps. Le sang sera meilleur et il n'y aura plus à redouter l'empoisonnement.

1.

Une jeune fille de 19 ans eut un abcès à la main à la naissance des doigts. Elle supposait que ce n'était qu'un petit abcès par lequel les principes malsains sortiraient du corps. Cela dura plusieurs jours, mais l'abcès ne mûrissait toujours pas, et au lieu de s'ouvrir il devenait bleu et noir. L'appétit disparut, la douleur s'étendit de la main à toute la partie supérieure du corps. Le médecin déclara que c'était un empoisonnement du sang et que l'on n'y pouvait remédier que difficilement.

Voici le traitement que je fis suivre : J'ordonnai de cuire des fleurs de foin et d'en envelopper la main, les fleurs devaient être aussi chaudes que la main pouvait les supporter. On devait employer ce remède pendant huit heures en le renouvelant toutes les deux heures. Au bout des 2 premières heures la plus grande douleur avait disparu. Au bout de six heures, il n'y avait plus aucune douleur au bras, et le danger était conjuré.

Pour compléter la guérison, la jeune fille avait revêtu, deux fois par jour et pendant deux jours, une chemise trempée dans de l'eau salée bien chaude et s'était ensuite enveloppée dans une couverture.

2.

Un paysan avait senti un petit éclat de bois lui pénétrer dans le doigt ; mais comme il n'en souffrait pas, il ne s'en préoccupa point. Au bout de quatre jours toute la main enfla, lui causa des douleurs atroces, et l'abcès, déjà assez gros, devint bleu. On l'ouvrit à l'endroit où la douleur s'était fait sentir d'abord et l'on y trouva le petit éclat de bois. Le sang était noir et épais ; c'était un empoisonnement du sang, il n'y avait pas à en douter.

Je fis envelopper le bras dans des fleurs de foin bien chaudes, et tremper la main dans une infusion des mêmes fleurs aussi chaude qu'il était possible au malade de le supporter. Au bout de deux heures la douleur avait cessé ; au bout de six heures l'abcès perça. On enveloppa encore pendant deux jours, et deux heures par jour, le bras dans ces fleurs de foin, et l'empoisonnement fut guéri.

3.

Un enfant de dix ans qui était très maladif s'amusait un jour d'une façon imprévoyante avec un chat. Celui-ci le griffa, et l'enfant n'y fit pas attention. Au bout de deux jours la main enfla très fort et surtout le doigt. La main devint bleue et le doigt tout noir; c'était la preuve que le sang était empoisonné.

On fit revêtir à l'enfant une chemise trempée dans une infusion de fleurs de foin ; on tint la main enveloppée pendant six heures dans ces fleurs que l'on renouvelait de deux heures en deux heures. La couleur noire disparut, la main devint rouge, et petit à petit le doigt fut bien portant. On lava l'enfant pendant quinze jours, et deux fois par jour, avec de l'eau additionnée de vinaigre. L'appétit revint, et la nature comme le sang fut débarrassée des matières malsaines. L'enfant eut de nouveau des couleurs fraîches. Si les enfants qui sont pâles se lavaient ainsi le corps, et revêtaient une chemise semblable, il y en aurait beaucoup d'entre eux qui ne mourraient pas.

Pertes de sang, leurs conséquences.

1.

Voici le récit que me faisait un jour un homme de 32 ans : „Il y a quinze ans, un gros couteau me tomba sur le pied droit, près de la cheville. Je perdis une telle quantité de sang que j'en éprouvai une grande faiblesse et que je dus rester couché pendant plusieurs semaines. Depuis ce temps je n'ai plus joui d'une bonne santé. Tout ce côté du corps est affaibli et n'a plus de résistance. Ce qui me fait le plus souffrir ce sont des douleurs au côté droit de la tête; celle-ci me semble en feu parfois. Été comme hiver tout le pied est glacé, il est rarement chaud. Si cela ne va pas mieux je deviendrai incapable de quelque travail que ce soit."

Cet homme ayant perdu beaucoup de sang à la fois, les veines s'étaient rétrécies faute de soins. Comme il se formait à la suite de cela une trop faible quantité de sang, le côté droit en était trop peu nourri, d'où la faiblesse et

le froid. Les maux de tête venaient en partie du manque
de sang dans le reste du corps, et en partie de sa trop
grande affluence à la tête, car dans l'anémie le sang se
porte toujours à la tête.

Il fallait donc rétablir la chaleur naturelle par une
nourriture capable de donner du sang, et par des fortifiants.
Le côté affaibli devait alors reprendre sa vigueur et le sang
se mettre à circuler d'une façon normale.

J'ordonnai donc : 1) De se doucher les épaules et les
jambes deux fois par jour.

2) De doucher un jour les reins, et le lendemain prendre
un bain jusqu'à mi-corps ; marcher pieds nus sur des pierres
humides.

3) De boire chaque jour une tasse de tisane d'absinthe
et de baies de genièvre.

Chaque jour la chaleur corporelle augmentait et le
froid disparaissait. Le cinquième jour il ressentit de nouveau de la chaleur au pied droit. Au bout de sept jours
la circulation du sang était normale et l'appétit excellent.
Les douleurs de tête disparurent bientôt aussi.

Je lui commandai, pour la suite, de prendre trois fois
par semaine des bains jusqu'à la ceinture, et de marcher
pieds nus de temps à autre.

2.

Depuis trois ans déjà, une femme n'était plus bien portante. Elle avait perdu beaucoup de sang. La poitrine lui
brûlait et semblait parfois sur le point de se briser. Le
sang lui montait alors à la tête et lui causait de fortes
douleurs. Les pieds étaient comme gelés.

Cette accumulation de sang à la tête et à la poitrine
indiquaient suffisamment qu'il y avait de l'anémie. Je lui
ordonnai donc : 1) De se placer chaque jour sur le ventre
une serviette trempée dans une eau additionnée d'$\frac{1}{3}$ de
vinaigre. (En développant ainsi beaucoup de chaleur dans
le bas-ventre on y attirait le sang.)

2) De prendre un jour un bain jusqu'à la ceinture, et
de se doucher le lendemain.

3) De boire chaque jour une infusion de mille-feuilles,
de sauge et d'absinthe mêlés à parties égales.

Au bout de cinq semaines la guérison fut complète.

Pleurésie avec ses conséquences.

Il y avait un an qu'une femme avait une pleurésie à laquelle vint s'ajouter une péritonite. En conséquence elle pouvait à peine travailler, et souffrait toujours soit à la poitrine soit à l'estomac. Son corps était enflé ; parfois elle avait la diarrhée, parfois elle était constipée. Tous les remèdes qu'elle avait employés étaient restés sans succès.

Le corps de cette personne était affaibli par la maladie, et avait conservé encore des matières malsaines dont il fallait le débarrasser pour lui donner la santé.

Voici le traitement : 1) Envelopper l'estomac deux fois par semaine dans une serviette imbibée d'eau bouillie avec de la paille d'avoine.

2) Doucher deux fois par semaine le haut et le bas du corps.

3) Doucher les genoux chaque jour ou marcher dans l'eau.

Au bout de 12 jours, suivre le traitement suivant :
1) Chaque deux jours prendre un bain jusqu'à mi-corps.
2) Doucher le haut et le bas du corps trois fois par semaines.
3) Boire chaque jour une tasse de tisane de mille-feuilles, d'herbes de la Saint-Jean et d'absinthe.
4) Manger chaque jour de six à huit baies de genièvre.
5) Manger matin et soir une soupe fortifiante.

Au bout de six semaines la guérison fut complète. Le linge mouillé avait sucé les germes de la maladie ; les douches avaient fortifié le corps ; la tisane avait donné plus de régularité à la circulation du sang, et les baies de genièvre avaient amélioré l'état de l'estomac en le débarrassant des gaz et en calmant les nerfs.

Mal de poitrine.

Un patient se plaignait de souffrir depuis trois ans d'un violent mal de poitrine ; il était essoufflé, surtout la nuit. Il n'allait que difficilement à la garde-robe, et se sentait souvent très mal. Il lui sortait souvent de l'air de l'estomac et alors il se trouvait mieux.

Je lui ordonnai: 1) De se doucher chaque matin les cuisses, et deux heures après les épaules; de se doucher les reins l'après-midi vers deux heures, et de marcher dans l'eau vers les 5 heures. 2) De boire chaque jour une infusion de mille-feuilles et d'herbes de la Saint-Jean.

Au bout de trois semaines la santé était rétablie.

Le siège de la maladie se trouvait dans l'intestin; les vents remontaient et faisaient pression sur les organes de la partie supérieure du corps. Les douches fortifièrent le corps et contribuèrent à l'expulsion des gaz. La tisane agit principalement sur l'intérieur et sur les nerfs.

Emphysème.

Un homme de 57 ans m'écrivait un jour: „Je souffre beaucoup des voies respiratoires; souvent même je ne puis plus marcher, tellement la respiration est difficile. Si cet état se prolonge encore pendant six mois je n'y pourrai plus tenir. Je suis assez gros, mais pas d'une façon extraordinaire. Je suis employé aux écritures." Je lui ordonnai:

1) De se doucher deux fois par jour la partie supérieure du corps.

2) De doucher chaque jour les genoux et les cuisses.

3) De prendre tous les deux jours un bain de siège.

4) De boire deux fois par jour, et 50 gouttes chaque fois, une décoction de baies de genièvre, de Cynorrhodons (voir la figure p. 228) et d'absinthe, mêlés dans 12 ou 15 cuillerées d'eau pendant une demi-heure. Le traitement dura quatre semaines et le malade fut guéri.

Les poumons au début étaient très engorgés; l'intestin était inactif, faible et rempli de gaz. Les douches devaient donc combattre cette paresse, provoquer une plus grande activité et faire expectorer les glaires. Les bains de siège agissaient sur l'intestin et le débarrassaient des gaz. Les gouttes agissaient comme dépuratif et rendaient la digestion meilleure.

Dans la suite le malade n'eut plus besoin que de se doucher de temps à autre et prendre un bain de siège ou un bain jusqu'à la ceinture tous les deux ou trois jours.

Inflammations.

Un autre malade m'écrivit un jour : „Il y a sept mois j'ai eu mal aux reins et une inflammation du poumon du côté droit. Après un certain temps il y avait eu un peu d'amélioration. J'éprouvais cependant encore une certaine douleur à l'endroit où avait commencé l'inflammation du poumon. A cela vint s'ajouter bientôt une grande fatigue et d'autres douleurs dans les reins ; parfois aussi j'éprouvais des frissons. De petits abcès se formèrent enfin dans le dos et sur les reins, et m'empêchent de remplir ma charge.“

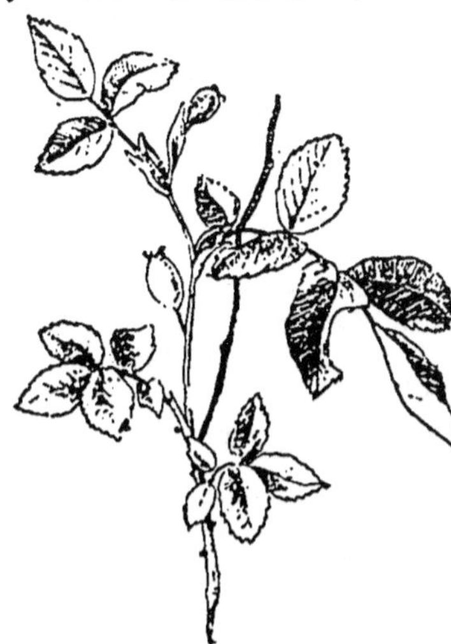

Eglantier et son fruit.
(Rosa canina L.)

Traitement : Laver tout le corps au milieu de la nuit et se recoucher sans s'essuyer. Doucher les cuisses chaque matin, et les reins chaque après-midi. Marcher dans l'eau chaque jour. Au bout de quinze jours prendre chaque jour un bain jusqu'à mi-corps et doucher la partie supérieure du corps, ensuite doucher les reins tous les deux jours. Ce traitement dura un mois et le malade eut de nouveau un bon appétit, un bon sommeil, et vit ses forces revenir. Les douleurs avaient complètement disparu.

Le mal venait de ce que certains principes maladifs étaient restés dans quelques parties du corps, et il en résultait des dépôts de sang. Les frissons en étaient une preuve. Le traitement devait donc augmenter la chaleur naturelle et exciter la transpiration, ce résultat était atteint en lavant le corps et en le douchant. Les bains avaient pour mission de fortifier toute la nature.

Epilepsie.

1.

S'il y a une maladie terrible et qui puisse rendre l'homme malheureux, c'est l'épilepsie. Quand la maladie a son complet développement, tout remède devient inutile. Il arrive souvent, surtout quand il s'agit de jeunes personnes, que les symptômes font regarder le mal comme une simple attaque de mal caduc. Dans ce cas l'on peut plus facilement procurer quelque soulagement au patient.

Des parents m'amenèrent un jour un enfant qui était sujet à ces attaques depuis deux ans. Au commencement les attaques ne se succédaient qu'à plusieurs semaines de distance, et dans la suite il y avait en moyenne de six à huit attaques par jour. L'enfant poussait ordinairement un cri et était de suite secoué par l'attaque dont la durée était de 2 à 10 minutes.

Traitement : 1) Comme l'on était au printemps, l'enfant dut marcher pieds nus la plupart du temps.

2) On le lavait chaque jour avec de l'eau et du vinaigre.

3) Au bout de quelques jours on fit marcher l'enfant dans l'eau jusqu'aux mollets, trois et quatre fois par jour et pendant cinq minutes. On continua aussi de le laver.

4) Au bout de trois semaines l'enfant prit des bains jusqu'à mi-corps et fit de la gymnastique. Les attaques devinrent de plus en plus faibles et cessèrent complètement.

Les travaux domestiques sont certainement la meilleure occupation à donner à ces enfants, parce que tout le corps y gagne en forces. Il faut avoir soin de donner à ces malades une nourriture tout à fait simple, et ne jamais leur permettre de boire de la bière ou du vin. Le café doit être défendu aussi ; il serait bon de leur donner une soupe fortifiante.

2.

Une jeune fille de 13 ans avait des attaques ayant des points de ressemblance avec l'épilepsie, le mal faisait son apparition surtout pendant la nuit. L'enfant devenait alors rigide, poussait des cris inarticulés, et était sans connaissance ; la crise cessait au bout de trois ou cinq

minutes. Il se passait quelquefois plusieurs jours sans que
le mal réapparaisse, mais souvent il y avait trois ou
quatre attaques dans une nuit. L'enfant avait alors perdu
toute sa gaieté, et les forces n'étaient plus en rapport avec
l'âge. On lui donnait du café deux fois par jour. Elle
n'avait pas d'appétit, surtout pour les aliments un peu
nourrissants, entre autres pour le lait, elle eut préféré de
la bière. Les pieds et les mains étaient généralement froids.
L'alimentation était donc aussi mauvaise que la santé ; il
fallait un traitement spécial, qui consista : 1) à prendre
une bonne nourriture ; 2) à fortifier le corps ; 3) à augmenter la chaleur naturelle.

Je recommandai de plus : 1) de la faire marcher pieds
nus tous les jours pour endurcir tout le corps ; 2) de la
faire marcher dans l'eau deux fois par jour quand la température était assez chaude ; 3) de laver son corps chaque
nuit avec de l'eau et du vinaigre pour augmenter les forces
et obtenir une chaleur suffisante ; 4) de lui faire prendre
un bain jusqu'à mi-corps chaque jour quand la température était douce et tous les deux jours quand elle était
fraîche.

Je fis supprimer le café et on le remplaça par une
soupe fortifiante pour le matin et le soir, L'enfant ne dut
plus boire de vin ni de bière et les remplacer par une
simple nourriture fortifiante. — L'enfant prit plaisir à
marcher pieds nus et en éprouva un certain soulagement.
Elle prenait volontiers aussi des bains jusqu'à mi-corps
parce qu'elle sentait ses forces renaître. Elle s'habitua
vite aussi à sa nouvelle nourriture, elle avait beaucoup
d'appétit, et l'appétit est le meilleur des cuisiniers. Au bout
de six semaines la santé était meilleure, et elle fut complètement rétablie grâce à l'eau.

Je voudrais que l'on s'habituât davantage à donner
aux enfants une nourriture saine et fortifiante, aussi ne
cesserai-je de répéter aux parents : Donnez à vos enfants
une bonne alimentation et évitez de leur donner une nourriture qui les débilite !

3.

Voici ce que me disait un jour un jeune homme de
26 ans : „Depuis une année j'ai souvent des attaques et

je demeure sans connaissance. Je commence par trembler, et au bout d'une minute je reviens à moi. Quelquefois, mais pas souvent, je tombe. Il me faut alors 4 ou 5 minutes pour me remettre. J'ai déjà été consulter trois médecins. L'un m'a ordonné les purgatifs, l'autre les eaux minérales, et le troisième m'a donné un remède à prendre. Mon état n'a pas changé malgré cela, j'ai perdu mes forces, et de temps à autre je suis mélancolique. Autrefois tout m'amusait, aujourd'hui tout m'ennuie. Puis-je encore espérer une amélioration ? — Je porte des vêtements de laine selon la recommandation des médecins, mais au lieu d'avoir chaud, j'ai froid."

Cet état maladif était encore un résultat de la débilitation, et le corps n'était pas nourri comme il aurait dû l'être. Aussi la force nécessaire faisait-elle défaut et la vie devenait un supplice. Une cure radicale était donc nécessaire.

1) Le jeune homme devait marcher pieds nus à l'air libre aussi longtemps que possible.

2) Il fallait doucher le haut du corps et les cuisses au moins une fois par jour.

3) Chaque jour il prit un bain jusqu'à la ceinture.

4) Matin et soir il mangeait une soupe fortifiante et évitait de boire des spiritueux.

Au bout de six semaines le jeune homme disait : „Je vis de nouveau et je suis content d'exister. La vie ne m'est plus à charge maintenant que je suis débarrassé de mes souffrances." Que l'homme était changé ! Ah ! si tous les jeunes gens pouvaient avoir entendu ce cri et le comprendre !

Adéliparie (Excès d'embonpoint).

Un homme de 54 ans, un demi-géant, très fort et très bien bâti, me disait : „Je ne peux plus respirer ; il m'est impossible de monter un escalier ; j'ai bien de l'appétit, mais si je mange la respiration est encore plus pénible. Les pieds sont enflés et me paraissent lourds comme du plomb. Au dire des médecins j'ai le cœur trop gras. Les remèdes n'ont servi à rien pas plus que la diète à laquelle on m'avait condamné. Si l'on ne me trouve pas un autre remède je mourrai. Que faut-il faire ?"

Il était nécessaire de fortifier tout cet organisme paresseux, de le débarrasser ensuite de la surabondance de graisse, et de donner plus de souplesse aux organes intérieurs du corps.

Pour y arriver, je résolus donc :

1) de m'attaquer d'abord à la partie supérieure du corps, de ménager la partie inférieure jusqu'à ce que tout l'organisme ait regagné ses forces.

2) Doucher la partie supérieure du corps pendant 6 jours était ce qu'il y avait de préférable. Mais le malade ne pouvait pas se plier ; j'ordonnai de laver deux fois par jour la partie supérieure du corps afin d'ouvrir les pores et augmenter ainsi la transpiration. On doucha ensuite les reins, et cela chaque jour pendant une semaine, et l'on employait de 4 à 8 arrosoirs d'eau chaque fois.

3) Chaque jour on douchait deux fois les cuisses pour fortifier les parties inférieures du corps.

Le premier jour de la 3ème semaine je lui fis prendre un bain jusqu'à mi-corps, le second jour doucher les reins, et les autres jours je commandai de l'envelopper dans un linge mouillé.

Le bain et la douche avaient pour mission de fortifier le corps, tandis que le linge devait influer sur les organes intérieurs et provoquer l'expulsion des principes maladifs.

Pour améliorer les voies digestives et pour purger le corps je lui fis boire, au commencement, une infusion d'absinthe, de sauge et de romarin (voir la figure p. 233), et plus tard une infusion de baies de genièvre, de prêle et de fleurs de prunellier (voir la figure p. 235). Ces deux tisanes agissaient également bien. Je permis au malade de se nourrir comme auparavant.

Il est à mon avis très dangereux de faire changer à quelqu'un sa façon de vivre quand il y est habitué depuis de longues années.

Les organes du corps sont nombreux, et chacun d'eux a un but déterminé et une nourriture spéciale, il ne faut donc pas négliger de mettre de la variété dans l'alimentation.

En tout cas il serait bon que les malades de cette catégorie se privent un peu, puisque en définitive l'on boit et l'on mange toujours plus qu'il n'est nécessaire à l'entretien de la vie.

Avortement.

Une mère de famille me disait toute attristée : „J'ai eu trois avortements, et le médecin à déclaré que j'en étais

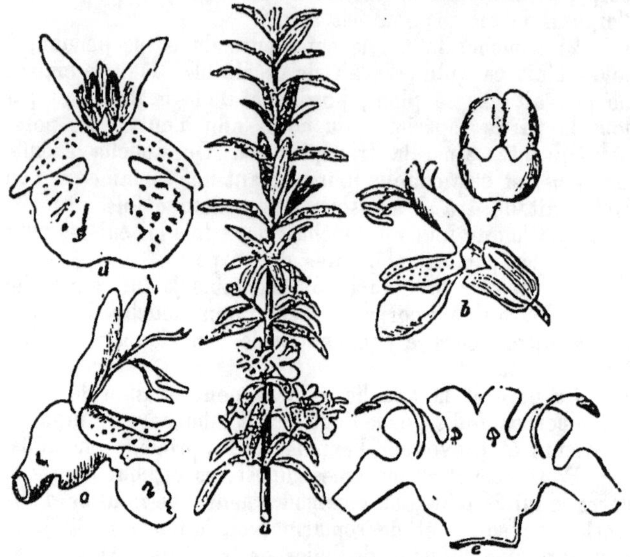

Romarin.

(Rosmarinus officinalis L.)

a) Tige (¹/₈ de la grandeur naturelle); b) fleur de profil; c) fleur de profil; d) la même épanouie; e) la même en face (¹/₄ de la grandeur naturelle); f) un fruit.

cause parce que je me suis trop serré le corps ; et maintenant j'ai toujours devant les yeux la punition de ma faute. Je suis bien malheureuse ainsi que ma famille ; qui est-ce qui pourra donc me rendre le bonheur ?“

Pour ne pas laisser partir cette femme sans un mot de consolation, je lui conseillai de serrer moins ses vête-

ments et de prendre quatre à cinq fois par semaine des
bains jusqu'à mi-corps. Elle le fit, et au bout d'une année
elle accoucha très heureusement.

Dartres aux jambes.

Un ouvrier me montra un jour sa jambe droite couverte,
de la cheville jusqu'au genou, d'épaisses écailles dont quelques-unes tombaient chaque jour. Toute la jambe avait
un vilain aspect : elle était rouge, bleue, noire ! Sur le
corps aussi il avait deux taches assez grosses. Le pauvre
ouvrier était obligé de se donner beaucoup de mouvement
pour son travail, et de plus ne pouvait pas reposer pendant la nuit, il avait de longues heures d'insomnie, il
avait de si piquantes démangeaisons que son lit était couvert de taches de sang. Il y avait déjà cinq ans qu'il
avait cette douleur, et dépensait, pour la guérison de sa
jambe, son patrimoine et tout ce qu'il gagnait. Ce qu'il
redoutait surtout c'était de ne pas trouver de secours,
il ne savait où en chercher, c'était aussi de ne plus pouvoir gagner son pain et d'en être réduit à la mendicité. Il était résigné à se soumettre aux opérations les
plus terribles, s'il le fallait, pour être guéri. Dans le cas
présent le sang était tout à fait gâté, car il avait bon
appétit et les forces ne manquaient pas, c'était donc sur
le sang qu'il fallait agir et ne pas faire attention aux
taches. Le sang une fois amélioré, la santé revenait dans
tout le corps et les dartres disparaissaient d'elles-mêmes.
Je lui ordonnai donc de doucher les épaules ; c'était le moyen
de fortifier le haut du corps, de le débarrasser des principes malsains et de fortifier les organes intérieurs. Deux
fois par jour on lui douchait les jambes ; on écartait ainsi
promptement l'inflammation, on expulsait les sucs malsains
et l'on donnait de la vigueur à la jambe malade. Chaque
deux jours il prenait un bain jusqu'à la ceinture, et il
faisait sur le corps le même effet que la douche sur les
pieds. Le malade prit ensuite tous les jours une pincée
de poudre d'os. Au bout de trois semaines il put reprendre
son travail. Au début de la cure les dartres avaient été
bien plus fortes, la suppuration avait été plus grande,

mais le plus vif de la douleur avait disparu au bout de
deux jours, au bout de 4 à 5 jours les taches bleues et
noires n'existaient plus et une belle couleur de peau faisait
son apparition. On va sans doute frémir en apprenant:

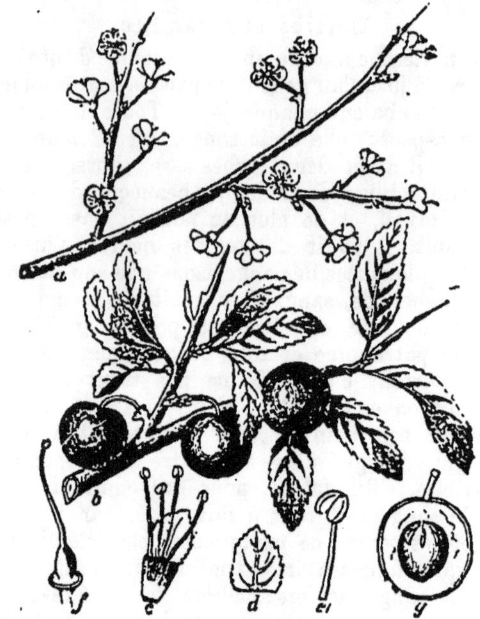

Prunellier.
(Prunus spinosa L.)

a) Une branche en fleurs; b) branche portant des fruits ($^3/_8$ de la grandeur naturelle);
c) une partie de la coupe; d) pointe dentelée; e) une étamine; f) un pistil; g) fruit à
noyau en grandeur naturelle, coupé dans le sens de la longueur.

que pour soigner ce mal on a employé de l'eau froide,
parce que les plus grands médecins ne donnaient plus de
remède! En tout cas je puis assurer que mon malade
une fois guéri vantait partout les bienfaisants effets de
l'emploi de l'eau.

Accidents aux pieds.

1.

Un monsieur, en venant me trouver, souffrait tellement aux pieds qu'il ne put même pas descendre de voiture; il avançait avec peine à l'aide de deux béquilles. Il me fit le récit suivant: „Il y a six ans j'ai ressenti une douleur au pied droit. Le genou était un peu enflé et la douleur grandissait de semaine en semaine; bientôt la jambe fut sans force et parut morte. Quand, pendant la nuit, je croisais la jambe gauche sur la jambe droite, celle-ci me semblait glaciale et morte. J'ai consulté un médecin célèbre, il ordonna différents remèdes, poisons et autres, mais sans obtenir un bon résultat; je consultai encore d'autres médecins dont l'un m'électrisa 70 fois, mais tout fut en vain. Le bras droit et tout le côté droit s'affaiblirent bientôt aussi, et je crains que ce côté ne se paralyse complètement. Je n'ai que 29 ans." Où cela péchait-il dans ce cas? C'est tout simple: Le sang s'arrêtait à la cuisse et au genou, la circulation n'était plus régulière. Le pied ne recevait plus tout le sang dont il avait besoin, à la fin même plus du tout, la chaleur faisait donc défaut et tout le pied se débilitait. Avec le temps, les troubles de la circulation furent plus nombreux et le mal s'accrut. Pour obtenir la guérison il fallait donc rétablir la circulation du sang, faire en sorte que toutes les parties du corps fussent également nourries et réchauffées, et que tout l'organisme fut de nouveau fortifié. J'ordonnai donc: 1) de doucher deux fois par jour les épaules et les jambes; 2) de marcher deux fois par jour sur l'herbe mouillée puisque l'on était au printemps; 3) de boire une tasse de tisane de baies de genièvre et d'absinthe, chaque jour en trois fois, le matin, à midi, et le soir. Le traitement était excellent: au bout de quinze jours toute douleur avait disparu, la circulation du sang était rétablie, et notre homme put se livrer à tous les exercices des autres hommes. Il me dit avoir remarqué, à la seconde fois que l'on doucha la jambe, que le sang était descendu dans le pied qui s'était aussitôt réchauffé.

En douchant les cuisses on provoquait un mouvement rapide du sang et les dépôts étaient surmontés. Le même effet avait lieu pour la partie supérieure du corps dont le bras était déjà affaibli parce qu'il n'était pas suffisamment nourri tandis que les autres parties du corps étaient bien portantes. Grâce à la tisane, la digestion était meilleure, et tout l'organisme y gagnait en force.

2.

Un père de famille me disait un jour: „Depuis trois ans j'ai un pied ouvert, il ne l'est pas continuellement et de temps à autre il semble guéri. Au commencement je n'y prêtai pas grande attention mais aujourd'hui cela me fait tellement souffrir que je suis sûr de ne plus pouvoir bientôt remplir les devoirs de mon état." Cet homme semblait bien portant, et était parfaitement nourri; il avoua cependant qu'il avait bu beaucoup de bière parce qu'il le croyait nécessaire, ce qui lui avait sans doute gâté le sang. Dans ce cas le sang n'était en effet pas très bon et les principes malsains s'étaient écoulés par le pied. Ces humeurs s'étant augmentées, le sang avait perdu en qualité et en quantité, ce qui arrive d'ordinaire aux buveurs. Toute la nature s'amollit et perd en force et en résistance. Il fallait donc fortifier le corps et le débarrasser de sa mollesse si l'on voulait le guérir. Le premier devoir était aussi de faire écouler la trop grande quantité d'eau, du corps, et refaire un sang riche au moyen d'une alimentation forti- fiante. Voici le traitement suivi : 1) Deux fois par semaine se tenir enveloppé pendant une heure et demie dans un peignoir trempé dans l'eau froide ; 2) doucher chaque jour les épaules et les cuisses ; 3) prendre un bain jusqu'à la ceinture pendant une minute. Cela dura dix jours. Le malade prit ensuite tous les jours un bain jusqu'à la cein- ture pendant une demi-minute, et se douchait chaque jour la partie supérieure du corps. On lui faisait prendre chaque jour aussi, en trois fois, une tasse de tisane faite avec dix baies de genièvre et de l'absinthe infusés pendant dix minutes. Au bout d'un mois tout le corps était changé ; la figure avait des couleurs plus fraîches, et tous les membres avaient plus de souplesse ; l'appétit était très bon, la sup- puration par le pied était tout à fait minime. Pour forti- fier tout l'organisme et éviter quelque rechute, j'ordonnai

-de prendre encore trois ou quatre fois par semaine des bains jusqu'à mi-corps.

Effets du traitement : Grâce au peignoir la transpiration se faisait plus régulièrement et ne s'accumulait plus dans le pied. Les bains et les douches fortifiaient tout le corps et le rendaient propre à expulser tous les principes malsains. La tisane purifiait et améliorait le sang en aidant la digestion. Il est à remarquer que pendant la cure le malade urinait beaucoup, surtout après les douches.

Transpiration des pieds.

Un jeune homme de 18 ans me disait un jour : „Depuis mon enfance j'ai toujours beaucoup transpiré des pieds. On n'y prêta pas grande attention parce que je me trouvais assez bien portant, bien qu'un peu faible. Il y a deux ans cette transpiration cessa d'elle-même, et alors j'éprouvai de légers maux de tête. Ceux-ci devinrent bientôt si violents que je ne puis plus continuer mes études ; n'ayant pas été guéri par les médecins, je désire essayer la cure d'eau.“

Comment fallait-il considérer ce cas et comment pouvait-on y remédier ? Depuis son enfance ce jeune homme n'avait pas un sang pur et bon, et cet état n'avait fait qu'empirer avec le temps. Il fallait donc expulser les principes malsains et refaire un sang plus riche, mais il était nécessaire, pour arriver à ce but, de fortifier toutes les parties de l'organisme. J'ordonnai donc : 1) de doucher le corps deux fois par jour ; une fois la partie supérieure du corps et une fois la partie inférieure ; 2) de manger de six à huit baies de genièvre par jour ; 3) de prendre ensuite chaque jour au bout d'une semaine un bain jusqu'à la ceinture, de se doucher deux fois par jour, et de continuer à manger des baies de genièvre. Au bout de trois semaines il avait la mine d'un homme bien portant, les vilaines couleurs du visage avaient disparu et avec elles les maux de tête. Pendant le traitement, l'étudiant se plaignait souvent d'avoir un mauvais goût dans la bouche, presque aussi désagréable que celui de la transpiration des pieds, il avait craché aussi beaucoup de glaires, ce qui

prouve que bien des matières mauvaises étaient expulsées.
Pour fortifier cette jeune organisation et la garantir d'une
rechute, je lui ordonnai de prendre, d'abord trois fois, puis
deux fois, des bains jusqu'à mi-corps. Les douches développaient une plus grande chaleur dans l'organisation, ce
qui aidait le corps à se débarrasser des principes malsains.
Les baies de genièvre aidaient à la digestion et à l'amélioration du sang, tandis que les bains donnaient de la résistance à l'organisation. Au lieu des baies de genièvre on
aurait pu prendre une tasse de tisane faite avec de l'absinthe, de la sauge et du fenouil.

2.

Un père de famille, âgé de 48 ans, faisait le récit suivant : „Depuis des semaines et même depuis des mois je
ne suis plus bien portant ; j'ai souvent des étourdissements,
quelquefois la poitrine me semble trop étroite, ou bien il
me semble que toutes mes forces disparaissent. Tantôt je
manque d'appétit, tantôt j'ai une faim extraordinaire ; bref,
je ne sais pas ce que j'ai. Autrefois j'ai transpiré beaucoup des pieds, mais cela a cessé et c'est, je crois, la cause
du mal." Qu'y avait-il à faire?

Il n'y avait pas à en douter, la transpiration des pieds
était la cause de la maladie et avait formé des dépôts à
l'intérieur ; il fallait donc donner à la nature la force nécessaire pour expulser les principes malsains, et agir en
même temps sur les organes intérieurs. J'ordonnai donc.

1) De doucher chaque jour une fois les épaules et une
fois les jambes.

2) De doucher les reins un jour et de prendre un bain
jusqu'à mi-corps le lendemain.

3) De marcher chaque jour dans l'eau pendant cinq
minutes.

Le malade devait boire aussi chaque jour en trois fois
une tasse de tisane de mille-feuilles, de sauge et d'herbes de
la Saint-Jean.

Ce traitement réussit parfaitement, les étourdissements
disparurent et l'appétit revint. Au bout de 12 jours, la
transpiration des pieds était rétablie, bien que le malade
marchât pieds nus sur l'herbe.

Ce cas montre une fois de plus ce qu'un arrêt de la
transpiration des pieds peut avoir de dangereux, mais il
prouve aussi toute la force que l'eau peut donner au corps
quand on l'emploie bien. En hiver naturellement le traitement anrait été autre. Pour achever la guérison le malade continua à prendre chaque semaine deux ou trois bains
jusqu'à mi-corps.

3.

Un fonctionnaire, à la suite d'un refroidissement, avait
vu cesser la transpiration aux pieds. Au bout de quelque jours il éprouva des douleurs à l'intestin, la poitrine
lui semblait trop étroite, et il éprouvait des étourdissements.

Comme c'était en hiver, je lui prescrivis :

1) De se vêtir d'un peignoir mouillé afin d'expulser
les matières malsaines.

2) De se laver tout le corps au sortir du lit, puis de
se recoucher, afin de fortifier la transpiration et de donner
de la résistance à la peau.

3) De prendre chaque semaine un bain jusqu'à la ceinture pendant une demi-minute, .afin d'agir sur la transpiration.

Au bout de trois semaines le malade fut complètement
rétabli et il transpira de nouveau un peu des pieds pendant la cure.

Comme la transpiration des pieds est aussi une maladie, il fallait la faire disparaître, ce qui eut lieu par le
moyen suivant : Deux et trois fois par semaine il prenait
pendant une minute un bain jusqu'à la ceinture.

Maux d'oreilles.

Si les yeux sont une partie très importante du corps,
les oreilles ont une grande valeur aussi. C'est un malheur
d'être sourd tout comme d'être aveugle. Les sourds-muets
le prouvent, car ils ont l'organe de la parole mais ne peuvent pas parler parce qu'ils n'entendent pas, ce qui montre
d'ailleurs que, pour parler, on a besoin d'entendre. Les
sourds de naissance sont en petit nombre, on perd surtout
l'ouïe à la suite de maladie. Combien n'ai-je pas connu

d'enfants qui, à la suite de la scarlatine ou d'autres fièvres,
ont complètement perdu l'ouïe. Ce devrait être une raison
de plus pour que l'on soigne ces maladies par l'emploi de
l'eau. On ne me fera pas croire que l'on perdrait l'ouïe si
l'on soignait ces fièvres au moyen de l'eau. Ce ne sont pas
seulement les enfants mais souvent aussi les grandes personnes qui perdent ainsi l'ouïe à la suite de fièvres. Mais je
puis affirmer que pas un de ceux qui ont suivi mon traitement
n'a été frappé de cette infirmité. J'ai déjà vu au contraire
beaucoup de personnes devenues sourdes à la suite de douches
telles qu'on les donne dans les établissements d'hydrothérapie.

On peut aussi devenir sourd à la suite d'un heurt,
d'un coup, etc., ce qui est un malheur. De nombreux
exemples m'ont prouvé l'efficacité d'une cure d'eau dans
le traitement des maladies des oreilles. La guérison est
possible, et arrive d'ailleurs, parce que l'eau fortifie les
organes faibles, leur rend l'élasticité et fait disparaître de
chaque partie du corps les principes malsains.

La petite Anna était âgée de 9 ans et avait eu la
scarlatine deux ans auparavant; on la croyait perdue. Elle
retrouva la santé mais elle ne pouvait plus entendre que
quelques syllabes. Comme l'eau ne pouvait pas nuire on
l'employa. Au bout de quinze jours on remarqua une légère amélioration, et six semaines après l'enfant pouvait
parler avec le premier venu.

Le traitement devait agir en partie sur le corps et
en partie sur l'oreille. L'ouïe ayant eu à souffrir de cette
fièvre, il était à présumer que les autres parties du corps
en avaient souffert plus ou moins aussi; il était donc nécessaire d'agir sur tout le corps. De ces sortes de maladies résultent toujours des troubles dans la circulation du
sang, ce que l'emploi de l'eau peut facilement faire disparaître. Ce qu'il y a de préférable c'est donc d'agir sur
tout le corps et d'y ramener la santé. Je fis laver chaque
jour tout le corps avec de l'eau et du vinaigre, pendant
une minute tout au plus, et sans essuyer. Ce traitement
remit la circulation du sang en meilleur état. Chaque jour
aussi on douchait les épaules de l'enfant et les oreilles.
La douche se donnait comme à l'ordinaire mais on avait
la précaution de bien arroser le pourtour des oreilles. Grâce

à cela, toutes les matières dures furent dissoutes, et on empêchait en même temps les dépôts de sang. L'eau froide fortifiait aussi toutes ces parties et, de fait, disparaissaient toutes les causes qui l'empêchaient d'entendre.

Les médecins ayant déclaré que la structure de l'oreille était intacte, on versait un jour dans une oreille et le lendemain dans l'autre de trois à cinq gouttes d'huile d'amandes. L'huile faisait disparaître l'inflammation et rendait la souplesse aux parties intérieures ; son résultat était donc excellent.

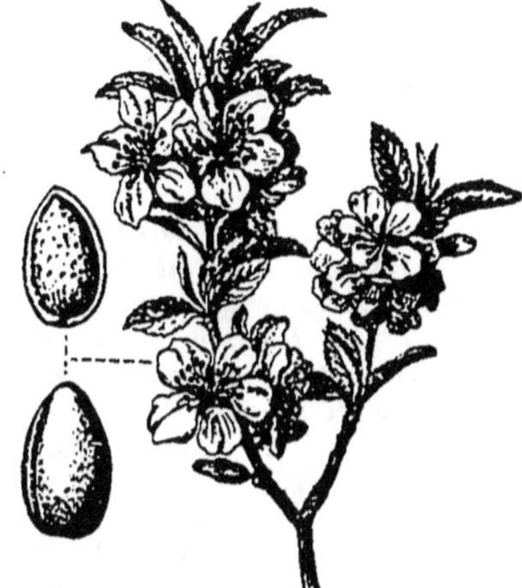

Amandier.
(Amygdalus communis. L.)

2.

Un garçon de quinze ans me disait: „Il y a deux ans, je suis tombé du toit et depuis ce temps je perds l'ouïe de jour en jour. J'ai déjà essayé bien des remèdes, mais mon médecin m'a recommandé de rester tranquille parce qu'on ne pouvait pas y remédier." Derrière l'oreille il y avait une petite bosse qui laissait présumer qu'il s'y était formé un dépôt. Il faut remarquer aussi que la surdité était plus ou moins forte à certains moments. Comme cette infirmité était arrivée à la suite d'une chute, on pouvait admettre que le reste du corps était bien portant et ne réclamait pas de soins. Seulement, en agissant sur tout le corps on agissait aussi sur la partie malade ; il pouvait s'être formé facilement un dépôt de sang derrière l'oreille, et par le traitement général on rétablissait la circulation du sang. En général les remèdes employés pour toute l'organisation agissaient aussi sur l'ouïe. J'ordonnai: 1) de

se laver tout le corps deux fois par semaine; 2) de prendre
un bain jusqu'à la ceinture. Ce traitement donnait de la
vigueur et de l'activité à tout le corps. Deux fois par jour
on traitait spécialement l'oreille en enveloppant le contour
et le cou d'un linge mouillé que l'on trempait de nouveau
au bout de la première heure; en rafraîchissant le linge on
évitait l'inflammation qui aurait attiré le sang à cet endroit.
Afin de donner à la nature la force nécessaire pour expulser
les matières malsaines on arrosait deux fois par jour la
partie malade.

On arrosait l'intérieur de l'oreille avec une décoction
de feuilles de sureau qui rafraîchissait la partie malade
(voir la figure p. 244). Au bout de cinq semaines l'enfant
entendait de nouveau.

3.

Un homme de 40 ans se plaignait d'entendre de moins
en moins depuis trois mois; et si cela durait encore un
trimestre il était menacé de perdre l'ouïe complètement. Il
avait attrapé ce mal par les grands froids en hiver. A la
suite de ce refroidissement il avait eu une forte fièvre et de
violents maux de tête; tout cela s'était passé mais il souffrait toujours à l'oreille, et entendait de moins en moins.

Puisque le mal venait d'un refroidissement, il était
à supposer que les suites du refroidissement ne s'étaient
pas seulement arrêtées à l'oreille, mais s'étaient étendues
à tout le corps, principalement à la tête. Il fallait donc
agir sur tout l'organisme, et je prescrivis: 1) de marcher
une fois par jour dans l'eau jusqu'au-dessus des mollets;
par ce moyen on fortifiait le corps, on l'endurcissait et on
le purifiait. D'ailleurs ce moyen agit très souvent d'une
façon excellente sur l'ouïe. 2) d'arroser deux fois par jour
le haut du corps, et de verser la valeur d'un arrosoir
d'eau autour de l'oreille; 3) de verser dans les deux oreilles
une fois par jour de l'huile d'amandes; c'était une façon
d'adoucir et de fortifier. Les douches faisaient disparaître
tous les dépôts de sang. Au bout de quinze jours il entendait de nouveau. Il suffisait de doucher les épaules et
l'oreille tous les trois ou quatre jours, et de prendre deux
fois par semaine un bain jusqu'à la ceinture; tout l'organisme restait ainsi fort et bien portant.

4.

Une servante avait l'ouïe si dure qu'elle n'entendait
que rarement la voix la plus forte. Il y avait cinq ans

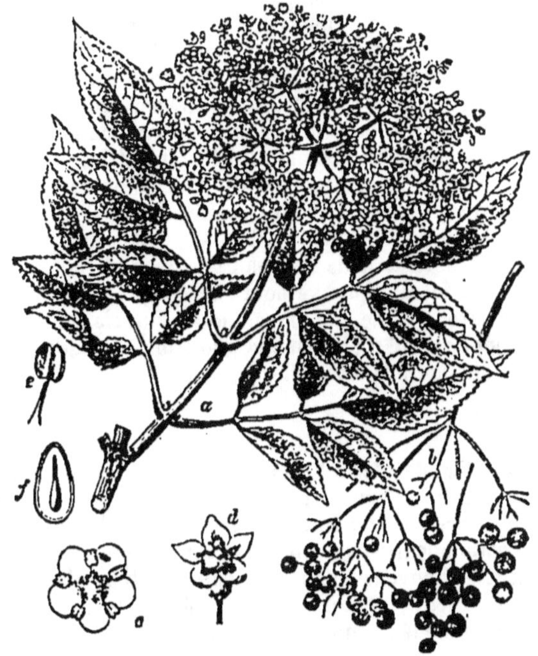

Sureau noir.
(Sambucus nigra L.)

a) Une branche en fleurs ; *b)* branche garnie de fruits ; *c)* fleur ; *d)* fleur dépouillée des
étamines, avec pistil ; *e)* étamine ; *f)* semence dans sa longueur moyenne (agrandie).

qu'elle avait ce mal et il allait toujours en progressant.
On la soigna au moyen du magnétisme, de l'électricité, etc.,
mais tout fut en vain. Les médecins eux-mêmes avaient
déclaré que tout secours était superflu.

J'essayai cependant de soulager cette brave fille qui
avait eu autrefois une figure si fraîche, si pleine de santé
et de force.

Je pensai que des dépôts de sang s'étaient formés dans la tête et dans le corps et étaient cause de la surdité. L'eau fut donc employée de la façon suivante : Chaque jour deux ou trois douches, surtout très fortes autour des oreilles ; chaque jour aussi il fallait laver tout le corps, ou lui faire prendre un bain jusqu'à la ceinture, ou doucher les reins et les jambes. Pendant quinze jours on ne remarqua aucune amélioration. La servante conservait toutes ses bonnes couleurs mais semblait maigrir. Dès la troisième semaine on doucha plus fortement les épaules, on le fit même trois et quatre fois par jour et on versa chaque jour quatre gouttes dans les oreilles. A partir de cette époque il y eut de l'amélioration, et trois semaines après la servante entendait de nouveau très bien et reprenait son service. Ce fut une preuve pour moi que la surdité n'était qu'apparente ; je ne doute pas que dans la plupart des cas analogues on n'obtienne la guérison, à condition que l'on ait du courage et de la patience.

5.

Une femme de 50 ans se plaignait d'entendre de moins en moins depuis six mois. Elle ne pouvait parler qu'avec un très petit nombre de personnes. Depuis que la surdité s'annonçait elle avait des maux de tête et des étourdissements. Souvent quand les maux de tête étaient plus faibles elle avait la poitrine oppressée. Elle avait de fraîches couleurs même un peu rouges.

Cette abondance de sang à la tête me fit songer de suite à quelque dépôt de sang dans la tête. Je lui ordonnai de prendre chaque semaine deux bains de vapeur d'une durée de vingt minutes ; de se doucher les épaules une ou deux fois par jour et de baigner les oreilles ; de prendre tous les deux jours un bain jusqu'à la ceinture, ou de se laver tout le corps pendant la nuit, enfin de boire une tisane de mille-feuilles, d'herbes de la Saint-Jean, et de prêle. Grâce à ce traitement la surdité disparut au bout de trois semaines, et la santé fut complètement rétablie au bout de six semaines, à la plus grande joie de la pauvre femme.

6.

Un domestique, après avoir été exposé à un courant
d'air, avait gagné un violent rhumatisme et en avait presque perdu l'ouïe. Il fallait donc débarrasser le corps des
conséquences fâcheuses du courant d'air, et l'ouïe s'améliorerait tout comme le reste de l'organisme. Deux fois par
semaine il prit un bain de vapeur, et chaque nuit il se lava
le corps entièrement. Au bout de douze jours tout allait
mieux, et, tandis que disparaissait le rhumatisme, l'ouïe
devenait meilleure.

Abcès.

Un enfant de cinq ans avait trois abcès à la tête, ils
n'étaient pas ouverts mais très durs ; à la main droite il
y avait un abcès de la grosseur d'un œuf ; au pied il y en
avait un autre qui suppurait tous les jours. Tout l'extérieur de l'enfant excitait la pitié. L'appétit manquait ainsi
que la gaieté.

Il est évident que le sang de cet enfant était mauvais. Les abcès prouvaient que la nature n'était plus dans
son cours régulier. Il fallait donc que les abcès percent
afin que toutes les matières malsaines soient expulsées de
l'organisme.

Voici le traitement suivi :

1) Tous les jours l'enfant prenait un bain de fleurs
des près préparé de la manière suivante : Les fleurs devaient
être arrosées avec de l'eau bouillante et recouvertes avec
soin. Quand la température de l'eau était descendue à
24° ou 26° Réaumur, on y plaçait l'enfant pendant 15
ou 18 minutes. Après ce temps on le sortait du bain et
on le lavait avec de l'eau froide.

2) Chaque jour on lavait entièrement le petit malade
avec de l'eau froide.

3) Il devait manger deux fois par jour une soupe fortifiante, avaler deux grains de poivre sans les mâcher. —
Pour le reste une nourriture fortifiante.

Au bout de dix jours :

1) L'enfant devait être enveloppé tous les trois jours
dans une décoction de paille d'avoine.

2) Un jour on le lavait entièrement et le lendemain on le plongeait dans l'eau froide pendant deux secondes.

Le bain de fleurs devait faire dissoudre les indurations, aussi plus il y avait de fleurs, mieux c'était. En lavant le corps on lui donnait de la force et de l'activité. Le bouillon fortifiant donnait beaucoup de sang. Les grains de poivre réchauffaient l'estomac. Le résultat final permit enfin à l'enfant de courir à droite et à gauche avec ses petits camarades.

Enflure du genou. (Gonocèle.)

1.

Un expéditeur m'apporta un jour une petite fille de neuf ans, sa petite Berthe, et me dit: „Il y a deux ans, cette enfant a eu un genou enflé, je fis venir un médecin qui soigna le genou sans succès. Je mis l'enfant dans une clinique et on lui fit une entaille sur le côté gauche du genou. Au bout de six semaines on me renvoya l'enfant avec la jambe dans un appareil de plâtre. Au bout d'un mois on enleva l'appareil et l'enfant ne put pas poser le pied. Au bout d'un certain temps on fit une seconde entaille sur le côté droit du genou, et on me consola en m'assurant que le pied serait de nouveau bien. Le contraire arriva. Le genou devenait plus gros, plus douloureux; au-dessus et au-dessous du genou la jambe maigrissait au point qu'elle n'avait plus le tiers de la grosseur ordinaire. Mais ce qu'il y avait de plus triste, c'est que l'enfant ne pouvait pas se tenir sur le pied. Toute la physionomie avait l'apparence maladive du pied, et la pauvre enfant n'avait plus d'appétit."

Traitement: 1) L'enfant était lavée chaque jour avec de l'eau et du vinaigre mais sans être séchée, 2) Deux fois par jour, et pendant quatre heures chaque fois, on la tenait enveloppée chaudement dans des fleurs des près. Au bout de deux heures on trempait les fleurs dans l'eau et on les remettait sur le corps. 3) Elle mangeait chaque jour quatre ou six baies de genièvre, et entre le déjeuner et le repas de midi elle buvait une cuillerée de lait. Au bout d'un mois à peine, l'enfant était fraîche et bien portante et avait un excellent appétit. La jambe avait encore de la raideur, mais l'enfant pouvait déjà la courber un peu. Le genou malade était encore un peu plus gros que l'autre.

Autres traitements : 1) On arrosait deux fois par jour le genou et la cuisse avec de l'eau froide ; 2) chaque jour on enveloppait la jambe pendant deux heures dans des fleurs des près ; 3) pendant la nuit, le genou était enveloppé dans un linge recouvert d'une couche de foenum graecum ; 4) on faisait usage aussi des baies de genièvre. Au bout de trois nouvelles semaines la cure était complète et le pied était complètement guéri.

Où cela péchait-il ? L'enflure du genou empêchait une quantité suffisante de sang d'arriver à la seconde partie de la jambe qui maigrissait faute de nourriture, et de plus manquait de mouvement. Les fleurs des près firent percer l'abcès. En lavant le corps on le fortifiait et on rétablissait la circulation du sang ; le même effet se produisait sur les jambes quand on les arrosait d'eau. Chaque semaine aussi on lavait le corps de l'enfant et on lui faisait prendre deux bains jusqu'à mi-corps. — Les baies de genièvre amélioraient la digestion, et faisaient partir par l'urine les principes malsains.

2.

Un père me dit un jour : „Mon fils, âgé de huit ans, a un abcès à une jambe, un peu au-dessus du genou. De semaine en semaine le genou devient plus gros. Le genou ne fait pas mal mais l'abcès cause une profonde douleur, quand on le touche on croirait sentir un os très dur. Le pied est très maigre et de temps à autre fait très mal. L'enfant peut encore marcher mais il peut à peine plier le genou.“

Traitement : 1) Deux fois par jour et pendant deux heures chaque fois l'enfant devait envelopper le genou et la cuisse dans des fleurs des près. Il devait de plus rester couché. 2) Chaque nuit aussi l'on mettait du foenum graecum sur l'abcès. Cela devait durer ainsi trois semaines. Après ces trois semaines 1) on arrosait deux fois par jour avec de l'eau le genou malade et la cuisse ; 2) on enveloppait chaque jour pendant deux heures la jambe dans des fleurs des prés ; 3) pendant la nuit on mettait du foenum graecum sur le genou. Ce dernier traitement dura trois semaines. Au bout de six semaines le pied était en bon état.

Effets : Les fleurs murissaient l'abcès ; le foenum graecum agissait de la même façon mais plus fortement sur les os. Les douches amélioraient la circulation du sang et fortifiaient le pied. L'eau sur le genou et la cuisse donnait de la force et de la chaleur.

La cause des souffrances était un arrêt du sang qui n'était plus capable de pénétrer dans la partie inférieure du pied. Un abcès s'ensuivit et, celui-ci une fois percé, toute la jambe fut de nouveau en état.

Douleurs de goutte.

1.

Une excellente femme disait : „Depuis de nombreuses années je subis de cruelles douleurs de goutte. Souvent même j'ai été obligée de rester au lit et je désirais la mort. Un grand nombre de médecins ont fait bien des essais sur moi. J'ai déjà dépensé beaucoup d'argent, j'ai été aux eaux de tous côtés, et j'ai dû avaler les remèdes les plus détestables. Depuis longtemps aussi j'ai renoncé à tout espoir de guérison et ne serais pas venue vous consulter si je n'y avais été encouragée par une personne que vous avez guérie. Du moment que j'ai observé consciencieusement toutes les ordonnances des médecins je ne crains pas non plus l'eau froide. Quand même il y aurait huit ou dix degrés de froid je m'y soumettrai.“

Pendant quinze jours et par une température variant entre huit et onze degrés cette femme suivit le traitement que voici : Chaque matin elle devait marcher dans l'eau ou arroser les genoux ; deux heures après elle se douchait les épaules, chaque après-midi elle prenait un bain jusqu'à la ceinture pendant une minute, et chaque soir elle se douchait les jambes. De temps à autre elle prenait un bain de siège durant une minute. Le résultat fut qu'au bout de quinze jours cette femme disait : „Il ne me manque plus rien, je me sens plus heureuse et plus tranquille que je ne l'ai été depuis de nombreuses années. Autrefois je frissonnais toujours et maintenant j'ai chaud. J'ai très bon appétit et je dors toute la nuit."

Comment le traitement a-t-il agi? En douchant les jambes on faisait descendre le sang aux pieds et on leur transmettait de la chaleur et de la force. Les douches sur les épaules produisaient le même effet pour la partie supérieure du corps. Les bains jusqu'à la ceinture aidaient à l'expulsion des matières malsaines, fortifiaient tout le corps, et développaient beaucoup de chaleur naturelle. Les bains de siège donnaient de la vigueur aux reins et aux intestins.

2.

Un jeune paysan âgé de 24 ans, tout en me demandant du secours, me disait: „J'ai aux mains de grosses enflures qui sont très dures. Elles me font très mal, surtout la nuit; mes genoux, surtout le genou droit, sont très enflés, au point que je suis tout à fait raide. Souvent je ne puis même pas me baisser; et la douleur est forte particulièrement aux changements de température. Tous les remèdes dont j'ai usé jusqu'ici, soit pour l'intérieur soit pour l'extérieur, sont restés sans succès." Le malade paraissait d'ailleurs très souffrant.

Je lui prescrivis: 1) Chaque semaine deux bains chauds de 30° à 32° Réaumur dans l'eau desquels on avait fait cuire de la paille d'avoine; toutes les dix minutes il devait sortir de ce bain et rester une minute dans l'eau froide, cet exercice se répétait trois fois. 2) Deux fois par semaine il devait se vêtir d'une chemise qui avait plongé pendant deux heures dans de l'eau où l'on avait cuit de la paille d'avoine. 3) Pendant trois ou quatre heures chaque jour on enveloppait les parties malades des mains et des pieds dans des fleurs des prés. Mais toutes les deux heures on devait prendre soin de renouveler les fleurs. Le patient buvait chaque jour aussi une tasse de tisane faite avec une douzaine de baies de genièvre et de l'absinthe infusées pendant dix minutes. Au bout de quinze jours je revis le malade, les enflures étaient presque disparues, et toute sa physionomie était changée. Je lui ordonnai alors:

1) de se vêtir une fois par semaine d'une chemise trempée
dans de l'eau où l'on avait fait cuire de l'avoine, et de se
débarrasse: de cette chemise au bout d'une heure et demie;
2) de tenir le corps à partir des aisselles enveloppé pendant une heure et demie d'un linge trempé de cette eau
d'avoine; 3) de manger des baies de genièvre. Au bout
de quinze jours le malade se déclara complètement guéri,
et il continua sur mon conseil à prendre des bains jusqu'à
la ceinture deux fois par semaine.

Effets du traitement: Les bains chauds aidaient à
l'expulsion des matières malsaines; il faut faire alterner
le chaud et le froid pour que l'inflammation ne soit pas
trop forte et que la nature ne se débilite pas trop. Les
chemises agissaient de la même façon mais plus lentement.
L'effet produit sur tout l'organisme par les bains était répété
par les fleurs sur les points enflés. La tisane agissait comme
dépuratif. Le second traitement était le complément du
premier.

3.

Un maréchal-ferrant vint un jour de bien loin pour
me consulter. „Je suis incapable de travailler, me dit-il,
je suis pauvre et ne peux pas gagner le pain de ma famille. Mes épaules sont en partie enflées ainsi que les
genoux; j'éprouve aussi des douleurs dans toutes les parties
du corps et je ne puis plus dormir la nuit. Il y a quatre
ans que je souffre ainsi, et le mal s'est tellement accru
que je ne puis plus rien faire. J'ai été aux eaux et j'ai pris
bien des remèdes, mais tout a été en vain.“

Il y avait évidemment de la goutte et du rhumatisme.
Je lui ordonnai: 1) de se doucher deux fois par jour les
épaules et les cuisses pendant huit jours; 2) de prendre
un bain jusqu'à la ceinture tous les trois jours, pendant
une demi-minute; 3) de boire une tasse de tisane d'absinthe et de baies de genièvre. Au bout de huit jours,
je lui ordonnai: 1) de prendre chaque jour un bain jusqu'à la ceinture; 2) de se doucher chaque jour les reins
et les épaules. Au bout de quinze jours l'amélioration
était telle que les rhumatismes étaient disparus ainsi que
les enflures, l'appétit et le sommeil étaient revenus et
l'homme s'en retournait bien portant dans sa famille.

Les douches avaient pour effet de réchauffer et de
fortifier le corps, de le débarrasser du rhumatisme et de
dissoudre les abcès. Les bains donnaient de la vigueur à
l'organisme, et le thé éloignait toutes les matières malsaines. Pour éviter une rechute il continua de prendre
deux ou trois fois par semaine des bains jusqu'à mi-corps.

4.

Une femme âgée de 42 ans souffrait de la goutte depuis plusieurs années et d'une façon atroce. Tous les remèdes n'avaient servi de rien. Pendant des nuits entières
et durant des semaines elle n'avait pas dormi une heure.
Il ne s'était jamais formé de dépôts d'humeur.

Je lui prescrivis : 1) de se doucher les épaules et les
jambes chaque jour pendant trois semaines ; 2) de prendre
trois fois par semaine un bain jusqu'à mi-corps, et de se
laver tout le corps deux fois par semaine. Chaque jour
aussi elle buvait en trois fois une tasse de tisane de mille-
feuilles, d'absinthe et d'herbes de la Saint-Jean. Au bout
de trois semaines elle avait un excellent appétit, pouvait
dormir chaque nuit pendant 6 ou 8 heures, et toutes les
douleurs avaient disparu.

La goutte était plutôt dans les muscles que dans les
articulations, c'est pourquoi il fallait fortifier tout le corps
par les douches. Il se produisait alors un plus grand développement de chaleur. La tisane ramenait la régularité
dans la circulation du sang, ce qui faisait défaut jusque-là.

5.

Une veuve éprouvait chaque mois de si violents maux
de tête qu'elle finit par craindre la folie ; elle devait rester
couchée souvent pendant trois et quatre jours de suite. Elle
avait autrefois souffert de la goutte, celle-ci était restée
dans le corps et rendait tout repos impossible.

Il fallait donc absolument débarrasser le corps de la
goutte et des matières malsaines qui s'y étaient déposées.
Car avec la goutte et les maladies qui l'accompagnent,
non seulement le sang est gâté mais il est troublé dans
sa circulation.

Le meilleur traitement est donc : 1) de laver tout le
corps avec de l'eau et du vinaigre afin de ramener la trans-

piration; 2) d'envelopper tout le corps, trois fois par semaine, dans une toile trempée dans de l'eau d'avoine, et
cela pendant quinze jours; de prendre chaque après-midi
un bain jusqu'à la ceinture et se doucher le matin. C'est
le moyen de dissoudre et d'entraîner les matières malsaines.

La meilleure tisane consiste en une infusion de fleurs
de prunelle et de sureau dont on boit chaque jour deux
tasses par petites quantités. Au bout de trois semaines
de ce traitement la malade fut guérie.

Maladie des membres.

1.

Une enfant de 14 ans avait une maladie des membres :
les pieds et les épaules étaient enflés ainsi que les mains.
Elle avait beaucoup de fièvre et transpirait chaque jour
pendant un temps assez long; elle n'avait ni appétit, ni
sommeil.

Traitement: 1) Elle revêtait chaque jour une chemise
trempée dans une décoction de fleurs de foin; 2) on lui
lavait le corps entièrement chaque jour, et même deux fois
quand la transpiration était grande; 3) tous les deux jours
on lui douchait les épaules et les jambes; 4) elle buvait
chaque jour aussi une tasse d'une infusion de mille-feuilles,
de fleurs de sureau, et de baies de genièvre. Au bout de
trois semaines la guérison était complète. La chemise
provoquait la dissolution des matières, et on fortifiait le
corps en le lavant; la tisane aidait à nettoyer les reins.

On continua encore de lui faire prendre chaque semaine
deux bains jusqu'à la ceinture et de lui faire manger des
baies de genièvre.

2.

Une jeune fille avait déjà eu cinq fois une espèce de
langueur dans les membres, et chaque fois elle était obligée
de tenir le lit pendant six ou huit semaines; elle souffrait
énormément et avait perdu le sommeil et l'appétit.

Voici le traitement: 1) Deux fois par semaine on
devait envelopper le corps depuis les aisselles dans une
toile trempée dans une eau dans laquelle on avait fait bouillir

de la paille d'avoine pendant une demi-heure. 2) Deux fois par semaine on la revêtait d'une chemise trempée également pendant 1 demi-heure dans une décoction de paille d'avoine. 3) Deux fois par semaine on lavait tout le corps avec de l'eau et du vinaigre au sortir du lit, puis on la faisait recoucher de nouveau ; 4) chaque jour elle devait boire une tasse d'infusion de sauge, d'absinthe et d'herbes de la Saint-Jean. Ce traitement dura quatre semaines. Tout l'organisme se trouva alors rétabli et plein de force, l'appétit et le sommeil étaient revenus. Pour compléter la guérison on lui faisait revêtir encore une fois par semaine une chemise apprêtée comme il est dit plus haut. Au bout de six semaines elle ne fut plus obligée de revêtir une chemise ainsi préparée mais elle continua a prendre deux fois par semaine des bains jusqu'à la ceinture.

Effets : La chemise provoquait la dissolution, les bains fortifiaient, et la tisane amenait de la régularité dans la circulation du sang et améliorait la digestion.

Les autres parties du traitement visaient à empêcher le corps de faire une rechute.

Maux de gorge.

1.

Un fonctionnaire m'amena son fils qui ne pouvait pas parler. L'enfant avait quatorze ans et devait commencer ses études. Le père me fit le récit suivant : Il y a dix-huit mois mon fils s'enroua, eut des contractions spasmodiques de la figure et de la bouche, enfin il devint muet. Un médecin l'a traité à l'électricité assez longtemps, mais sans succès ; il déclara qu'il fallait couper les amygdales sans cela il ne pourrait plus parler. On coupa sept fois les amygdales, ou plutôt on les arracha, c'était un vrai martyre. J'avais toujours l'espoir qu'après l'opération mon fils pourrait parler, mais ce fut toujours en vain. Le médecin me déclara alors qu'il y avait une autre amygdale plus bas, et qu'il fallait recommencer l'opération, mais dans quelques semaines seulement, afin que l'enfant put se remettre davantage, car il était affaibli par les opérations précédentes. Je le remerciai, le payai et lui donnai à en-

tendre que j'irais chercher du secours ailleurs." J'essayai
donc de lui faire suivre une cure d'eau.

1) Deux fois par jour je lui fis doucher les épaules.

2) Il prenait une fois par jour un bain jusqu'à la
ceinture.

3) Il marchait la plus grande partie de la journée
pieds nus.

Au bout de trois semaines, le père vint revoir son
fils ; celui-ci prévenu de l'arrivée de son père alla au-devant
de lui et le salua d'une voix bien claire. Le père eut les
larmes aux yeux en voyant la figure fraîche et bien portante
de son fils, et en entendant sa voix plus forte et plus claire
que jamais.

Il n'y avait donc pas besoin de couper les amygdales.
L'enfant s'était sûrement refroidi la tête et la gorge et
ses douleurs n'étaient pas autre chose que rhumatismales.
Les douches fortifiaient toute la partie supérieure du corps
et la gorge. Les bains donnaient de la vigueur au reste
du corps ; en le faisant marcher pieds nus on endurcissait
le système nerveux. De cette façon non seulement on
combattait le mal, mais l'état général du corps était meilleur
qu'auparavant.

A ce propos je m'écriai de nouveau : „Si l'on endurcissait un peu plus la jeunesse, comme on lui éviterait
bien des maux !" L'enfant lui-même me disait : aussi longtemps que je vivrai, je marcherai pieds nus de temps à
autre.

2.

Une jeune fille de 21 ans s'enroua et perdit la voix
au point de ne plus faire entendre le moindre son. Un
médecin lui prescrivit des inhalations ; elle suivit ce conseil
pendant six semaines, mais en vain. Un autre médecin
lui badigeonnait la gorge et l'électrisait, mais la voix ne
revenait pas. Cela dura ainsi pendant neuf mois. Alors on
voulut essayer la cure d'eau.

Pendant cinq jours on douchait la jeune fille deux et
trois fois par jour, et on la faisait marcher dans l'eau deux
fois par jour. — Le cinquième jour, pendant que l'on
douchait les épaules, la voix revint subitement, mais au
bout d'un quart-d'heure elle disparut de nouveau.

Le sixième jour, au même moment pendant la douche,
la voix revint de nouveau, et resta ; la jeune fille put
chanter d'une voix belle et claire sans en ressentir le
moindre mal. — Au bout de six semaines on m'apprit
que la guérison était complète.

Maladies des conduits urinaires.

1.

Un homme de 50 ans me raconta qu'il avait une grande
difficulté d'uriner ; quelquefois il lui était impossible d'uriner,
d'autres fois il était obligé d'uriner souvent. Il ne ressentait guère de douleur que dans le cas d'une rétention
d'urine.

Le mal venait évidemment de la faiblesse de la nature
qui ainsi donnait prise au froid comme à la chaleur. Il
fallait donc fortifier tout le corps, et veiller avec soin à
ce que la chaleur naturelle fût toujours uniforme. Dans ce
cas, le mieux était : De doucher les épaules deux fois par
jour, et les jambes une fois ; de prendre chaque soir pendant un quart-d'heure un bain de pieds chaud dans lequel
on avait mis des cendres et du sel. Au bout de trois jours,
il fallait doucher une fois les épaules et une fois les jambes
et prendre chaque jour pendant une demi-minute un bain
jusqu'à la ceinture.

Il était bon de boire aussi chaque jour par petites
quantités une tasse de tisane faite avec douze baies de
genièvre écrasées. — Au bout de 12 jours le malade fut
guéri. — Pour empêcher une rechute le meilleur moyen
était de prendre chaque semaine deux bains jusqu'à la
ceinture et de se doucher deux fois.

2.

Un autre homme me dit un jour : „J'ai quarante-six
ans, et depuis que j'ai eu un refroidissement, il y a deux
ans, je souffre des conduits urinaires. Aussitôt que je me
refroidis maintenant, le mal se fait sentir avec de violentes
douleurs. Quand la température est chaude, je ne souffre
pas trop.“

Il fallait donc faire en sorte d'obtenir un grand développement de chaleur naturelle, d'éloigner tous les prin-

cipes malsains, et de fortifier les conduits urinaires qui ont souffert de cet état.

Je prescrivis : 1) de doucher les épaules et les cuisses deux fois par jour ; 2) de prendre un jour un bain de siège chaud avec une décoction de fleurs des prés et de paille d'avoine pendant un quart d'heure, de prendre le lendemain un bain de siège froid pendant une minute. — Ce traitement devait durer 10 jours, puis :

1) de doucher les épaules une fois par jour et de prendre un bain jusqu'à la ceinture.

2) de marcher souvent pieds nus.

Au bout de trois semaines cet homme était guéri ; mais pour fortifier davantage la nature il était nécessaire de prendre encore chaque semaine un bain de siège froid, pendant une minute, et de se baigner deux fois jusqu'à la ceinture.

Pendant toute la durée de la cure le malade buvait chaque jour une tasse de tisane faite avec des cynorrhodons et des baies de genièvre, et cela trois fois par jour.

Les douches donnaient de la force et de la chaleur au corps et le débarrassaient des principes malsains. Le bain de siège froid agissait pour dissoudre certaines matières, le bain de siège chaud soutenait la chaleur naturelle pour que le froid ne la fasse pas disparaître. La tisane de cynorrhodons agissait comme léger diurétique tandis que le genièvre aidait à la digestion.

3.

Une jeune fille de 22 ans avait été trempée pendant un orage, bientôt après elle avait eu une forte fièvre et souffrait énormément quand elle voulait uriner. Comme le mal était récent et la conséquence d'un refroidissement, on put la soulager facilement en communiquant une chaleur artificielle aux parties malades et en combattant ainsi le froid.

La malade fut assise sur un siège où se trouvait un vase rempli d'eau bouillante dans laquelle on avait jeté quelques poignées de fleurs des prés. La vapeur arrivait ainsi sur le corps nu et bien couvert à la partie supérieure seulement. Au bout de vingt minutes presque tout le corps fut couvert de sueur. On coucha de suite la malade dans un lit et elle transpira encore un peu.

Elle but aussi une tasse de tisane chaude faite avec du mille-feuilles, de l'herbe de la Saint-Jean, etc. La chaleur naturelle était puissamment aidée de cette façon et le froid était combattu. Le refroidissement ayant disparu la malade put uriner. — Au bout de six ou huit heures la malade dut se laver le corps avec de l'eau froide. De cette façon la chaleur naturelle était rétablie et l'inflammation combattue.

S'il ne suffisait pas de laver une fois, on pourrait le faire plusieurs fois, mais en ayant soin de manger chaque jour 6 ou 8 baies de genièvre.

Eruptions (Rougeole, Scarlatine, etc.).

1.

A peine le printemps a-t-il donné aux arbres une parure de feuilles naissantes, que l'on voit déjà sur la plupart des branches quelques petites feuilles jaunir et tomber ; elles sont malades dès leur jeune âge. Les causes peuvent être différentes, surtout quand toutes les feuilles se fanent sur un jeune arbre. Il en est de même des hommes. Les enfants ont souvent des taches rougeâtres dès les premières semaines, dès les premiers mois ou les premières années, quand même ils auraient été forts et bien portants auparavant ; ils ressemblent alors aux arbres au printemps. On donne à ces taches les noms de : rougeole, scarlatine, urticaire. Ces maladies des enfants en emportent chaque année des milliers ; et je suis cependant convaincu que, si les mères étaient prévoyantes, aucun enfant ne mourrait à moins qu'il ne fût déjà atteint dans un autre organe. Ces maladies ne frappent pas seulement les enfants mais aussi les hommes faits, même les plus vigoureux, mais alors les causes sont différentes. Une nourriture malsaine ne peut pas donner un sang excellent, pas plus qu'un air malsain dans une chambre à coucher. Quand une fois l'organisme se débilite et manque d'activité, les matières malsaines ne s'expulsent plus du corps aussi facilement, et la santé périclite. Des exemples le démontreront mieux.

Une mère remarque que son enfant de deux ans n'a
plus de repos, pleure et crie; elle s'aperçoit que l'enfant
transpire d'une façon extraordinaire. Elle remarque par
des taches sur le dos que son enfant a une éruption. C'est
la preuve que dans le corps de l'enfant il y a des matières
malsaines. La mère ne devra pas hésiter à vêtir son enfant d'une chemise qu'elle aura plongée dans l'eau chaude
dans laquelle elle jettera auparavant une poignée de sel,
puis elle l'enveloppera dans une couverture et le couchera;
l'enfant s'endormira bientôt. Il faudra lui enlever la chemise
quand il se réveillera, l'on remarquera alors que beaucoup
de taches se sont formées et que les matières malsaines sont
expulsées. Si au bout de quelques heures on remarque que
l'enfant a de nouveau de la fièvre, on le lavera avec de
l'eau froide mais sans l'essuyer. On pourra renouveler cette
précaution deux ou trois fois par jour, chaque fois que
la transpiration sera moins forte. On pourra le vêtir aussi
d'une chemise semblable chaque jour. Au bout de trois ou
quatre jours l'enfant sera débarrassé des matières malsaines et sera bien portant.

2.

Maximilien, un enfant âgé de six ans, avait une forte
fièvre et de violents maux de tête, ne pouvait plus manger
ni boire. On craignait qu'il n'eût la scarlatine qui régnait
alors. Comme l'enfant ne pouvait pas se lever, j'ordonnai
de laver tout son corps à chaque heure, quand le corps
transpirait, et de continuer ainsi plusieurs jours jusqu'à ce
que la transpiration soit disparue. Si la scarlatine appa-
raissait ensuite, ce traitement ne pouvait que lui faire du
bien. Si au contraire ce n'était pas la scarlatine, les principes maladifs étaient expulsés par les pores; et dans les
deux cas les soins étaient bons.

3.

Une enfant de huit ans se plaignait d'avoir mal sur
tout le corps, de ne plus pouvoir marcher, ni rester debout, et d'avoir au pied droit deux grosses taches rouges
qui la brûlaient beaucoup. — Il y avait sûrement là des
matières malsaines! J'ordonnai donc de laver le corps de
l'enfant plusieurs fois par jour, ou bien de la revêtir plusieurs fois par semaine d'une chemise de toile grossière

17*

toute mouillée dans laquelle on la laissait couchée au lit
pendant une heure et demie. Il fallait soigner tout le corps,
et plus il y avait de taches plus la guérison devait être
rapide. — Il ne faut pas craindre que l'eau nuise aux
éruptions ; et la preuve, c'est que l'éruption est provoquée
par ce traitement.

4.

Une jeune fille de 26 ans me racontait : „Il y a deux
ans j'ai été trempée par la pluie et j'ai eu une forte fièvre.
Depuis cette époque je n'ai plus été bien portante. L'appétit et le sommeil me font défaut ; je suis si faible que je
ne puis accomplir que de faibles travaux domestiques ; j'ai
surtout chaque mois des attaques de nerfs et une éruption
tantôt sur les reins, tantôt sur les jambes, ou sur d'autres
parties du corps. Quand l'éruption sort bien, je me trouve
très bien ; quand elle est arrêtée je me porte très mal."
Cette personne avait eu des contrariétés et il en était
résulté un grand trouble dans l'organisme. La transpiration n'était plus régulière et il s'était formé dans le corps
de l'humeur qui cherchait une issue tantôt d'un côté, tantôt
d'un autre. Les matières malsaines devaient être expulsées,
le trouble de la circulation avait besoin d'être combattu,
et il fallait donner à toute la nature de l'activité et de la
force. Je prescrivis donc :
1) De laver le corps tous les deux jours avec de l'eau
additionnée de sel. La chaleur corporelle était ainsi augmentée et la transpiration avait lieu uniformément.
2) De s'envelopper dans des serviettes trempées dans
une décoction de fleurs des prés.
3) De doucher tous les trois jours les épaules et les
jambes pour les fortifier et pour donner plus d'activité à
toutes les parties.
4) De prendre tous les deux jours un bain jusqu'à la
ceinture ; on fortifiait ainsi la nature et on la purgeait.
Remèdes pour l'intérieur : 1) prendre chaque jour une
pincée de phosphate de chaux pour fortifier la nature ; 2) boire
chaque jour une tasse d'infusion d'herbe de la Saint-Jean,
de sauge et d'absinthe. On fortifiait ainsi l'estomac et
on rendait la circulation du sang plus régulière.

Au bout de quatre semaines tout le corps fut rétabli; mais la malade continua à prendre chaque semaine deux ou trois bains jusqu'à la ceinture pour entretenir la santé. A la fin de la cure cette jeune personne se trouvait aussi heureuse qu'elle avait été malheureuse auparavant.

5.

Une pauvre femme me montrait un jour sa main rouge comme l'écarlate. Un écoulement constant de la main avait aussi rongé la peau. Elle me demandait de lui venir en aide, elle souffrait ainsi depuis six semaines, mais ce qu'elle avait fait ne l'avait pas soulagée. Le mal faisait de continuels progrès. Au début ce n'était qu'un petit érysipèle, et la bonne femme avait pensé que cela n'avait pas d'importance. Je lui conseillai d'envelopper sa main deux fois par jour dans des fleurs des prés en ayant soin que toute la partie malade en fût bien recouverte. Les fleurs ne devaient pas être brûlantes mais un peu chaudes; elle pouvait les garder pendant deux heures. Au commencement le mal parut empirer; au bout de six jours la main se porta mieux, et au bout de 12 jours elle fut complètement guérie. Cette femme avait toujours été bien portante autrefois, ce qui prouvait que c'était un simple érysipèle. La guérison avait été prompte grâce à la rapidité de l'écoulement.

6.

Un homme me dit: „J'ai une éruption à la tête, sous les cheveux, mais surtout sous ma forte barbe, et pareillement sur les épaules. Sur le palais je ressens souvent des douleurs brûlantes. J'ai consulté quatre médecins. On m'ordonna toutes sortes de pommades et on me fit laver la tête avec différentes eaux, même des eaux minérales, mais tout fut en vain. Mon état empirait plutôt que de s'améliorer. Comment arriverai-je donc à me débarrasser de mon mal?“

Je prescrivis: 1) De prendre chaque semaine deux bains de vapeur d'une durée de 20 minutes, puis laver la tête fortement. 2) De laver tout le corps chaque nuit. 3) De boire chaque jour une tasse d'infusion de 10 ou 12 baies de genièvre. Le traitement devait durer trois semaines. Cette éruption venait d'un malaise général du corps. Grâce à la vapeur

les pores s'étaient ouverts, et les matières malsaines avaient
été dissoutes et expulsées. En lavant le corps on lui donnait la force nécessaire pour se débarrasser des matières
malsaines. La tisane servait de dépuratif.

Hanche déformée.

On m'amena un jour une fillette âgée de dix ans ; la
figure reflétait une abondance de vie. Mais chaque pied
était cadenassé dans une machine. Un pied était de cinq
centimètres environ plus court que l'autre ; de plus, la partie
supérieure du corps était aussi dans une machine, la hanche
droite étant tout à fait déformée. Elle ne pouvait avancer
qu'avec des béquilles et ne pouvait pas marcher longtemps.
Pendant quatre mois la pauvre enfant dut se traîner ainsi
avec ses trois machines, après que l'on eut déjà essayé de
tout. Par les machines les pieds devaient être remis en
état, et la hanche devait être redressée à force d'être serrée. — Voilà tout le secours de la science !

Je fis un essai, je fis enlever les trois machines et
coucher l'enfant sur un matelas très dur. Autant qu'il était
possible du moins, la déviation de la hanche fut rétablie
en trois secondes ; les pieds furent placés l'un à côté de
l'autre, et l'enfant ainsi rangé fut enveloppée dans une
toile depuis les bras jusqu'aux genoux ; la toile avait été
trempée dans une décoction de fleurs des prés. On main-
tint la toile ainsi pendant deux heures.

Chaque jour on arrosait trois fois les jambes avec
deux arrosoirs pleins d'eau froide. Au bout de cinq jours
l'enfant put se tenir debout et les reins restèrent droits.

Le traitement fut continué, et au bout de quinze jours
l'enfant put marcher lentement, toute seule, et faire de
petits trajets.

Au bout de trois semaines l'enfant avait déjà fait
d'importants progrès. Elle marchait comme les autres enfants, les deux pieds étaient aussi longs l'un que l'autre,
et au bout de six semaines l'enfant possédait de nouveau
toute sa force.

La fillette profitait bien de la nourriture, paraissait
fraîche et bien portante ; bref c'était une parfaite enfant.

Sur tout le corps on ne trouvait rien à reprocher ; le genou
gauche était seulement un peu enflé et douloureux. Mais
ce pied était regardé comme bien portant parce qu'il avait
été le plus long. Je fis voir l'enfant à deux médecins pour
connaître leur avis. L'un dit : la science pouvait bien
employer des machines mais pas guérir l'enfant ; l'autre
dit : la science ne pouvait rien faire dans le cas présent.

Je jugeai la chose de cette façon : L'enfant avait des
matières malsaines au genou de la jambe gauche où se trouvaient la douleur et la raideur ; que ces matières aient été
formées par une décomposition du sang, par le frottement
ou par un coup, n'importe. Par suite de l'inflammation
produite à cet endroit, l'os souffrait aussi, et c'est pourquoi la jambe cédait comme une poutre qui ne pourrait
pas porter le poids dont on la charge. L'enfant devait
donc être fortifiée et par le repos et par le traitement ;
mais il fallait aussi débarrasser le genou des matières
malsaines, ce qui arriva d'ailleurs en enveloppant le genou
chaque jour pendant plusieurs heures dans des fleurs des
prés.

<div align="center">~~~~~~~~~</div>

Quelques maladies des enfants.

1.

Une mère me disait un jour : „J'ai un petit garçon
qui est né bien portant et est resté tel pendant six semaines.
Mais à partir de cette époque son corps enfla, il ne put
plus dormir et voilà dix semaines que cela dure ainsi."

Où cela péchait-il ici ? L'enfant avait reçu trop tôt
une alimentation trop nourrissante qu'il ne pouvait pas
supporter et utiliser. Le corps se remplissait donc trop,
il se développait une trop grande quantité de gaz, et la
petite machine ne pouvait plus fonctionner très bien.

Je prescrivis :

1) de laver chaque jour entièrement cet enfant avec
de l'eau froide mais sans le sécher ;

2) de l'envelopper dans des linges mouillés deux fois
par semaine au début, et dans la suite une fois par se-

maine. Au bout de quatre semaines on devait se contenter de le laver entièrement chaque jour avec de l'eau froide ;

3) de lui faire boire chaque jour par petites quantités du café de glands avec du lait, et de l'accoutumer à la nourriture la plus ordinaire.

Quand on eut suivi ce traitement pendant huit semaines, l'enfant fut de nouveau bien portant.

Le café de glands mêlé au lait donnait à l'enfant une nourriture fortifiante ; le corps n'était plus une fabrique à gaz et l'enfant se portait mieux. En lavant ce petit corps on lui donnait de la vigueur et l'on y ramenait la santé. Le linge mouillé tirait l'inflammation à l'extérieur.

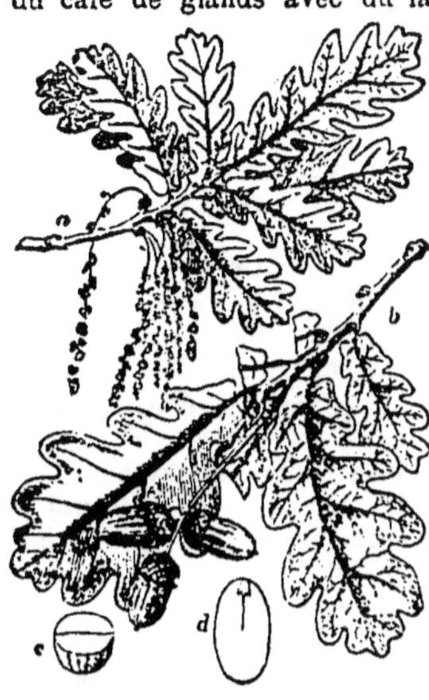

Chêne pédonculé.

(Quercus pedunculata L.)

a) Fleurs mâles ; b) branche avec fruits ; c) fruit, coupe transversale ; d) fruit, coupe longitudinale.

2.

Un enfant de neuf mois avait les yeux troubles et gonflés. Il lui était impossible de supporter la lumière. Toute la tête était trop grosse et paraissait gonflée. Les couleurs du visage étaient très pâles ; le corps était trop épais aux hanches ; les pieds et les mains étaient tout à fait maigres. L'enfant pleurait et se plaignait la plupart du temps.

Le sang de cet enfant n'était pas pur et ce petit corps était affaibli. La nourriture ne produisait pas un sang riche, il se formait des dépôts de tous les côtés, et les extrémités n'étaient pas suffisamment nourries.

Je prescrivis donc :

1) de le plonger chaque jour pendant une minute dans un bain chauffé à 24° Réaumur, et en le retirant de le plonger pendant deux ou trois secondes dans l'eau froide ;

2) de le laver entièrement chaque jour avec de l'eau additionnée de vinaigre et de le recoucher au lit sans le faire sécher ;

3) de l'envelopper pendant une heure, tous les deux jours durant la 1ère semaine et tous les trois jours ensuite, avec une serviette trempée préalablement dans de l'eau chaude dans laquelle on a fait bouillir de la paille d'avoine et des fleurs des prés ;

4) de lui faire boire trois ou quatre fois par jour et 4 ou 5 cuillerées chaque fois du café de malt sucré avec du miel ou du sucré. — Pour le reste, la nourriture devait être simple, sans spiritueux et sans racines.

En quatre semaines l'enfant avait repris ses forces et sa santé. J'ordonnai alors :

5) de le laver chaque jour rapidement avec de l'eau froide mais sans l'essuyer ; ou encore, de le laver un jour à l'eau froide et de lui faire prendre un bain froid le jour suivant pendant trois secondes et toujours en ayant soin de n'essuyer que les mains et les pieds.

Le bain chaud augmentait la chaleur naturelle de l'enfant et l'eau froide avait ainsi plus d'action, car sans cela la chaleur naturelle aurait été trop faible. Le café de malt purifiait l'intérieur du corps et produisait d'excellents matériaux pour le sang. Enfin le linge mouillé tirait par les pores les matières corrompues.

3.

Un enfant de 5 ans était aux trois quarts aveugle, à droite et à gauche de la gorge il avait des glandes de la grosseur d'une noix, et le corps était gros et enflé. Il n'avait pas d'appétit et au lieu de manger il buvait du vin ou de la bière.

Dès sa naissance cet enfant avait eu le sang malade, ou bien une mauvaise alimentation l'avait rendu tel. En conséquence la transpiration n'avait pas lieu, et des dépôts se faisaient de tous les côtés, à la tête, au cou et sur le corps, à cause de la mauvaise circulation du sang.

Pour guérir l'enfant, il fallait donc :

1) l'envelopper tous les jours pendant une heure dans des fleurs des prés chaudes ;

2) le laver chaque jour entièrement et rapidement avec de l'eau froide ;

3) lui faire boire chaque jour quatre ou 5 fois quatre ou cinq cuillerées de lait dans lequel on avait fait bouillir du fenouil en poudre. — Ce traitement devait durer douze jours.

Au bout de ces douze jours, on ne l'enveloppait plus que tous les trois jours, mais on le lavait deux fois par jour. Enfin quand l'enfant fut guéri on continua de laver le corps chaque jour avec de l'eau froide ou de lui faire prendre un bain froid d'une durée de 4 ou 5 secondes.

La nourriture devait être simple et fortifiante, et n'être prise que par petites quantités.

Les fleurs des prés devaient dissoudre les matières nuisibles ; l'eau froide fortifiait l'organisme et augmentait la chaleur naturelle. Le lait servait comme bonne alimentation, le fenouil donnait de la force à l'estomac et aidait à l'expulsion des gaz.

4.

Une mère m'amenant sa fille âgée de neuf ans me dit : „Mon enfant tousse déjà depuis plusieurs semaines. Quand la toux commence c'est avec une telle violence que la figure de l'enfant devient bleue au point que l'on croit qu'elle va étouffer. Souvent aussi les mains et les pieds sont enflés. Le médecin a déclaré qu'elle avait un catarrhe nerveux. Les remèdes n'ont absolument servi à rien. L'enfant n'a plus ni sommeil, ni appétit ; que faut-il faire ?"

Traitement : 1) Quatre fois par semaine le corps de l'enfant devait être enveloppé, à partir des bras, dans une serviette plongée dans une décoction chaude de fleurs des prés. 2) Deux fois par semaine on lui faisait prendre un bain chauffé à 15° Réaumur. 3) Trois fois par jour on lui faisait boire de 4 à 6 cuillerées de tisane de mille-feuilles, d'orties (voir la figure p. 267) et d'herbe de la Saint-Jean. Au bout de quinze jours l'enfant fut guérie, la toux était disparue, les mains et les pieds étaient dé-

barrassés de leur inflammation. Pour entretenir la santé
je conseillai de faire prendre encore pendant quelque temps.

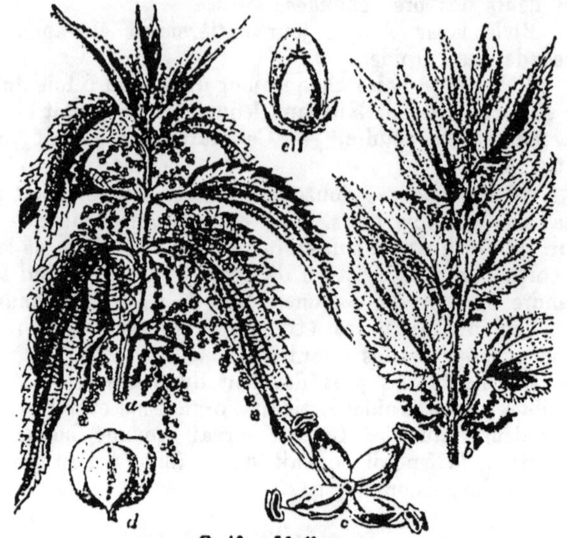

Ortie dioïque.
(Urtica dioica L.)

a) Branche mâle; b) branche femelle (demi grandeur naturelle); c) fleur mâle; d) fleur
femelle; e) cette dernière ouverte et grossie.

à l'enfant un ou deux bains jusqu'à la ceinture chaque
semaine.

La serviette avait pour but de faire dissoudre les
matières malsaines et de faire sortir toute l'inflammation.
Les bains donnaient de la vigueur au corps et à toute la
nature. Enfin la tisane entraînait par l'intestin toutes les
matières malsaines.

Maux de tête.

1.

Une femme de 52 ans se plaignait ainsi: „Depuis
12 ans j'ai de continuels maux de tête. Au commencement je n'y faisais pas attention, mais cela augmente au

point de ne plus me permettre de vaquer aux soins domestiques. J'ai surtout un point douloureux au-dessus de la tête, autrefois je n'avais pas d'étourdissements, et maintenant ils sont de plus en plus nombreux. Il me faut faire constamment très attention pour ne pas m'égarer. L'intestin ne se porte pas bien non plus, j'ai souvent de la constipation et j'ai rarement chaud aux pieds. Je pèse 206 livres. J'ai toujours pris beaucoup de précaution pour mes repas, sans cela je serais incapable du moindre travail. Qui me soulagera? Je suis disposée à suivre ponctuellement toutes les prescriptions. J'ai déjà consulté bien des médecins, j'ai suivi leurs ordonnances, mais il n'y a pas ou presque pas eu de soulagement pour ma douleur."

Je lui ordonnai: De se doucher les genoux chaque jour et de marcher pieds nus dans l'eau. De se doucher les épaules chaque matin et les reins chaque après-midi. Cela devait durer ainsi donze jours. A la suite de ce traitement les pieds étaient toujours chauds, la douleur de la tête était à peu près disparue. Le sommeil revenait de plus en plus. Enfin avec l'urine s'étaient écoulées bien des matières malsaines. La physionomie était changée.

La suite du traitement fut: de doucher chaque matin les épaules et les jambes, et de prendre chaque après-midi un bain jusqu'à la ceinture. Cela devait durer ainsi quinze jours pendant lesquels la malade buvait de l'extrait d'absinthe, et des baies de genièvre. Cette femme pouvait dire ensuite: „Mes maux de tête sont passés, mes pieds sont très chauds, j'ai bon appétit et je dors bien. Le poids de la personne était diminué d'une livre.

Où cela péchait-il? Le sang arrivait en trop grande quantité à la tête, aussi les pieds et les mains étaient-ils froids parce qu'ils n'avaient que peu de sang.

Les douches sur les jambes firent descendre le sang. Les douches sur les épaules donnèrent de la vigueur à la partie supérieure du corps et contractèrent cette nature spongieuse. En prenant des bains jusqu'à mi-corps cette femme donnait de la vigueur à tout son corps, et grâce aux douches elle donnait de l'activité à la circulation du sang. Les remèdes pris à l'intérieur aidaient à la digestion.

De cette façon on combattait la maladie, et le corps était obligé de devenir bien portant.

2.

Une femme de 28 ans me disait un jour: „J'ai continuellement des douleurs de tête, elles sont seulement un peu moins fortes un jour que l'autre. Souvent elles sont si violentes que j'ai pensé parfois en devenir folle. Mes mains et mes pieds sont continuellement froids et chaque mois j'ai régulièrement des maux de tête et d'estomac, au point d'être obligée de rester quatre ou cinq jours au lit. Pour le reste je me porte bien.“

Je lui ordonnai: 1) de marcher tous les jours deux fois dans l'eau jusqu'aux genoux; 2) de doucher les épaules deux fois par jour, et de prendre un bain de siège tous les deux jours. Cela devait durer huit jours. Au bout de huit jours je lui prescrivis de doucher chaque matin les épaules et les genoux, et de prendre chaque après-midi un bain jusqu'à la ceinture. Au bout de quinze jours les maux de tête avaient disparu, les pieds et les mains avaient retrouvé toute leur chaleur. L'appétit était bon et le sommeil était revenu. Je lui avais fait boire aussi pendant huit jours une infusion de mille-feuilles et d'herbe de la Saint-Jean, et la semaine suivante une infusion d'absinthe et d'herbe de la Saint-Jean. Comment agissait le traitement? Tout simplement: Les douches, en donnant de la vigueur à la partie supérieure du corps, faisaient descendre le sang aux pieds. Les bains communiquaient de l'activité à tout le corps. Le bain de siège agissait sur l'intestin. La tisane durant les huit premiers jours réglait la circulation du sang, et pendant la seconde semaine aidait à la digestion. Le point principal de la maladie était un trouble dans la circulation du sang.

3.

Un homme de 58 ans me raconta ce qui suit: „Depuis de nombreuses années j'ai des maux de tête. Pendant six ans ils n'ont fait qu'augmenter. Parfois je les sentais à peine, puis ils étaient de nouveau très violents. Depuis deux ans cela n'a plus cessé. J'ai aussi des étourdissements qui étaient faibles au commencement, mais qui

aujourd'hui me font toujours craindre de m'égarer sur la
route. Je suis déjà tombé deux fois et l'on crut à une
attaque. Le médecin me dit que ce n'était pas encore une
violente attaque mais qu'il fallait prendre des précautions.
Au bout de trois jours de sommeil j'avais été rétabli. Les
maux de tête seraient supportables si les étourdissements
n'étaient pas si violents. J'ai usé de beaucoup de remèdes et consulté bien des médecins, mais toujours en vain.
Mon dernier médecin m'a ordonné du sel de Carlsbad que
je prends chaque jour. Je ne sens pas d'amélioration. Je
veux maintenant essayer de me guérir avec l'eau, que dois-
je faire? Il faut aussi vous dire que je suis fortement
constipé et que mes pieds sont presque toujours froids.
J'aurais bien de l'appétit si je n'étais pas déjà si rempli."

Traitement: 1) Le malade devait s'envelopper trois
fois par semaine dans une serviette trempée d'eau froide;
2) doucher chaque jour les épaules et les genoux, se laver
le corps chaque nuit et se recoucher; 3) boire chaque
jour en trois fois une tasse de thé de 12 baies de genièvre
infusées pendant dix minutes. Ce traitement dura quinze
jours, puis le malade dut: 1) se doucher les épaules et
les genoux un jour et prendre le lendemain un bain jusqu'à la ceinture, en alternant; 2) boire tous les deux jours
une tasse d'infusion d'absinthe et de mille-feuilles. Ce
second traitement dura aussi quinze jours. Au bout d'un
mois le malade était en bonne santé, les maux de tête
et les étourdissements avaient disparu, l'appétit était bon
et l'intestin en règle. Il continua cependant à prendre chaque semaine un bain jusqu'à la ceinture.

Les effets du traitement étaient les suivants: Les
serviettes mouillées débarrassaient l'intestin des gaz et
des matières malsaines. Les douches donnaient de la vigueur au corps, de l'activité et un cours régulier à la circulation du sang. La tisane purifiait l'intérieur surtout
les reins et les intestins.

4.

Un homme, âgé de 36 ans, me dit: „J'ai continuellement des maux de tête, très souvent j'ai mal aux yeux;
il coule souvent des yeux une humeur brûlante. La dou-

leur se fait aussi quelquefois sentir aux oreilles, et la souffrance m'empêche de dormir. Les pieds sont glacés. Il y a déjà des années que je vis ainsi dans le malheur sans avoir trouvé quelqu'un qui me soulage."

Grâce au traitement suivant, il fut guéri en quinze jours; (c'était au printemps): 1) Le malade marchait nupieds tous les jours pendant une heure dans une prairie ou dans la rosée; 2) il se douchait deux fois par jour les épaules et les genoux; 3) tous les deux jours il prenait un bain de siège d'une minute dans l'eau froide. Au bout de quinze jours il fut guéri. Le malade avait tenu la tête et le cou trop chaudement, et c'est ce qui fait que le sang s'était porté à la tête.

Explication du traitement: Rien n'affaiblit les pieds comme de les avoir froids, presque privés de sang et par conséquent nourris d'une façon déplorable. La marche sur un sol humide endurcissait les pieds et tirait le sang de la tête aux pieds. La douche sur les épaules fortifiait et donnait une force de résistance à la partie supérieure du corps. Les bains de siège donnaient de la vigueur aux intestins et les réchauffaient. Le mal disparut ainsi en peu de temps. Le patient continua à prendre chaque semaine un bain jusqu'à la ceinture et à doucher les épaules et les genoux.

5.

C'est une femme qui parle: „J'ai de continuels maux de tête et je suis toujours enrhumée. J'ai rarement chaud aux pieds, je les ai plus souvent glacés. Voilà deux ans que je souffre ainsi, et les remèdes ne m'ont été d'aucun secours. Depuis quelques semaines j'éprouve tellement de mélancolie que tout m'est à charge. De tous les remèdes aucun ne m'a soulagé. Que faut-il faire?"

Je lui ordonnai: 1) de s'envelopper deux fois par semaine dans un linge mouillé, et cela pendant une heure et demie; 2) de doucher tous les deux jours les épaules et les genoux, et de prendre un bain jusqu'à la ceinture le jour suivant. Au bout de trois semaines la malade était guérie. Elle avait bu chaque jour une tasse d'infusion de mille-feuilles et d'herbe de la Saint-Jean.

Le traitement agissait de la manière suivante : Comme il y avait une trop grande abondance de sang à la tête et que l'air froid occasionne le rhume, comme de plus il n'y avait pas mal de glaires dans le reste du corps, les serviettes mouillées étaient destinées à les dissoudre et à les faire évacuer. Les douches fortifiaient tout l'organisme ainsi que les bains pris jusqu'à la ceinture. La tisane ramenait la circulation du sang tout en provoquant la dissolution des matières malsaines.

Attaques de nerfs.

On rencontre beaucoup de personnes, soit jeunes soit vieilles, qui ont des attaques de nerfs à la moindre contrariété. Une grande joie, tout aussi bien que les ennuis, les chagrins, les contrariétés et toutes les petites vétilles suffisent à troubler ces gens et à les faire tomber dans des attaques. Comment peut-on y remédier ?

Les attaques siègent-elles sur la poitrine au point d'empêcher les personnes de causer, il faut tremper dans de l'eau et du vinaigre une serviette pliée en quatre et la placer sur le ventre ; il faut la tremper de nouveau au bout d'une heure. Si le malade est froid, on trempe la serviette dans de l'eau chaude additionnée de vinaigre ; et s'il transpire on trempe la serviette dans de l'eau froide additionnée de vinaigre. Grâce à ce traitement tout le corps se repose et l'attaque cesse. Si au bout de deux heures elle n'est pas disparue, il faut continuer le traitement. — Quand l'attaque a pris fin on peut laver tout le corps avec de l'eau additionnée de vinaigre, et même deux ou trois fois par jour. De même que des applications chaudes produisent une chaleur sur tout le corps, ainsi augmente-t-on la chaleur naturelle en lavant tout le corps avec de l'eau et du vinaigre, et rétablit-on la circulation du sang, ce qui est de toute nécessité pour obtenir la guérison. — On agit encore mieux en ne se bornant pas à laver le corps mais en le revêtant d'une chemise trempée dans l'eau et le vinaigre. — Il faut boire aussi une infusion de potentille mêlée (voir la figure p. 273) à de l'eau et du lait aussi chaud que le malade peut le supporter. On vient ainsi facilement à bout d'une maladie. Ce sont surtout les natures faibles, les anémiques, qui sont sujettes à ces attaques dont sont victimes tant de milliers de personnes. C'est donc une preuve qu'il faut veiller beaucoup à la bonne qualité de la nourriture, et s'endurcir le plus possible.

On ne saurait non plus trop recommander de donner à la jeunesse une bonne alimentation et ne pas lui faire boire de spiritueux. La durée d'une maison dépend de la valeur des matériaux employés à sa construction. Si la nourriture est nécessaire, il ne l'est pas moins d'endurcir le corps. Toutes les faiblesses disparaîtront, du jour où vous vous efforcerez d'endurcir votre corps et de prendre une bonne nourriture. On éviterait ainsi bien des plaintes et des souffrances.

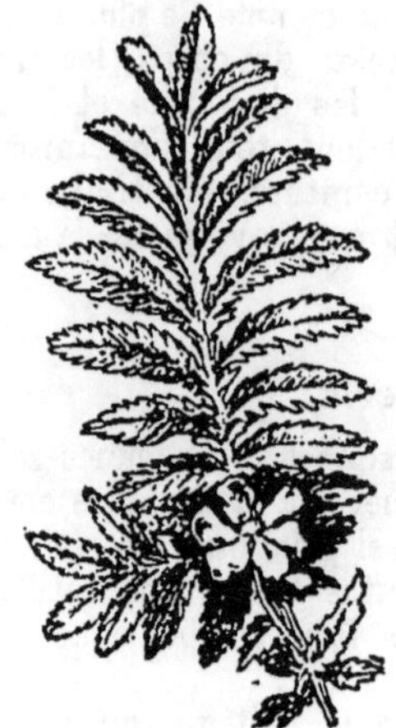

Potentille.
(Potentilla anserina L.)

Maladies du foie.

Un étranger me fit le récit suivant: „J'arrive de deux cents lieues d'ici. J'ai la poitrine tellement contractée que j'étouffe parfois. J'ai souvent aussi un tel gonflement du ventre que je le crois sur le point d'éclater. Je n'ai de repos ni le jour ni la nuit. Comme j'ai une mine jaunâtre, bien des médecins me disent atteint d'une maladie de poitrine ou de foie, et ce sont les reins qui sont surtout malades. J'ai été aux eaux de Carlsbad et ailleurs, mais toujours sans succès. J'ai pris 27 bains chauds; ils m'ont fait énormément de mal, car depuis cette époque je suis accablé de rhumatismes. Si l'eau ne me soulage pas, je suis perdu.“

J'ordonnai: 1) de doucher les épaules deux fois par jour, et une fois le dos et les cuisses. Cela pendant trois jours. Tout le corps gagnait ainsi en force, ce qui permettait aux organes intérieurs de s'améliorer. J'ordonnai ensuite :

2) de doucher les épaules une fois par jour ;
3) de prendre chaque jour un bain jusqu'à la ceinture ;
4) de doucher chaque jour les reins.

Cela dura huit jours, puis je prescrivis : de s'envelopper, trois fois par jour et pendant 1 heure et ½ chaque fois, de serviettes trempées dans une eau dans laquelle on a fait bouillir des fleurs des prés, de prendre chaque jour aussi un bain jusqu'à la ceinture et une douche. Dès le début du traitement le malade urina beaucoup ; il y eut bientôt tant de gravelle, d'ordures et de mucosités de toutes sortes dans l'urine que le malade crut qu'il ne pourrait plus guérir. Il faut remarquer ici que le malade buvait tous les jours une tasse d'infusion de fleurs de prunelle, de mille-feuilles et d'herbe de la Saint-Jean ; et ensuite de baies de genièvre, de prèle et de traînasse. Cette tisane avait expulsé les mucosités et les pierres. Dans la troisième partie de la cure le malade buvait une infusion de mille-feuilles, de sauge et de trèfle d'eau (voir la figure p. 275) pour purifier le sang et améliorer la digestion. La cure dura six semaines, et ce fut en prononçant les paroles suivantes que le malade quitta ma chambre : „Ma tête se porte mieux que jamais ; dans ma poitrine je ne ressens plus aucune douleur. Mon estomac est tout à fait rétabli, j'ai meilleur appétit et bon sommeil, et

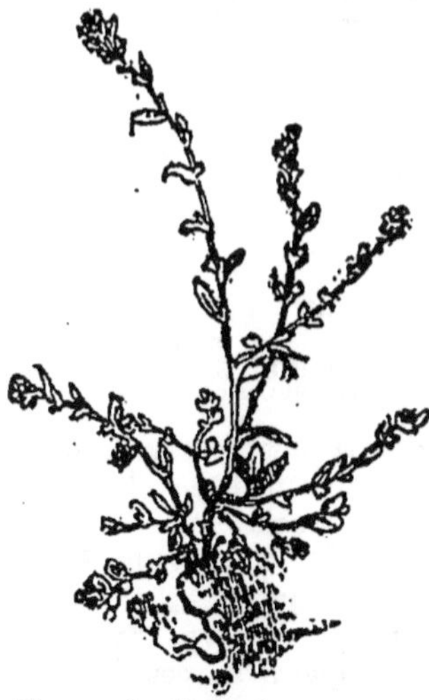

Renouée des oiseaux ou Traînasse.
(Polygonum aviculare.)

je me réjouis de pouvoir retourner si heureux dans ma patrie."

Maladies des voies respiratoires. (Phtisie, catarrhe, Emphysème.)

1.

Une jeune fille de 19 ans disait: „Trois de mes frères et sœurs sont déjà morts de phtisie et je crains fort de succomber aussi à cette maladie. Je ne tousse pas, mais

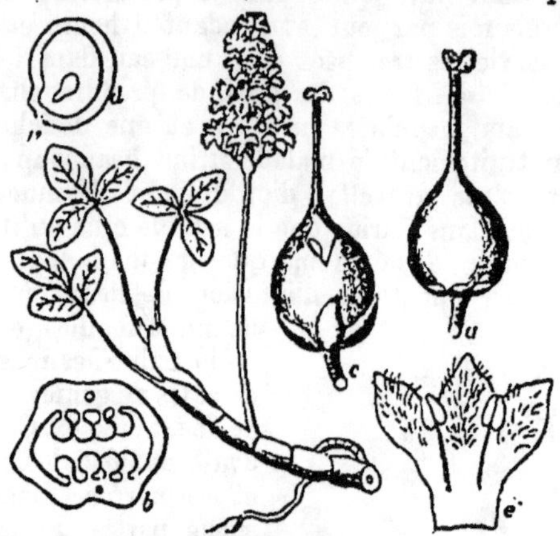

Trèfle d'eau.
(Menyanthes trifoliata L.)

a) Fruit en pleine maturité ; b) le même, coupe transversale ; c) fruit ouvert (2 ou 6 fois plus gros que nature) ; d) semence, coupe transversale (6 fois plus gros que nature) ; e) coupe de la fleur (2 fois plus gros que nature).

je suis si souvent fatiguée que je ne puis accomplir aucun travail. Ma sensibilité est aussi très malade. J'ai rarement de l'appétit et un rien me rassasie ; je ne puis pas supporter de nourriture fortifiante. Si l'on ne vient à mon secours je deviendrai sûrement phtisique."

Par ces détails il est évident que le corps ne se développait pas suffisamment pour acquérir un peu de force, et qu'au lieu de se développer il souffrait de consomption ; donc, si on n'enrayait pas le mal, la jeune fille était menacée de devenir vite phtisique.

Il fallait donner des forces au corps aussi bien extérieurement qu'intérieurement. Un corps aussi faible ne pouvait pas par lui-même puiser dans la nourriture tout ce qu'il y avait de bon ; il était donc nécessaire d'agir intérieurement et extérieurement sur ce corps.

Traitement extérieur : 1) Doucher chaque jour deux fois les épaules, en commençant d'abord à vider un seul arrosoir plein d'eau, et ensuite, en suivant une progression, jusque six arrosoirs.

2) Marcher tous les jours dans l'eau pendant 1 à 3 minutes ;

. 3) prendre un bain de siège toutes les deux nuits pendant une minute.

Traitement intérieur : Elle devait manger chaque matin et chaque soir une soupe fortifiante, très peu salée, et à midi une nourriture fortifiante, simple, et composée de mets préparés avec de la vraie farine. Pendant la journée une très petite quantité de lait avec un peu de pain. Ce traitement devait durer de quinze jours à trois semaines. Je prescrivis ensuite :

1) De prendre chaque jour pendant une demi-minute un bain jusqu'à la ceinture ; 2) de marcher chaque matin dans l'eau jusqu'aux genoux, pendant trois minutes ; 3) de se doucher les épaules deux fois par jour. Pour que la guérison soit complète elle dut continuer à prendre chaque semaine, trois ou quatre fois, des bains jusqu'à la ceinture.

Les douches sur les jambes et la marche dans l'eau donnaient de l'activité au corps, et le débarrassaient des matières malsaines. Les bains de siège agissaient sur les intestins, et les autres bains sur tout le corps. Au bout de six semaines la révolution était complète et toute apparence de phtisie avait disparu. La jeune fille était pleine de vie et d'ardeur au travail. Il était nécessaire qu'elle continuât à prendre encore deux ou trois bains par semaine.

2.

Une jeune fille de 23 ans me disait : „Je suis toujours si fatiguée que je ne puis presque plus travailler. L'année dernière j'ai eu une forte toux mais sans être obligée de cracher. Maintenant je ne tousse plus mais j'ai de continuelles douleurs au côté gauche ; tantôt elles sont plus faibles, tantôt elles sont plus fortes. Je n'ai d'appétit que pour les mets surs ou fortement assaisonnés. Je ne puis pas boire de lait. L'année dernière mon frère mourut de phtisie et il y a six ans que ma sœur est morte de la même maladie. Suis-je aussi condamnée? je le crains!"

Il est évident qu'il y avait un commencement de tuberculose, mais on pouvait encore la guérir par le traitement suivant: 1) Deux fois par semaine elle devait envelopper le corps d'une serviette trempée dans une décoction de bourgeons de sapins toute chaude; 2) chaque jour on lui douchait les épaules et on la faisait marcher dans l'eau pendant 3 ou 4 minutes. Ce traitement dura quinze jours. Je prescrivis ensuite: 1) de l'envelopper deux fois par semaine et pendant trois quarts d'heure dans des serviettes mouillées; 2) de prendre trois fois par semaine des bains jusqu'à la ceinture. de marcher tous les jours dans l'eau et de doucher le haut du corps. Cela devait durer de trois à quatre semaines. La malade devait aussi manger deux fois par jour une soupe fortifiante, en ayant soin d'éviter tout ce qui était trop salé. La simple nourriture bourgeoise, voilà la meilleure. Chaque jour aussi elle devait manger des baies de genièvre, et boire chaque soir quatre cuillerées d'une infusion de sauge et d'absinthe.

La sauge et l'absinthe fournissent d'excellents éléments au sang, et sont des remèdes contre la putréfaction. Les gens portés à cette maladie feront bien d'user assidûment de sauge et d'absinthe mais seulement par petites quantités.

3.

Voici les paroles d'une autre malade: „Depuis plusieurs semaines déjà, à ce que disent les médecins, j'ai un catarrhe pulmonaire, et un docteur disait qu'il était à craindre que je ne devienne phtisique. Je tousse beaucoup, surtout après les repas, et j'ai mal à droite et à gauche sur les épaules. Je crache beaucoup mais presque rien que des glaires. L'appétit est mauvais. J'ai presque toujours froid aux pieds et je n'ai plus de force; parfois aussi j'ai de la fièvre. Je suis toujours constipée et il me faut toujours avaler une pilule pour aller à la garde-robe."

Ces signes annonçaient évidemment la phtisie, mais elle pouvait encore être combattue. J'ordonnai donc :

1) De doucher deux fois par jour les épaules et les jambes ;

2) de prendre chaque semaine un bain de siège d'une minute de durée ;

3) de boire à chaque heure depuis midi jusqu'au soir une cuillerée d'eau ; de manger chaque jour de six à huit baies de genièvre.

Cela dura ainsi pendant 10 ou 12 jours ; puis je prescrivis :

1) De doucher chaque jour les épaules avec trois ou quatre arrosoirs d'eau ;

2) de prendre un jour un bain jusqu'à mi-corps et de doucher les jambes le lendemain *et vice versa ;*

3) de marcher chaque jour dans l'eau ou d'aller pieds nus à l'air. De manger à déjeuner une soupe fortifiante et d'user toujours de mets bien nourrissants.

Je recommandai que l'on continuât les douches et les bains jusqu'à ce que les douleurs fussent complètement disparues. — Au bout de six semaines tous les signes de maladie avaient disparu, mais cette femme continua cependant à prendre un bain chaque semaine et à se doucher de même.

Les douches aidaient à l'expulsion des glaires, enlevaient l'inflammation et fortifiaient tous les organes. Les bains donnaient de la vigueur et de l'activité à tout l'organisme. Les baies de genièvre aidaient l'estomac à digérer, et la cuillerée d'eau faisait diparaître la constipation en peu de jours.

4.

Un jeune homme de 24 ans me dit un jour : „J'ai beaucoup de glaires sur la poitrine, je crache énormément chaque jour, et je souffre toujours à la poitrine ; j'ai déjà pris bien des remèdes, mais en vain. Bref, le médecin m'a dit que la phtisie faisait des progrès de jour en jour. Quelquefois je suis obligé de respirer très fortement et je perds toutes mes forces. Je ne puis accomplir que de faibles travaux et je n'ai plus de courage. J'ai bien de l'appétit, mais quand je mange cela me fait mal.“

Dans ce cas encore il y avait de la phtisie, j'ordonnai donc :

1) de doucher une fois par jour les épaules et la poitrine, (on se couche sur le dos pour faire arroser la poitrine) ;

• 2) de s'envelopper le corps dans une serviette mouillée, deux fois par semaine et pendant ¾ d'heure chaque fois ;

3) de marcher chaque jour dans l'eau pendant 3 ou 4 minutes ;

4) de boire chaque jour une tasse d'infusion de foenum graecum.

Pour déjeuner, le malade buvait une tasse de lait dans lequel on avait fait infuser pendant 3 minutes une cuillerée à café de fenouil en poudre ; il prenait la même boisson le soir. La nourriture pouvait rester la même, pourvu qu'elle fût fortifiante et simple.

Au bout de quatre semaines le malade fut guéri. Il prenait cependant encore chaque semaine trois ou quatre bains jusqu'à la ceinture.

En douchant les épaules on fortifiait tout le corps et on le débarrassait de la masse de glaires ; la tisane servait de dépuratif ; le fenouil cuit avec le lait dissolvait les mucosités et fortifiait l'estomac.

5.

Un homme de 33 ans se plaignait ainsi : „Il y a deux ans j'ai eu une forte inflammation des bronches. On me regardait comme perdu. Depuis ce temps je ne fais plus que tousser, j'ai une sorte de catarrhe et j'éprouve une grande souffrance au côté droit. Le médecin m'a dit qu'elle disparaîtrait avec le temps, que c'était une emphysème. Mais je souffre davantage, je n'ai plus d'appétit ; les forces me manquent et je transpire aussitôt que je me livre au moindre travail. Les remèdes n'ont rien fait sur mon inflammation des poumons.“

C'était évidemment un reste de l'inflammation des poumons qui pouvait causer de graves détriments. Il fallait donc fortifier le corps et le débarrasser des matières maladives.

J'ordonnai: 1) de doucher deux fois par jour les épaules et les jambes ;

2) de prendre chaque jour un bain de siège.

Cela dura six jours, et je prescrivis :

1) de doucher les épaules deux fois par jour, d'abord avec un, puis avec deux arrosoirs d'eau ;

2) de doucher les jambes une fois par jour et de prendre chaque jour un bain jusqu'à la ceinture. Cela pendant trois semaines.

Chaque matin et chaque soir le malade devait boire une tasse de lait dans láquelle on avait fait infuser du fenouil avec un peu de miel. Il buvait aussi chaque jour une infusion de foenum graecum, se nourrissait simplement et n'usait pas de spiritueux.

Au bout de sept semaines le malade était rétabli, mais prenait encore chaque semaine de deux à trois bains jusqu'à la ceinture, une douche sur les épaules et une sur les jambes.

Les douches avaient pour mission de dissoudre les mucosités accumulées dans la poitrine, et de fortifier le corps. Ce que les différentes sortes de douches faisaient sur les différentes parties du corps, le bain le faisait sur tout l'organisme. Le lait fournissait une bonne alimentation, améliorait l'estomac et agissait contre la toux. Le foenum graecum enlevait l'inflammation intérieure, dissolvait les glaires et les expulsait de l'organisme qui revenait à son état normal.

6.

Un jeune paysan âgé de 26 ans se plaignait ainsi : „Depuis plus de six mois j'ai une forte toux et suis obligé de cracher beaucoup de glaires. Les gens disent que j'ai une inflammation des poumons et le médecin pense que cela va mal.“ Les traits du visage étaient altérés et la figure était celle d'un malade.

Si dans le cas présent l'on débarrassait la poitrine de toutes les mucosités, on rétablirait bien vite la santé. J'ordonnai donc :

1) De doucher les épaules du malade deux fois par jour, de le faire marcher dans l'eau et de lui doucher les genoux ;

2) de lui doucher les reins le troisième jour et de lui faire prendre un bain jusqu'à la ceinture ;

3) de lui faire prendre un bain complet le cinquième jour.

Le malade déclara, après avoir suivi ce traitement, qu'il se portait mieux que jamais. Il a dû cracher une masse de glaires, mais le mal était terrassé.

En douchant les épaules on donnait de la vigueur à la nature, et on débarrassait la poitrine de toutes ses mucosités. En douchant les genoux on dut prendre garde de ne pas faire affluer trop le sang à la partie supérieure du corps, et ces douches devaient aussi donner plus d'activité et de vie aux pieds. Les bains et les douches donnèrent de la vigueur à tout l'organisme, et débarrassèrent les intestins des matières corrompues.

7.

Un jeune homme n'avait pas bonne mine et se plaignait de douleurs au côté gauche de la poitrine. Les médecins déclarèrent qu'il y avait un emphysème, et qu'il y avait de la faiblesse et de l'anémie.

Il y avait donc trois points à considérer: 1) La partie de la poitrine qui était attaquée; 2) l'anémie; 3) la faiblesse générale.

Il fallait tout d'abord fortifier la poitrine et la débarrasser des matières malsaines. On y réussit en douchant les épaules et en fortifiant la partie supérieure du corps, il en résulta aussi une plus grande activité dans la partie supérieure du corps, et le malade expectora une masse de glaires; pendant six jours on lui doucha donc les épaules deux fois par jour.

Comme tout le corps souffrait de faiblesse, et qu'il fallait absolument l'en débarrasser, j'ordonnai de doucher les cuisses mais une fois seulement à cause de la faiblesse. — Au bout de six jours la poitrine fut guérie et les jambes avaient gagné en force. Comme le meilleur moyen de conserver la force à la poitrine était de la doucher, je conseillai de continuer à le faire une fois par jour. En douchant les reins et les genoux on agit sur l'activité générale du corps; en conséquence je prescrivis ces douches, et même pour le matin et le soir durant la belle saison. Les douches sur les genoux aident les intestins à se débarrasser. Ce traitement dura douze jours.

Pour agir plus fortement encore sur la partie supérieure du corps je prescrivis de doucher la poitrine ; cela lui donnait toute sa force et la rendait plus apte à résister à toute rechute.

Pour donner plus d'activité au corps je conseillai aussi de prendre chaque jour soit un bain jusqu'à la ceinture, soit une douche sur les reins, en alternant. Cette douche mettait la machine en mouvement et le bain donnait de la vigueur à tout l'organisme.

De cette façon, au bout de quelques jours, la poitrine fut complètement débarrassée et le corps eut de nouveau toute sa force ; l'appétit et le sommeil étaient revenus et la toux disparue.

Pour entretenir cet état le malade devait encore prendre trois ou quatre bains par semaine.

Pour dissoudre les matières malsaines et les expulser il y avait plusieurs remèdes : 1) faire infuser des feuilles de violettes (voir la figure p. 283) dans du lait, et en boire deux tasses chaque jour : 2) boire une infusion de foenum graecum pour débarrasser la poitrine des mucosités.

8.

Voici les paroles d'une malade : „Il y a six mois j'eus subitement une hémorrhagie qui se renouvela chaque trois ou quatre semaines. Je toussais beaucoup, je ne dormais plus, je n'avais pas d'appétit, j'étais très enroué, souvent même j'étouffais et je souffrais fort au côté gauche. Différents médecins déclarèrent que j'avais un catarrhe et que le poumon gauche était bien attaqué."

J'ordonnai ce qui suit : 1) de doucher chaque jour les épaules, les cuisses et les genoux, cela pendant huit jours ; 2) de doucher ensuite deux fois par jour les épaules, une fois les cuisses, et de prendre un bain jusqu'à la ceinture ; ceci durait dix jours ; 3) de prendre ensuite chaque jour deux bains jusqu'à la ceinture et de doucher deux fois les épaules ; ceci pendant quinze jours. Le traitement ne dura pas plus d'un mois.

La toux était disparue, l'appétit était revenu ainsi que le sommeil. Les glaires avaient été expectorées et la douleur au côté avait cessé ; bref, la malade déclara qu'elle ne souffrait plus en aucune façon.

Où cela péchait-il dans le cas présent ? Cette personne avait la poitrine complètement chargée de mucosités ; celles-ci étant expulsées, la douleur au côté gauche ne se faisait plus sentir, et il n'était que temps si l'on voulait éviter la phtisie.

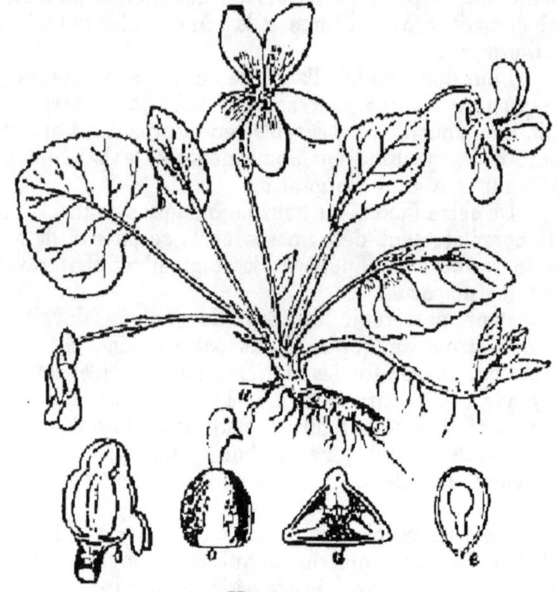

Violette.
(Viola odorata L.)
a) Plante de grandeur naturelle; b) fleur; c) fleur (de profil); d) et e) fruit.

Les douches sur les épaules dissolvaient les glaires et fortifiaient aussi les parties supérieures du corps, tandis que, en douchant les cuisses, on donnait de la vigueur à la partie inférieure du corps et l'on y développait une chaleur plus grande. Le même résultat était produit en petit par la douche sur les genoux ; et de toute façon le sang était obligé de descendre. Les bains donnaient aussi de la vigueur et de la résistance à tout le corps. — Le malade buvait chaque jour à trois reprises une infusion de mille-feuilles et d'herbe de la Saint-Jean. Les mucosités se dissolvaient ainsi davantage et le sang se purifiait.

Maux d'estomac.

(Dévoiement, Diarrhée, Constipation, Hoquet, Digestion difficile, etc. etc.)

Parmi les maux dont est affligée l'humanité, les maux d'estomac occupent une grande place. Je suis convaincu qu'il n'y a pas autant de maux d'estomac que l'on veut bien le dire, et que les souffrances dont on se plaint viennent plus souvent des conséquences que ces douleurs ont sur l'estomac. Il ne faudrait pas s'étonner d'ailleurs de compter une infinité de maux d'estomac quand l'on songe à tout ce que l'on fait supporter à l'estomac. Tantôt il souffre de besoin, on le prive ; mais il souffre encore plus d'une trop grande abondance. Combien de choses n'avale-t-on pas qui flattent le goût mais qui nuisent à l'estomac ! Ainsi pour soulager l'estomac de ses souffrances ou calmer d'autres douleurs, on lui fait avaler du poison qui lui est nuisible !

1.

Une jeune fille de 20 ans se plaignait ainsi de son estomac : „L'estomac me brûle et me semble plein de gaz ; il ne digère pas. J'ai toujours froid aux pieds, j'ai de violents maux de tête, et suis incapable de travailler beaucoup. Voilà quatre ans que je souffre ainsi.“

Il n'y avait pas ici de maux d'estomac, comme en témoignait la netteté de la langue, ce miroir de l'estomac. Toute la nature était débilitée, anémique, complètement inactive. Donc en remettant le corps en état on faisait disparaître les maux d'estomac. Je dis alors :

1) De marcher dans l'eau pour donner de la chaleur et de la force aux pieds.

2) De doucher chaque jour les épaules pour communique plus d'activité et de force au corps.

3) De prendre tous les deux jours un bain de siège pour fortifier les intestins.

4) De boire chaque jour à deux reprises différentes, et trois cuillerées chaque fois, une infusion de sauge et d'absinthe pour donner de la force aux sucs gastriques.

Au bout de quinze jours, je prescrivis :

1) de s'envelopper une fois par semaine dans une serviette mouillée ; (cela fortifiait la partie malade).

2) De prendre tous les deux jours un bain jusqu'à la ceinture ; on donnait ainsi de l'activité à tout le corps.

2.

Un homme de 33 ans m'expliqua ainsi ses maux d'estomac : „Depuis cinq ans j'ai des maux d'estomac, cela me brûle très fort ; j'ai des aigreurs, et je vomis souvent toute ma nourriture. Je ne puis pas me livrer à mes occupations et suis souvent obligé de rester couché pendant des heures. J'ai attrapé ce mal en hiver en me refroidissant." L'homme était maigre, et avait la figure d'un malade.

Je suis assuré que la chaleur naturelle était disparue par suite du refroidissement et que des troubles sont alors survenus à l'intérieur, et il en a été avec la santé comme avec un mur crevassé, il reste tel tant que le maçon ne le restaure pas. La cause de la maladie étant le refroidissement, il valait mieux redonner de la chaleur au corps. J'ordonnai donc : 1) de nouer deux et trois fois par semaine une décoction de fleurs des prés sur le ventre et de les y laisser pendant une heure et demie. Cette chaleur faisait du bien à la nature. Les fleurs agissaient favorablement sur la peau et la nature ainsi fortifiée s'améliorait de nouveau.

2) De laver chaque jour entièrement le corps avec de l'eau additionnée de vinaigre ; ce qui donnait une plus grande activité.

3) De revêtir deux fois par semaine une chemise trempée dans de l'eau salée chaude ; c'était une façon d'exciter la chaleur naturelle et de faire sortir des tissus cellulaires les principes malsains qui s'y trouvaient.

La nourriture devait être simple, ne pas se composer de racines et être faiblement assaisonnée. La boisson consistait en six cuillerées d'une infusion d'absinthe prises à trois fois. A chaque heure aussi depuis le matin jusque midi le malade devait boire une cuillerée de lait, et une cuillerée d'eau à chaque heure depuis midi jusqu'au soir.

Au bout de quinze jours, le malade avait de nouveau un bon appétit, un bon sommeil et d'excellentes couleurs.

Je prescrivis comme second traitement :

1) de doucher chaque jour les épaules et les genoux ;

2) de prendre tous les deux jours et pendant une ½ minute un bain jusqu'à la ceinture ;

3) de prendre chaque semaine trois bains de siège d'une minute de durée.

Grâce à ces moyens, la force, la chaleur et l'activité reprenaient possession de ce corps, et au bout de six semaines le malade était bien portant.

3.

Une femme, âgée de 36 ans, disait : „J'ai un très mauvais estomac. Ce que je mange ne me profite pas ; mes excréments sont presque toujours liquides. J'ai bien de l'appétit mais cela ne me profite pas. Tout le corps me fait souvent mal ; je puis à peine faire mon ménage, mais pas plus.“

Le froid a sûrement été le vainqueur ici dans sa lutte contre le chaud ; aussi cette femme est-elle faible, et, comme rien n'est bien digéré, les sucs gastriques sont gâtés. Le manque de couleurs et la fatigue habituelle sont aussi une preuve d'anémie. — Il fallait donc faire dans ce cas comme dans une chambre où l'on gèle, il fallait d'abord chauffer. Je prescrivis donc :

1) pendant huit jours, de s'envelopper, tous les deux jours d'abord, puis tous les trois jours, dans des serviettes trempées dans une eau chaude où l'on avait fait bouillir de la paille d'avoine ; la chaleur naturelle était ainsi augmentée, et l'estomac y gagnait en force.

2) Tous les deux jours aussi, on liait sur le ventre pendant 1 heure et ½ une serviette trempée dans de l'eau additionnée de vinaigre ; cela produisait de la chaleur et de la force.

Traitement intérieur :

1) La malade avalait chaque jour sans mâcher, et à quatre moments différents, un grain de poivre ; ces grains produisaient un petit feu dans l'estomac et agissaient sur les aliments.

2) Elle mangeait deux fois par jour une soupe fortifiante et des mets nourrissants.

Au bout de quinze jours la faiblesse n'existait plus, les aliments étaient bien digérés, et les bonnes couleurs de la figure indiquaient la guérison. Elle continua cependant :

1) de se doucher les épaules et les jambes de deux jours l'un ;

2) de prendre le lendemain un bain jusqu'à la ceinture ;

3) de manger une nourriture fortifiante et des baies de genièvre.

Inutile de dire que la malade remercia son sauveur.

4.

Un pauvre ouvrier, âgé de 42 ans, se plaignait ainsi : „J'ai des maux d'estomac depuis dix ans : Je mange une nourriture simple, je travaille beaucoup, je peine énormément, mais les maux d'estomac me sont surtout à charge. Cela ne va plus du tout. Je ne puis plus aller à la garde-robe sans prendre une médecine très forte, et j'éprouve souvent de violentes douleurs dans les intestins ; quand les gaz s'en vont par la poitrine, j'éprouve alors un peu de soulagement. Je puis manger ce que je veux, cela ne me fait pas de bien. J'ai déjà pris bien des remèdes, ordonnés par différents médecins, mais j'ai été bien rarement soulagé et pendant bien peu de temps.“

Une inflammation s'était déterminée dans le corps, ce qui aide toujours à la formation de matières malsaines. Il fallait donc lutter contre cette inflammation et faire disparaître la faiblesse et le manque d'activité. Je prescrivis donc :

1) D'envelopper le corps deux fois par semaine dans des serviettes mouillées ; on débarrassait ainsi l'organisme de son inflammation, et on l'aidait à conserver la chaleur naturelle.

2) de doucher chaque jour les épaules et les genoux. De cette façon la chaleur se répandait à toutes les extrémités du corps et lui procurait une vie et une force nouvelles.

Au bout de quinze jours l'état du malade était meilleur.

Comme traitement interne je prescrivis :

1) de manger deux fois par jour une soupe fortifiante ;

2) de boire une cuillerée d'eau à chaque heure ;

3) de manger des baies de genièvre trois fois par jour, et trois à chaque fois.

J'ordonnai aussi :

1) de prendre trois fois par semaine un bain de siège ;

2) de doucher les épaules et les genoux de deux jours l'un, et de prendre le lendemain un bain jusqu'à la ceinture.

Au bout de quatre semaines la cure était terminée, et le malade pouvait de nouveau se remettre au travail. Il continua à prendre encore pendant quelque temps, deux et trois fois par semaine, des bains jusqu'à la ceinture.

5.

Une veuve, âgée de 54 ans, souffrait de maux d'estomac depuis des années, elle avait peu de sang, était maigre et sans force, elle avait peu d'appétit et avait l'estomac comme pressé. La chaleur naturelle était complètement disparue. La pauvre femme s'enveloppait de laine mais avait toujours froid.

Les vêtements trop chauds avaient déterminé ici un excès de sensibilité, et, la chaleur naturelle faisant défaut, il n'y avait plus d'activité. Toute la machine était rouillée, comme le prouvait la peau qui était aussi sèche que si elle n'avait pas adhéré aux membres. — Pour obtenir la guérison il fallait donc ramener la chaleur, la vie et l'activité. J'ordonnai :

1) De revêtir chaque semaine, pendant une heure et demie, une chemise trempée dans de l'eau salée chaude ; cela devait produire de la chaleur, et ouvrir les pores.

2) De s'envelopper deux fois par semaine tout le corps, à partir des aisselles, dans une toile trempée également dans de l'eau salée chaude ; il en résultait sur la partie inférieure du corps un effet semblable à celui produit sur la partie supérieure par la chemise.

3) De se laver entièrement le corps chaque nuit avec de l'eau et du vinaigre, puis de se recoucher.

Je recommandai aussi à la malade : 1) de manger une soupe fortifiante le matin et le soir ;

2) de manger chaque jour six ou huit baies de genièvre, et de boire matin et soir quatre cuillerées d'une infusion de sauge, d'absinthe et d'herbe de la Saint-Jean.

L'état général s'était vite un peu amélioré.

Je prescrivis alors :

1) de doucher chaque jour les épaules et les jambes ;

2) de prendre un bain de siège tous les deux jours pendant une minute ;

3) de prendre chaque semaine trois bains jusqu'à la ceinture ;

Le bain de siège donnait de la force et de la chaleur à l'intestin, et les autres bains donnaient de la vigueur à tout le corps. Les baies de genièvre et l'infusion agissaient intérieurement.

Pour conserver cet état de santé, la malade continua à prendre chaque semaine deux ou trois bains jusqu'à la ceinture, et ces bains lui faisaient un très grand bien.

6.

„J'ai une inflammation de l'estomac, me disait une autre malade, et sur la figure j'ai comme une éruption. De temps à autre de grandes taches se montrent aussi sur tout le corps ; cela me pique et me brûle. Je suis, de plus, très maigre."

Il fallait dans ce cas employer les dépuratifs pour purger le sang, rendre aux sucs gastriques toutes leurs propriétés, et donner à la peau toute son activité. Voici le traitement suivi : 1) on lavait tout le corps chaque nuit avec de l'eau et du vinaigre ; 2) on appliquait tous les jours sur le ventre une serviette trempée dans une décoction de fleurs des prés, on faisait sortir ainsi tous les principes maladifs et on soulageait les intestins.

Je faisais boire aussi chaque jour une tasse d'une infusion de 10 ou 12 baies de genièvre cuites avec de la prêle ; cette boisson devait être prise en trois fois.

La malade mangeait à déjeuner une soupe fortifiante et buvait à chaque heure depuis le matin jusqu'à midi une cuillerée de lait ; depuis midi jusqu'au soir elle buvait à chaque heure une cuillerée d'eau afin de lutter contre la constipation.

Au bout de 15 jours ce traitement avait déjà produit une certaine amélioration. J'ordonnai alors :

1) de doucher chaque jour les épaules et les cuisses.

2) de prendre tous les trois jours un bain jusqu'à la ceinture.

Au bout de cinq semaines la personne était tout à fait contente de sa santé, seulement elle avait besoin d'un

peu plus de forces. Celles-ci revinrent aussi bientôt quand
la malade se fut levée la nuit deux ou trois fois la semaine
pour laver tout le corps, et qu'elle eut pris plusieurs fois
des bains jusqu'à la ceinture.

L'éruption produite sur le corps et sur la figure disparut la peau était en parfait état; la malade allait régulièrement à la garde-robe, et l'urine qui avait toujours
été rouge ressemblait alors à celle d'une personne bien
portante.

7.

Un domestique me disait un jour : „Il y a un mois,
j'ai mangé quelque chose de si lourd que cela m'est resté
sur l'estomac ; depuis ce temps je n'ai plus d'appétit. La
moindre nourriture me cause du dégoût. J'ai souvent des
vents et des aigreurs, souvent aussi j'ai mal à la tête et
j'ai de la fièvre. Mon estomac est gâté, je crois." J'étais
de ce dernier avis et je lui ordonnai :

1) de nouer sur le ventre pendant quatre jours de
suite des fleurs des prés toutes chaudes ;

2) de boire chaque jour une tasse d'infusion de sauge,
de baies de genièvre et de petite centaurée (voir la figure
p. 291). Au bout de quatre jours les douleurs n'existaient
plus, et ce brave domestique pouvait reprendre son service.

8.

„J'ai bu beaucoup d'eau froide pendant que je transpirais, et j'ai de suite beaucoup souffert ; je ne puis plus
manger, chaque aliment me dégoûte et j'ai souvent la
fièvre" disait un autre. Voici le traitement :

1) Mettez-vous pendant quatre jours de suite des
linges mouillés sur le corps, vous chasserez le froid et
vous donnerez plus d'activité à tout l'organisme ;

2) Buvez chaque jour en trois fois une tasse d'infusion d'absinthe et d'une autre herbe. Au bout d'un mois
le mal était disparu. En mangeant des baies de genièvre
l'estomac se fortifiait encore davantage.

9.

„J'ai mangé de la viande de porc avec beaucoup de
lard, et je l'ai mangée gloutonnement car j'avais très faim.
Cette viande me fait le même effet que si elle était encore

dans l'estomac, et cependant voilà six jours que je l'ai
mangée. Si je pouvais seulement vomir !" — Il n'est pas

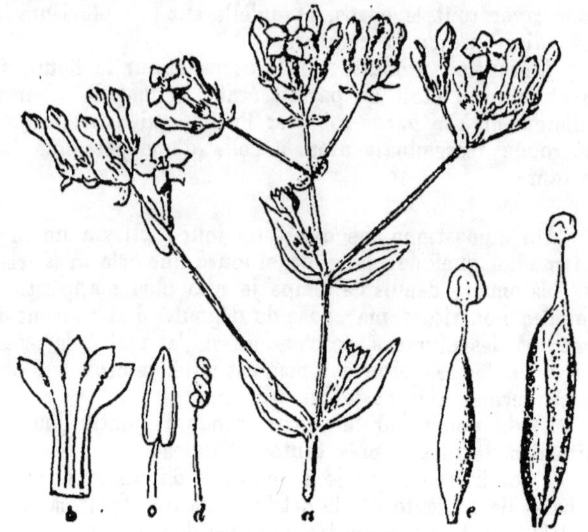

Petite Centaurée.
(Erythraea Centaurium L.)

a) Branche en fleur; b) fleur ouverte; c) étamine jeune; d) étamine vieille; e) pistil;
f) fruit mûr.

nécessaire de vomir; lavez-vous entièrement le corps chaque
nuit pendant cinq jours, et buvez chaque jour matin et
soir une infusion de racines d'orties. Les matières gâtées
furent ainsi expulsées et le corps fut de nouveau bien portant.

10.

Il arrive souvent dans la vie que, par suite de grandes
frayeurs, il se déclare de grands troubles dans l'estomac.
Comme cette révolution commence dans l'estomac pour
gagner ensuite tout l'organisme, c'est non seulement la nature qui en souffre, mais tous les organes en sont affaiblis.
Ainsi celui qui a la diarrhée et qui continue à manger
comme à l'ordinaire est bientôt pris de constipation. Les

intestins étant d'abord trop fortement attaqués, il s'y produit ensuite une sorte de paresse. Un autre mal : Par le dévoiement se perd une grande partie des sucs gastriques qui font alors défaut pour la digestion. Il se produit aussi beaucoup de gaz qui sont une cause de souffrances. Il y a encore une grande quantité de petits troubles qui sont produits par des aliments froids, par des boissons et par l'air froid que l'on respire. Qui pourrait dénombrer les maux de toutes sortes produits ainsi, et qui provoquent le dévoiement, au détriment de l'organisme puisqu'ils y jettent le trouble !

Un homme me disait : „Il y a 25 ans j'ai éprouvé un très grand chagrin. J'eus bientôt un dévoiement auquel succéda une forte constipation. Depuis ce temps je suis obligé de prendre chaque soir un dépuratif. Depuis 22 ans j'éprouve des piqûres à la poitrine et d'autres souffrances quand je vais à la garde-robe.“

Qu'est ce que ce chagrin avait produit ? Il avait privé la nature d'une trop grande quantité de sucs gastriques; des troubles s'en suivirent parce que la digestion n'était plus régulière. Ces troubles se firent sentir sur plusieurs points et d'une façon plus ou moins forte.

Il faut ajouter à cela aussi les nombreux purgatifs qui affaiblissent la nature et la rendent de plus en plus incapable de remplir ses fonctions. Il en était donc résulté pour tout le corps une situation nuisible; pour la combattre j'ordonnai ce qui suit :

1) de laver le corps entièrement chaque nuit; c'était le moyen d'augmenter sa chaleur et son activité.

2) De prendre deux ou trois fois par semaine des bains jusqu'à la ceinture; c'était encore un moyen de fortifier tout le corps et d'augmenter la chaleur naturelle.

3) De boire à chaque heure une cuillerée d'eau et de manger une nourriture fortifiante.

4) De manger chaque jour six ou huit baies de genièvre pendant cinq ou six semaines pour améliorer la constitution de l'estomac. Enfin, pour entretenir la santé, il fallait continuer à prendre une fois par semaine un bain jusqu'à la ceinture et doucher les épaules et les genoux

11.

Deux enfants étaient allés cueillir des fraises. L'un d'eux avait attrapé un refroidissement ; il en était résulté un dévoiement, une forte fièvre, et une alternative de frissons et de transpirations. L'enfant perdit l'appétit et les forces.

Je prescrivis : 1) De lui appliquer sur le ventre trois fois par semaine et pendant une heure et demie une serviette trempée dans l'eau additionnée de vinaigre.

2) De laver entièrement le corps deux fois par jour avec de l'eau additionnée de vinaigre. Ceci redonnait de l'activité à tous les organes.

3) De boire trois fois par jour deux cuillerées d'absinthe afin d'aider à la digestion.

4) De boire aussi à chaque heure une cuillerée pleine de lait, ce qui aidait à se débarrasser du poison.

En quelques jours l'enfant se porta de nouveau très bien.

12.

Une servante avait été trempée par la pluie et avait eu un refroidissement, il en résulta de la fièvre et un tel dévoiement que les aliments passaient aussitôt mangés. Elle ne pouvait pas rester levée ; tantôt elle transpirait, tantôt elle grelottait et avait de violents maux de tête. Que fallait-il faire ? Le froid avait la supériorité, ce qui causait un grand détriment à l'estomac, et il en résultait tout naturellement un dévoiement.

Le meilleur moyen de le combattre était :

1) de nouer sur le ventre pendant une heure une serviette trempée dans une décoction de fleurs des prés. La chaleur naturelle était augmentée et le froid était combattu.

2) De boire trois fois par jour une tasse de lait chaud dans lequel on avait fait cuire du fenouil. Tandis que le lait servait d'alimentation, le fenouil réchauffait et fortifiait.

3) De laver entièrement le corps chaque jour pour rétablir la chaleur naturelle et l'activité.

La malade fut ainsi bientôt guérie.

13.

Sans l'y préparer, on avait annoncé brutalement à un garçon de 16 ans que sa mère était morte. Il éclata en sanglots puis il eut des maux d'estomac et un dévoiement

qui dura assez longtemps sans pouvoir être combattu.
L'enfant devint mélancolique et triste, ne travailla plus
et se crut perdu pour toujours.

La terrible nouvelle avait déjà ébranlé l'enfant, et le
dévoiement qui n'était pas combattu affaiblit entièrement
la nature. La mélancolie étant la conséquence de la faiblesse, il fallait que le traitement redonnât de la force à
tout le corps. Je prescrivis donc :

1) de faire marcher l'enfant dans l'eau chaque jour
pendant 5 ou 6 minutes ;

2) de lui doucher les épaules chaque jour.

Je recommandai aussi de lui faire manger une nourriture fortifiante et de lui faire avaler chaque jour trois
grains de poivre pour réchauffer l'estomac. Je conseillai
de lui donner surtout deux fois par jour une soupe fortifiante, et de lui faire boire une tasse d'absinthe et de
sauge bouillies dans un mélange à parties égales de vin
et d'eau. Cela développa la chaleur intérieure, aida à la
digestion, et, au bout de trois semaines, l'enfant fut de
nouveau bien portant.

14.

Un homme, âgé de 29 ans, souffrait de la diarrhée
depuis trois ans. S'il absorbait des liquides, le dévoiement
était encore plus prononcé et ne cessait pas quand il
prenait les autres aliments. La faiblesse et la fatigue
étaient peintes sur son visage d'où avaient disparu les
belles couleurs. Il était plutôt triste que gai, l'appétit
n'était cependant pas mauvais.

Ce qu'il fallait combattre, c'était la faiblesse qui
accompagne d'ordinaire une maladie avec laquelle les principes maladifs s'arrêtent surtout dans le corps.

Je lui conseillai : 1) de prendre chaque semaine trois
bains de siège pour donner de la vigueur aux intestins ;

2) de prendre chaque semaine pendant une minute
deux bains jusqu'à la ceinture ;

3) d'appliquer tous les deux jours sur le ventre une
serviette trempée dans un mélange à quantités égales d'eau
et de vinaigre.

En plus d'une bonne nourriture fortifiante je lui conseillai de boire chaque jour trois petites tasses d'une in-

fusion de mille-feuilles, d'absinthe et d'herbe de la Saint-
Jean, pour faciliter la digestion.

Au bout de trois semaines la maladie était disparue,
la digestion était bonne, et l'appétit très grand.

Pour conserver la santé il continua à prendre chaque
semaine un ou deux bains de siège et deux bains jusqu'à
la ceinture.

15.

Un homme de 36 ans me disait : „Depuis quatre ans
j'ai le dévoiement. Je puis manger ce que je veux, la
diarrhée persiste toujours, tantôt avec de grandes souffrances tantôt sans douleur aucune. Si la maladie cesse pendant trois ou quatre jours, elle ne reprend que plus fortement ensuite. J'ai beaucoup de gaz dans le corps, et
quand ils ne sortent pas je n'en souffre que davantage.
La nourriture a beau être variée, il ne se produit cependant aucun changement ; quelquefois je croyais avoir trouvé
une nourriture favorable, mais le mal se faisait bientôt
sentir comme auparavant. J'ai aussi employé bien des remèdes, ils ont quelquefois adouci la douleur mais ne l'ont
jamais fait disparaître."

Je lui ordonnai : 1) de se doucher chaque jour les
épaules et les genoux ; 2) de prendre tous les trois jours
un bain jusqu'à la ceinture ; 3) de lier tous les quatre
jours sur le ventre pendant une heure et demie une serviette trempée dans un mélange à quantités égales d'eau
et de vinaigre. Ce traitement devait durer quinze jours.
Je lui conseillai de manger aussi chaque jour de six à huit
baies de genièvre. Le dévoiement cessa, l'appétit revint,
les douleurs disparurent et le malade retrouva la santé.
Il continua cependant encore à prendre chaque semaine
un bain jusqu'à la ceinture, et à manger des baies de genièvre, en commençant par 4 et en augmentant chaque
jour d'une jusqu'à 15, puis moins, par progression dé-
croissante.

Effets du traitement : Les douches procuraient de la
chaleur et de la force à tout l'organisme ; le vinaigre
donnait de l'activité et de la chaleur à l'intestin ; les
bains augmentaient, eux aussi, la chaleur naturelle. Les
baies de genièvre purgeaient l'estomac et les intestins.

En continuant le traitement on empêchait la maladie de reparaître.

16.

„Depuis trois ans, disait un malade, je vais chaque jour cinq ou six fois à la garde-robe, souvent même 8 ou 10 fois. Je puis manger ce que je veux, rien n'y fait, et je tremble chaque fois en songeant aux souffrances qui en résulteront. J'ai presque toujours froid, et plus le froid est intense, plus les dévoiements sont nombreux. J'ai consulté beaucoup de médecins, mais en vain. Si cela dure encore un peu, je ne vivrai pas longtemps, je suis épuisé, que dois-je faire ?"

1) Pendant huit jours liez sur le ventre, pendant une heure et demie, une décoction de fleurs des prés ; 2) douchez chaque jour les épaules et les genoux ; 3) buvez deux fois par jour une petite tasse de lait chaud dans lequel vous avez fait bouillir du fenouil pendant dix minutes. Buvez aussi deux fois par jour de l'absinthe et quatre cuillerées chaque fois. Suivez ce traitement pendant quinze jours, puis douchez-vous un jour les épaules et les genoux, et prenez le lendemain un bain jusqu'à la ceinture. Continuez à boire du lait mais remplacez l'infusion par six ou huit baies de genièvre ; et cela encore pendant quinze jours. La santé se modifia tellement que le malade put manger indiféremment de tous les aliments, alla régulièrement à la garde-robe et put se dire guéri. Le reste du traitement consistait à se doucher les épaules et les jambes deux fois par semaine et à prendre une fois par semaine un bain jusqu'à la ceinture.

Le froid dominait et empêchait la chaleur naturelle d'arriver. L'anémie était aussi très forte. Les fleurs des prés développaient une chaleur artificielle qui se répandait sur tout le corps. Les matières malsaines étaient ensuite éliminées. Les douches produisaient sur tout le corps le même effet que les fleurs des prés produisaient sur les intestins. Le lait fournissait une nourriture excellente, le fenouil réchauffait et fortifiait l'estomac et la chaleur naturelle était ainsi promptement rétablie. Dans la seconde période du traitement les douches continuaient les effets produits dès le premier, de même que les bains débarrassaient les intestins. La santé compromise fut ainsi promptement rétablie.

17.

Une personne de 26 ans m'expliquait un jour ainsi sa maladie : „J'ai de violents maux d'estomac ; il ne se passe pas un jour que je ne ressente comme du feu dans l'estomac. Quand les gaz cherchent une issue, j'éprouve alors de violentes douleurs, je rends alors de l'eau, des glaires et enfin ma nourriture. Voilà déjà trois ans que je souffre ainsi, j'ai fait tout ce qui était possible, mais sans en être soulagé. Mes forces sont à peu près disparues, et je n'ai plus d'appétit."

Je lui prescrivis : 1) De s'attacher autour des intestins pendant huit jours une serviette trempée dans de l'eau additionnée de vinaigre ; 2) de prendre un bain de siège pendant une minute toutes les deux nuits ; 3) de se doucher chaque jour les épaules et les genoux ; 4) de prendre à chaque heure une cuillerée de lait ou d'eau en alternant. Au bout de trois semaines de ce traitement la malade devait : 1) se doucher tous les jours les épaules et les genoux ; 2) prendre tous les trois jours un bain jusqu'à la ceinture, un bain de siège deux fois par semaine, et boire deux fois par jour et trois cuillerées chaque fois une infusion d'absinthe et de fenouil. Ce traitement devait encore durer trois semaines ; enfin après six semaines la malade devait se doucher les épaules une fois par semaine et prendre un bain.

Il y avait beaucoup de gaz et la chaleur naturelle était affaiblie. En appliquant des serviettes mouillées on développait la chaleur et la force ; et les douches agissaient dans le même sens. Le lait et l'eau contribuaient à rendre la digestion meilleure et à donner plus de régularité aux selles. Au bout de six semaines, la santé était revenue.

18.

Un homme de 48 ans me fit les observations suivantes : „J'ai un estomac faible qui supporte très peu les liquides. Les nombreux gaz qui se rassemblent, exercent une pression sur la poitrine, surtout sur le cœur. J'ai la respiration très difficile et une digestion très paresseuse.

Les médecins m'ont ordonné des sels qui me purgeaient, mais les anciennes souffrances recommençaient bientôt. J'ai usé de beaucoup de remèdes, mais en vain. Que faire?"

J'ordonnai donc : 1) d'appliquer pendant une heure, et deux fois par semaine, des fleurs des prés sur le ventre; 2) de prendre un bain de siège toutes les deux nuits et pendant une minute ; 3) de laver tout le corps trois fois par semaine avec de l'eau froide dans laquelle on avait mêlé du sel ; 4) de boire chaque jour une tasse d'une infusion de sauge, d'absinthe et de menthe.

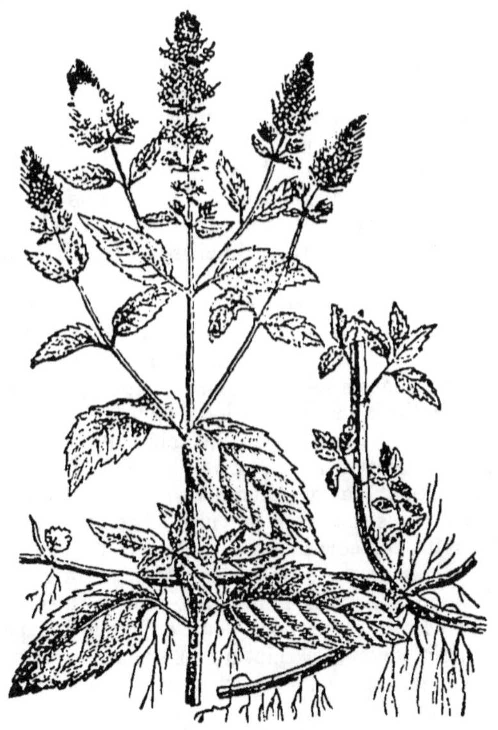

Menthe poivrée.

(Mentha Piperita L.)

Les fleurs des prés réchauffaient le corps et entraînaient
les gaz, débarrassaient l'intestin des matières nuisibles et
lui donnaient de la vigueur. En lavant le corps on provoquait une transpiration uniforme, on excitait la transpiration du sang, et on donnait de la vigueur à tout l'organisme. La tisane excitait la digestion, dissolvait les matières malsaines et les entraînait. Il était bon, pour fortifier
le corps davantage, de prendre chaque semaine deux bains
de siège, de laver le corps entièrement deux fois par
semaine, et de boire en trois fois une tasse de la tisane
indiquée.

19.

Une mère de famille m'expliquait ainsi ses maux d'estomac : „J'ai toujours de l'amertume dans la bouche, tantôt
plus, tantôt moins, je vomis beaucoup d'eau qui est sure
et amère; quelquefois je vomis tout ce que j'ai mangé.
J'ai souvent de tels maux de tête que j'en suis étourdie.
Mes pieds sont continuellement froids et je ne me les réchauffe guère pendant la nuit qu'au bout de cinq à six
heures. J'ai des selles très difficiles et très irrégulières.
Que faut-il faire ?“

Traitement: 1) Il faut envelopper le corps tous
les trois jours dans une serviette trempée dans une décoction chaude de fleurs des prés. 2) Doucher les épaules
et les genoux chaque jour. 3) Boire chaque jour, en trois
fois, une tasse d'infusion d'absinthe et de prêle. Il faut avoir
soin de les laisser bouillir pendant cinq ou six minutes.

Effets du traitement: Les applications de serviettes
chaudes donnaient de la chaleur au corps et l'aidaient à
se débarrasser des matières putrides. Les douches stimu-
laient l'activité du corps. La tisane lavait l'intérieur et
excitait la digestion. Le traitement devait être suivi pendant quinze jours, mais il fallait y joindre la cure aux
baies de genièvre, et prendre deux ou trois fois par semaine un bain jusqu'à la ceinture. Le genièvre améliorait
l'estomac et les bains fortifiaient la chaleur naturelle tout
en l'entretenant.

20.

Un jeune homme de 16 ans vint un jour me consulter, il paraissait tout-à-fait malade. Il était anémique et

demandait qu'on le soulageât. Il avait déjà vu bien des médecins, mais en vain. Il ne possédait que ce qu'il gagnait. Ce qu'il mangeait ne lui profitait pas. Il avait toujours l'estomac comprimé. Quand il avait beaucoup vomi il se trouvait bien. Il avait presque toujours froid. Il demandait ce qu'il fallait faire pour pouvoir gagner de nouveau son pain.

Je lui conseillai : 1) de se frictionner le ventre chaque matin et chaque soir avec de l'eau additionnée de vinaigre ; 2) de boire chaque jour une demi-cuillerée d'huile à salade ; 3) de boire deux fois par jour et chaque fois cinq ou six cuillerées d'une infusion d'absinthe et de sauge ; 4) de se lever chaque nuit pour se laver le corps avec de l'eau et du vinaigre et de se recoucher ensuite. Ce traitement devait durer quinze jours, et, après ce temps, le malade n'avait plus à prendre que la moitié des remèdes. Au bout d'un mois je revis le jeune homme, son extérieur était frais, il avait de l'appétit et beaucoup de chaleur, et put de nouveau gagner son pain.

Les frictions avec le vinaigre et l'eau procuraient de la chaleur et de l'activité à l'intestin. L'huile, quand la nature la supporte, adoucit les maux d'estomac. L'infusion d'absinthe et de sauge améliore les sucs digestifs.

21.

„Je suis âgée de 32 ans, et depuis quelques années j'ai presque continuellement des maux d'estomac, me disait une femme, souvent même j'ai des vomissements et des nausées. Depuis sinq semaines je suis retenue dans mon lit par un catarrhe des bronches et de l'estomac. J'ai si peu de forces que depuis plusieurs mois je ne puis plus faire le moindre travail.“

Je lui ordonnai : 1) De se nouer tous les deux jours sur le ventre une serviette trempée dans de l'eau additionnée de vinaigre, chaude dans les premiers temps, et froide ensuite. 2) De se laver chaque nuit tout le corps puis de se recoucher. 3) De manger à déjeuner une soupe fortifiante ; de boire d'heure en heure jusque midi une cuillerée de lait, et d'heure en heure depuis midi une cuillerée d'eau. 4) De prendre toutes les deux nuits un bain de siège. Enfin de manger des baies de genièvre.

Effets: Il y avait dans ce cas beaucoup d'anémie et
de faiblesse, et une mauvaise digestion. La serviette imbibée de vinaigre fortifiait les intestins et l'estomac. En
lavant le corps on lui donnait de la vigueur et on provoquait une meilleure transpiration. La soupe fortifiante
tout comme le lait était une excellente alimentation. L'eau
prise par cuillerées provoquait des selles.

22.

„Depuis plus de deux ans, disait une femme, j'ai
constamment des maux d'estomac. J'ai souvent l'estomac
oppressé et brûlant. Souvent les pieds sont glacés, même
au lit ils restent froids pendant quatre et cinq heures.
Je n'ai jamais d'appétit et je ne puis pas manger de nourriture fortifiante. Je prends tout au plus un peu de café,
ce qui me fait encore le plus de bien. Je suis souvent
indisposée et découragée.“

Je lui prescrivis: 1) d'appliquer quatre fois par semaine pendant une heure et demie des fleurs des prés sur
le ventre; 2) de se doucher chaque jour les genoux; 3) de
se doucher tous les deux jours les épaules. Ce traitement durait quinze jours, puis la malade devait: 1) se
doucher chaque jour les épaules et les jambes; 2) se laver
le ventre avec de l'eau et du vinaigre chaque matin et
chaque soir; 3) s'envelopper deux fois par semaine pendant une heure dans une décoction de fleurs des prés. Ce
traitement durait encore quinze jours. Comme nourriture:
1) elle devait manger matin et soir une soupe fortifiante
cuite au lait ou avec du bouillon de viande; 2) prendre
une simple nourriture bourgeoise à midi. Elle devait boire
chaque jour en trois fois une tasse d'infusion d'absinthe, de
fenouil et de genièvre. Au bout d'un mois les pesanteurs
avaient disparu, l'appétit était revenu, et tout l'extérieur
était changé.

Effets du traitement: Par suite de l'anémie tout le
corps manquait de chaleur, mais surtout les intestins, et
la digestion était tout à fait irrégulière. Quand le feu
manque on ne peut pas cuire. Les fleurs des prés donnaient
de la chaleur et de la force aux intestins. La douche sur
les jambes faisait descendre le sang et augmentait la chaleur naturelle. La douche sur les épaules donnait aussi

de la force et de l'activité à l'organisme. En lavant le
corps avec de l'eau et du vinaigre on lui communiquait de
la force, de la chaleur et on provoquait les selles. L'infusion servait à rendre les digestions meilleures, à fortifier l'estomac et à bonifier les sucs gastriques.

23.

Un homme m'expliqua ainsi ses souffrances : „Je suis
malade et j'ai déjà consulté trois médecins. Le premier
dit que j'avais une maladie de foie, le second prétendit
que j'avais une maladie de cœur, le troisième déclara que
l'on ne pouvait pas encore déterminer le point essentiel
de la maladie. J'ai bon appétit, mais j'ai des douleurs à l'estomac quand j'ai mangé, et quand j'ai bien souffert aux
intestins j'ai ensuite des battements de cœur. Mes mains
et mes pieds sont toujours froids, je maigris de semaine
en semaine. Je suis menuisier, et depuis deux ans je ne
puis plus travailler. Quand je travaille seulement pendant
une demi-heure je suis fatigué".

Traitement: 1) Doucher les genoux chaque matin
pendant une minute ; 2) doucher les épaules chaque après-
midi; 3) trois fois par semaine lier pendant une heure et
demie une décoction de fleurs des prés sur le bas-ventre;
4) boire chaque jour une tasse d'une infusion de 12 baies
de genièvre écrasées. Ce traitement devait durer quinze
jours. Après ce laps de temps le malade devait 1) prendre
tous les deux jours un bain jusqu'à la ceinture; 2) marcher dans l'eau chaque jour ; 3) se laver chaque jour matin
et soir le ventre avec un mélange d'eau et de vinaigre.
Boire tous les trois jours une tasse de l'infusion précitée.
Au bout d'un mois, le menuisier était rétabli. — Où cela
péchait-il dans le cas présent? L'estomac recevait bien
mais ne digérait pas. Il se formait par suite beaucoup de
gaz qui pesaient sur les organes de la partie supérieure
du corps, d'où les battements de cœur. La formation du
sang étant suspendue et, le froid régnant, les forces disparaissaient. Les douches faisaient aller le sang aux extrémités et fortifiaient tout l'organisme. L'infusion débarrassait l'intestin des gaz et des matières malsaines. Les
bains fortifiaient tout l'organisme. Les fleurs des prés débarrassaient l'estomac des matières putrides et empêchaient

de nouveaux gaz de s'y former. De cette façon tout était
remis en ordre. Mais comme la santé ne se rétablit que
lentement le menuisier dut continuer à prendre un ou deux
bains par semaine et à faire usage des baies de genièvre.

24.

Un paysan me dit: „Depuis cinq ans j'ai des maux
d'estomac. Cela me fait l'effet de brûlures. Je puis manger
ce que je veux, rien ne me fait du bien; depuis un an
c'est même plus pénible qu'auparavant. Je n'ai plus de
forces, je vomis souvent et ne suis pas tranquille tant que
l'estomac n'est pas complètement vide. Je ne puis plus
boire de bière, cela me cause des aigreurs. J'ai presque
toujours froid aux pieds et les douleurs d'estomac ne me
permettent plus de dormir, J'ai consulté plusieurs médecins,
mais ils n'ont pas pu me soulager. Les anciennes souffrances persistaient."

Traitement: 1) Le malade se mettait trois fois
par semaine sur l'estomac une serviette trempée dans l'eau
dans laquelle on avait fait cuire de la paille d'avoine pendant une demi-heure; 2) il marchait chaque matin pendant trois minutes dans l'eau; 3) chaque après-midi il se
douchait les épaules; 4) il buvait une infusion d'absinthe
trois fois par jour et trois cuillerées chaque fois.

Effets du traitement: Les serviettes mouillées débarrassaient l'intestin des gaz qui l'oppressaient et qui dé-
terminaient les vomissements. Les reins furent purifiés et
débarrassés de toutes les matières maladives comme le
démontrait l'urine chargée de saletés. L'infusion d'absinthe
facilitait la digestion. Le siège du mal se trouvait plutôt
dans l'intestin que dans l'estomac; car les vomissements
cessaient aussitôt que les gaz avaient disparu. En marchant dans l'eau on faisait descendre le sang aux pieds
et l'on développait de la chaleur. Les douches donnaient
de la vigueur. Au bout de trois semaines la santé était
revenue, mais pour la conserver il continua à prendre encore deux fois par semaine des bains jusqu'à la ceinture.

25.

Un homme me disait: „J'ai des maux d'estomac depuis 9 ou 10 ans, ils sont quelquefois plus forts, quel-

quefois plus faibles. Je ne puis rien manger d'acide. Je
ne puis pas non plus manger à mon appétit. De plus je
tousse énormément et depuis longtemps le matin, et j'expec-
tore énormément de glaires auxquels est mêlé parfois un
peu de sang. Mes nerfs sont très faibles, un rien me fait
tressaillir. Je ne dors que par interruptions. Aussi depuis
dix ans j'ai plutôt perdu que gagné. Souvent aussi je suis
oppressé." Qu'est-ce qu'il y a à faire dans ma situation ?"

Je lui répondis : Voici les meilleurs remèdes. 1) Douchez-vous chaque jour les épaules et les genoux. 2) Appli-
quez-vous sur le ventre une serviette trempée dans de l'eau
additionnée d'une quantité égale de vinaigre. 3) Le lendemain pendant la nuit prenez un bain de siège. Continuez ainsi pendant dix jours. Puis : 1) Prenez chaque
semaine trois bains jusqu'à la ceinture, d'une minute de
durée. 2) Chaque semaine douchez-vous une fois les épaules et les jambes. 3) Faites une cure de baies de genièvre,
commencez par quatre baies puis allez jusqu'à quinze en
augmentant d'une chaque fois.

Au bout de quatre semaines le malade fut guéri et
je lui donnai le conseil de prendre encore chaque semaine
deux ou trois bains jusqu'à mi-corps.

Effets du traitement : Les douches fortifiaient toutes
les parties de l'organisme et empêchaient toute inflammation. Les serviettes mouillées agissaient favorablement sur
l'estomac. Les baies de genièvre calmaient le feu intérieur.
Les bains fortifiaient tout le corps ; et en continuant ces
traitements le brave homme évitait toute rechute.

<hr>

Le marasme.

Un homme de 62 ans vint un jour me trouver. Il
était assez bien taillé, mais toute sa mine témoignait d'un
affaiblissement de toute la nature. L'homme paraissait
plus âgé qu'il n'était en réalité. Il était jaunâtre, était
obligé d'uriner souvent et par conséquent trop peu à la fois;
il avait peu de chaleur naturelle. Au premier regard on
pouvait dire : il y a là du marasme. Qu'est-ce que cet
homme pouvait encore faire ?

1) Se laver entièrement le corps chaque jour avec de l'eau additionnée d'un quart de vinaigre.

2) Prendre chaque jour un bain de siège d'une minute de durée.

3) Se doucher chaque jour tout le corps avec de l'eau très froide.

Ainsi pendant quinze jours, puis:

1) Prendre chaque semaine trois bains jusqu'à mi-corps.

2) Se doucher les reins deux fois par semaine et prendre un bain de siège.

Au bout de quatre semaines l'organisme était tout à fait rétabli, les couleurs étaient fraiches et saines. La maladie des voies urinaires avait disparu, l'appétit était bon, et il ne fut plus nécessaire que de prendre chaque semaine trois bains jusqu'à la ceinture.

Pendant toute la cure, le malade buvait chaque jour en trois fois une tasse d'infusion de sauge, d'absinthe et de prêle; l'absinthe améliore l'estomac et la prêle débarrasse le corps des principes malsains.

Maladies des nerfs.

Un jeune professeur se plaignait d'avoir des hémorroïdes, il souffrait aussi de névralgies à la tête, transpirait fortement des pieds et avait les oreilles et les lèvres très rouges.

Dans le cas présent, la partie supérieure du corps était très excitée par le surmenage intellectuel, et la partie inférieure du corps était comme endormie par une vie trop assidue. La partie supérieure avait donc besoin de calmant, et la partie inférieure avait besoin d'être réveillée.

C'est pourquoi j'ordonnai: 1) de doucher les épaules deux fois par jour (pour calmer le haut du corps) et deux fois les cuisses (pour donner de l'activité à la partie inférieure), et cela pendant trois jours.

Une fois l'équilibre ainsi rétabli entre la partie supérieure du corps et la partie inférieure; je prescrivis pour fortifier le corps:

2) de doucher les épaules, les reins et les cuisses

Au bout de 8 à 10 jours, je voulus agir sur tout le corps,

3) en faisant prendre pendant huit jours des bains jusqu'à la ceinture.

Puis, pour fortifier chaque partie du corps, je fis doucher les épaules, les genoux, et prendre des bains de siège; j'ordonnai:

4) de doucher les épaules et les genoux, et de marcher dans l'eau;

5) de prendre des bains de siège.

Maux de reins.

Un homme se plaignait à moi d'avoir souvent du sang dans l'urine, d'éprouver quelques douleurs en urinant, de ressentir constamment des maux de reins et quelquefois même très violents. De temps à autre aussi il avait des crampes d'estomac, et les excréments étaient durs.

Le mal siégeait évidemment dans les reins. Les conduits urinaires avaient de petits abcès et étaient remplis de mucosités, ainsi que l'avait dit un médecin.

Le traitement suivant guérit le mal en trois semaines.

1) Il fallait appliquer pendant une heure et demie, trois fois par semaine, une serviette trempée dans une décoction de fleurs des prés.

2) Le malade prenait chaque semaine deux bains de siège chauds pendant 12 minutes, et un bain froid pendant une minute; mais pas tous les deux le même jour.

3) On lavait tous les jours le corps avec de l'eau froide.

Je lui fis boire une infusion de mille-feuilles, d'herbe de la Saint-Jean et de prêle. Au bout de quinze jours la cure fut terminée, et plus tard deux bains par semaine fortifiaient toute la nature.

Les fleurs des prés dissolvaient les matières et en débarrassaient le corps; les bains de siège agissaient de même. Le bain froid empêchait la débilitation. L'infusion purgeait le corps, et les bains maintenaient la santé.

Douleurs rhumatismales et analogues.

De quoi parle-t-on plus souvent aujourd'hui que du rhumatisme ? Il y a 40 ou 50 ans on nommait rarement ces maux, mais aujourd'hui on les entend des milliers de fois et dans toutes les situations ; même les paysans, qui autrefois étaient épargnés grâce à leurs durs travaux et à leurs transpirations, sont aujourd'hui accablés par ces douleurs au point de ne pas pouvoir travailler. Ces maux ont sûrement leur origine dans la grande mode de débilitation à qui on sacrifie tout. — On peut dire : Le bien que fait Hercule un tailleur le détruit ! Pour se protéger contre ce mal, il n'y a qu'un moyen, c'est de s'endurcir d'une façon raisonnable et de se vêtir de même, afin que le vêtement ne fasse pas du corps une plante de serre.

J'avais un jour un pot de fleurs dans ma chambre. Pendant qu'il était en pleine floraison, et par un temps froid, la fenêtre était par hasard restée ouverte. Au matin, je remarquai bientôt que quelques-unes des feuilles les plus rapprochées de la fenêtre étaient couvertes de taches jaunes qui brunissaient avec le temps ; la feuille avait tellement souffert qu'elle resta malade. Je me suis dit : les feuilles qui étaient près de cette fenêtre froide ont attrapé un rhumatisme qui a tellement pénétré dans la feuille et y a causé de tels troubles qu'elle en est restée malade. Il en va de même avec le corps de l'homme. Quand dans une partie du corps un air froid pénètre par les pores comme l'eau pénètre dans la toile, et que les pores sont fermés par le froid, la transpiration ne peut plus avoir lieu ; il se produit alors une petite inflammation qui jette le trouble dans l'organisme. Par suite de l'inflammation, des principes maladifs se développent, se propagent de plus en plus, et pénètrent quelquefois jusqu'aux os, et alors on a un rhumatisme articulaire.

On ne peut guérir cet état qu'en éloignant de plus en plus la cause nuisible ; et quand cette cause a pénétré de l'extérieur à l'intérieur, il faut la tirer de l'intérieur à l'extérieur. Il faut faire comme avec une tache d'encre qui tombe sur une toile blanche, on la lave.

Le rhumatisme peut prendre un tel empire sur le corps et y causer de tels troubles que l'on ne peut plus

20*

guérir le mal. Je ne comprends pas non plus que l'on prenne des poisons pour frictionner. Quand l'air est déjà si nuisibile, combien plus doit l'être le poison qui agit sur les pores.

1.

Un jeune homme de 24 ans vint un jour se plaindre à moi de ne plus pouvoir gagner son pain, il souffrait d'un rhumatisme articulaire, tantôt au pied, tantôt à une autre partie du corps. Il était obligé de rester au lit pendant des journées entières. Tous les remèdes avaient été employés, la sauge, le poison; et le mal n'avait pas disparu.

Voici le meilleur traitement à suivre en pareil cas: 1) s'envelopper deux fois par semaine dans un peignoir mouillé; 2) laver tout le corps deux fois la semaine pendant la nuit; 3) prendre deux fois par semaine un bain jusqu'à la ceinture.

Au bout de trois semaines de traitement, le rhumatisme était disparu; pour avoir la guérison complète le jeune homme continua à prendre deux fois par semaine un bain jusqu'à la ceinture.

Effets du traitement: Au moyen du peignoir on aspirait des tissus tous les principes nuisibles qui y pouvaient être contenus. En lavant le corps et en prenant des bains on fortifiait la nature, et on lui donnait un peu de résistance. Le peignoir était employé parce que le corps était bien musclé.

2.

Un serrurier souffrait depuis plusieurs années d'un rhumatisme articulaire; il avait déjà tout essayé mais sans obtenir de soulagement; il était quelquefois obligé de garder le lit pendant plusieurs semaines, souffrant atrocement. Il était pâle comme la mort et avait les traits tirés — c'était un vrai patient.

On commença le traitement en douchant les épaules et les jambes. Les deux pieds et les genoux enflèrent si fortement qu'il en ressentit de terribles douleurs. Pendant deux heures il fut enveloppé à partir des aisselles dans des fleurs des prés. Le même jour aussi on lui doucha les cuisses. En quelques heures la douleur fut calmée, après avoir douché plusieurs fois le haut du corps. Les épaules et les bras étant enflés aussi, on les enveloppa de même dans des fleurs des prés.

Pendant quatre jours on continua à doucher et à envelopper ainsi le corps. Les membres n'enflèrent plus, les douleurs disparurent complètement. Pendant quinze jours encore on doucha les épaules et les cuisses, et on lui faisait prendre un bain l'après-midi. Il se sentit si fort et si bien portant qu'il fut tout étonné de voir que des remèdes si simples pouvaient produire un tel effet.

Les fleurs des prés débarrassèrent le corps des matières corrompues. Les douches et les bains donnaient de la force, mettaient de la régularité dans la circulation du sang, l'appétit et le sommeil revinrent, et toute la machine fut bientôt remise en état. Pour se prémunir contre toute rechute il continua à prendre deux à trois bains par semaine.

3.

Un paysan, âgé de 50 ans, souffrait horriblement dans les articulations des genoux, aux hanches et aux jointures des doigts, et était incapable de travailler. Il souffrait ainsi depuis plus de deux ans; il avait employé beaucoup de remèdes mais toujours en vain. Les douleurs lui enlevaient le sommeil et l'appétit.

Le rhumatisme avait formé ici bien des dépôts d'humeur qu'il fallait dissoudre, et alors seulement la force et la santé pouvaient renaître.

1) Pendant huit jours le malade s'enveloppait le corps dans une toile trempée dans une décoction de fleurs des prés.

2) Deux fois par jour il se lavait tout le corps avec de l'eau et du vinaigre, sans le sécher.

3) Il buvait aussi trois fois par jour trois cuillerées d'une infusion d'absinthe.

Tandis que les applications humides faisaient disparaître les principes malsains, en lavant le corps on lui donnait de la chaleur, de la force, et on donnait de la régularité à la transpiration.

Au bout de quinze jours cet homme pouvait travailler.

4.

Depuis plusieurs mois une mère de famille avait des rhumatismes aux épaules, aux bras et souvent même à la poitrine. Elle avait absorbé beaucoup de remèdes mais sans obtenir la guérison. Quand la température était mauvaise elle était souvent obligée de garder le lit. On lui recommanda de porter des chemises de laine. Elle me déclara qu'à partir de ce moment la douleur n'avait fait que s'accroître.

Comment remédier à ce mal? Comment se débarrasser le plus facilement de ces matières rhumatismales et rétablir la santé?

J'ordonnai : 1) de revêtir trois fois par semaine une chemise trempée dans une décoction de fleurs des prés. La dissolution des amas d'humeur devait se faire promptement, mais comme toutes les parties du corps pouvaient s'affaiblir, il était nécessaire :

2) de doucher chaque jour les épaules et les genoux, et, comme au bout de 12 jours le mal était disparu, j'ordonnai de prendre deux ou trois fois par semaine des bains jusqu'à la ceinture afin de donner de la vigueur au corps.

5.

On fut obligé de pensionner un instituteur pendant un an, parce qu'un rhumatisme le mettait dans l'incapacité de faire sa classe. Il couchait dans une chambre tout à fait humide où les murs étaient plutôt noirs que blancs; il avait soin d'aérer continuellement, et c'est ainsi qu'il gagna son mal. Auparavant il avait toujours été bien portant. Il n'y a rien, d'ailleurs, pour déterminer plus facilement un rhumatisme, qu'une chambre humide.

Il fallait donc, pour se guérir, habiter une maison saine, agir sur tout le corps, et ensuite améliorer la constitution du sang.

Voici le traitement suivi :

1) Deux ou trois fois par semaine le malade s'enveloppait dans un peignoir mouillé qui dissolvait les dépôts d'humeur.

2) Il prenait des bains jusqu'à la ceinture pour endurcir la nature et la fortifier.

3) Il prenait une nourriture fortifiante, et buvait en trois fois une tasse d'infusion d'absinthe, de sauge et de baies de genièvre.

Au bout de trois semaines le mal était disparu, mais pour conserver sa santé, l'instituteur continua de prendre chaque semaine deux ou trois bains jusqu'à la ceinture, et à faire une cure de baies de genièvre.

6.

Une femme avait la jambe enflée jusqu'au genou, pendant 18 mois elle avait souffert un véritable martyre, et les remèdes et les cures d'eaux n'avaient pas apporté de soulagement. Le mal empira tellement qu'elle dut marcher avec une béquille. Le pied souffrait non seulement du rhumatisme mais aussi de la goutte. Elle ressentait aussi une souffrance à l'autre pied; et elle prétendit que le mal avait commencé de la même façon à l'autre jambe.

La jambe pouvait être guérie si on réussissait à dissoudre les humeurs qui s'y étaient accumulées et à les expulser.

1) Chaque semaine, pendant une heure et demie, elle s'enveloppait le corps dans une toile trempée dans une décoction de fleurs des prés, et agissait ainsi non seulement sur la jambe mais aussi sur l'intestin;

2) chaque jour elle enveloppait le pied dans des fleurs des prés qui devaient rester nouées autour du pied pendant quatre heures; toutes les deux heures les fleurs devaient être renouvelées ou trempées dans leur eau.

A partir du troisième jour:

3) on douchait chaque jour les épaules et les cuisses de la malade;

4) le pied le plus malade était arrosé deux fois par jour.

Cela dura quinze jours, puis:

5) la malade prenait un jour un bain jusqu'à mi-corps, et le lendemain, se faisait doucher les reins, et ainsi de suite en alternant. La cure se termina au bout d'un mois. Les serviettes mouillées avaient produit leur effet en dissolvant les humeurs, les bains avaient donné de la vigueur à l'organisation, et de cette façon on peut dire que l'eau et les fleurs des prés ont sauvé cette malheureuse.

7.

Une femme de 40 ans se plaignait de violentes douleurs à·la nuque, douleurs qui s'étendaient sur la moitié de la tête et même sur les épaules. Il y avait quelquefois tellement de raideur à la nuque qu'elle ne pouvait tourner la tête ni à droite ni à gauche ; elle avait employé bien des remèdes mais en vain.

Cette raideur devait être traitée comme l'inflammation produite par les rhumatismes articulaires. Je proscrivis donc :

1) de placer sur la nuque pendant quatre ou six heures des fleurs des prés, en ayant soin de les retremper toutes les deux heures dans leur eau ou de les renouveler ;

2) de doucher la malade deux fois par jour avec de l'eau froide ;

3) de prendre chaque jour un bain jusqu'à mi-corps, ou de se laver entièrement le corps.

Au bout de quinze jours le mal était disparu. Les fleurs firent disparaître la raideur et aspirèrent les principes malsains. Les douches donnaient de la vigueur aux organes, et en lavant le corps on ramenait la régularité dans la circulation du sang.

8.

Un jeune homme de 19 ans avait la tête tout-à-fait penchée d'un côté parce que le cou était fortement enflé de l'autre côté et avait de la raideur. Il ne pouvait la tourner ni à gauche ni à droite. Cette affection rhumatismale avait attaqué l'intérieur de la gorge, et le malade ne pouvait plus avaler que difficilement les aliments. La conversation le faisait souffrir aussi.

L'inflammation étant tout à la fois intérieure et extérieure, il me parut bon :

1) de faire prendre à la tête un bain de vapeur de fleurs des prés, de lui faire respirer cette vapeur mais pas trop chaude. Ce bain devait durer de 18 à 20 minutes, et on arrosait ensuite la nuque avec un ou deux arrosoirs d'eau froide.

2) Le cou devait être enveloppé chaque jour pendant 4 ou 6 secondes dans une serviette trempée dans une décoction de fleurs des prés.

3) Il fallait aussi doucher les épaules une fois par jour.

9.

Une femme de 42 ans me disait: „Depuis deux ans je souffre tellement de catarrhe et de rhumatisme que je ne crois pas avoir passé un jour en bonne santé. Quand je croyais que mon catarrhe était guéri, je n'avais qu'à m'approcher d'une fenêtre et aussitôt mon catarrhe reprenait; et si j'avais le malheur de quitter ma chambre pour me promener dans la maison, j'étais bientôt obligée de rester tranquille, car la douleur me reprenait soit aux épaules, soit aux jambes; bref le rhumatisme circulait d'un coin dans l'autre. Je ne reposais ni jour ni nuit. Je me suis enveloppée deux ou trois fois de laine, d'après la recommandation du médecin. Depuis ce temps mon rhumatisme a gagné tout le corps, tandis qu'autrefois il était simplement aux épaules." Cette malheureuse femme ressemblait en effet à une martyre, elle pleurait et se lamentait sans cesse.

Qu'y avait-il à faire? Il n'y avait pas beaucoup de matières à dissoudre, mais à fortifier le corps et à lui donner une transpiration bien réglée et qui n'existait plus; je lui prescrivis donc:

1) De laver d'abord le corps entièrement au sortir du lit, afin de ramener la transpiration, puis de se recoucher de suite. — Et cela pendant trois jours.

2) De se doucher les genoux chaque matin, de doucher les épaules après midi, et de prendre pendant la nuit un bain de siège.

Cela devait durer de 10 à 12 jours. Au bout de trois ou quatre jours elle devait aussi se débarrasser d'un de ses vêtements de laine.

3) Au bout de quelques jours on pouvait doucher les cuisses chaque matin, doucher les épaules l'après-midi avec trois ou quatre arrosoirs d'eau; enfin remplacer la chemise de laine par une chemise de toile.

Pour compléter le traitement, la malade prit chaque semaine un bain jusqu'à mi-corps, et se doucha les épaules deux et trois fois. Quand la malade eut repris ses vêtements ordinaires, on mit le chiffre des bains à trois par semaine.

Au bout de huit semaines la malade fut de nouveau bien portante.

10.

Un homme me disait un jour : „Il me faut ou renoncer à ma carrière ou avoir une autre santé. Je porte une chemise et des caleçons de flanelle, une ceinture, sur les reins deux peaux de chats, et sur tout cela encore un bon vêtement de laine ; malgré cela je ne puis plus sortir à l'air et si je vais seulement d'une chambre à l'autre, mes douleurs se font sentir. Autrefois j'étais toujours fort et bien portant. Mon malheur a commencé avec un catarrhe et bientôt le rhumatisme m'attaquait par tous les bouts.“

La figure laissait deviner qu'il y avait eu dans cette organisation beaucoup de force naturelle. Mais l'excès de précautions avait amené la débilitation.

Cet homme était tout à fait résolu à se débarrasser de ces hôtes importuns, et c'est avec plaisir qu'il consentit à se doucher d'un bout du corps à l'autre, marcher dans l'eau et prendre des bains. Au bout de cinq semaines il put en effet reprendre ses occupations et remercier Dieu de nous avoir donné l'eau.

11.

Pendant deux ans une femme souffrait énormément et avait depuis un an les pieds enflés ; l'appétit était très bon, la mine excellente, le sommeil n'était pas mauvais s'il n'eût été troublé par la souffrance.

Du moment qu'il y avait des fluxions et de la corpulence, il fallait épurer le sang ; je prescrivis donc :

1) de mettre trois fois par semaine les pieds dans un bain de vapeur pendant 18 ou 20 minutes, et de doucher les cuisses aussitôt après, faiblement d'abord, puis plus fortement ;

3) de soumettre la tête deux fois par semaine à un bain de vapeur ;

3) au bout de quinze jours, de prendre des bains jusqu'à la ceinture en alternant avec les douches.

Pour donner au corps toute sa force et conserver la santé on devait continuer à prendre deux ou trois fois par semaine des bains jusqu'à la ceinture. Au bout de six semaines la malade était guérie.

12.

Un enfant de 12 ans était aussi atteint de la maladie précédente, et souffrait quelquefois très fortement ; le mal était venu à la suite d'un refroidissement. — Durant les premiers jours on enveloppa l'enfant dans une toile trempée dans de l'eau où avait bouilli de la paille d'avoine ; le second jour on lui fit prendre un bain jusqu'à la ceinture pendant une demi-minute. Au bout de 12 jours l'enfant était guéri.

13.

Un homme, âgé de 36 ans, se plaignait ainsi : „Mes bras et mes pieds sont pleins de rhumatismes ; je ne pourrai bientôt plus marcher. Quelquefois je suis obligé de rester couché toute la journée. J'ai la respiration très difficile et souvent je suis sur le point d'étouffer ; quelquefois j'ai de si fortes congestions que je crains d'être frappé d'apoplexie. Je vis très sobrement et je bois peu. Ma situation me force à rester à mon pupitre."

Faute de mouvement ce malade avait eu des dépôts de sang.

Traitement : 1) Chaque matin doucher les jambes, et deux heures après doucher le haut du corps. 2) Chaque après-midi doucher les reins et marcher dans l'eau chaque soir. Au bout de quinze jours le malade fut rétabli.

Le lecteur voudra savoir comment a agi le traitement ! Voici : En douchant les épaules on mettait le sang fortement en mouvement, et il se répandait dans les veines. En douchant les jambes on faisait descendre le sang. Les dépôts devaient donc forcément disparaître. Ce que le courant d'eau est pour le moulin, la douche l'était pour les reins. Ce malade fut promptement rétabli parce qu'il avait de bons organes et qu'il n'avait gagné cette maladie que par l'assiduité de son genre de vie. Si le malade avait été plus faible, le traitement aurait dû être plus faible aussi.

14.

Un autre malade expliquait ainsi sa maladie : „Depuis six mois je souffre d'un rhumatisme articulaire, et comme je n'étais jamais très fort, je me suis affaibli énormément. J'ai de grandes douleurs dans les pieds, et cela va souvent jusqu'au haut des jambes, et quelquefois même cela va jusqu'aux épaules; quand les douleurs sont fortes je ne puis plus manger. J'ai déjà pris beaucoup de remèdes, consulté beaucoup de médecins, et employé bien des pommades. Je me suis frictionné avec de l'eau-de-vie camphrée. J'ai toujours dépensé mon argent en vain, et il ne m'est resté que le mal."

Ce malade avait gagné ce mal à la suite d'un refroidissement, et, comme il était d'une faible constitution, ses forces l'avaient promptement abandonné.

Traitement: 1) S'envelopper deux fois par semaine dans une toile et pendant une heure et demie; mais la toile avait été plongée dans une eau où on avait fait bouillir des fleurs des prairies; 2) se doucher les épaules et les jambes quatre fois par semaine.

Il devait continuer ainsi pendant quinze jours.

Puis il prit chaque jour un bain jusqu'à la ceinture et se douchait tous les deux jours. Cela dura encore une quinzaine de jours.

Effets: Les linges mouillés secondaient la faiblesse de la chaleur naturelle et expulsaient toutes les matières mauvaises. Les douches fortifiaient la nature, augmentaient l'activité de tout l'organisme et réglaient la circulation du sang. Je conseillai aussi de faire une cure de baies de genièvre, c'était une façon d'agir sur les reins et de fortifier l'estomac. Une infusion d'absinthe excitait les sucs gastriques. Au bout de quatre semaines la guérison fut complète. Pour conserver autant que possible la santé je lui conseillai de continuer à prendre chaque semaine un ou deux bains jusqu'à la ceinture.

15.

Rhumatisme et Goutte.

„C'est ainsi que nommèrent ma maladie les médecins que je consultai. Je souffre beaucoup de la fatigue, surtout aux pieds qui me causent souvent de violentes douleurs. J'ai quelquefois si mal à la plante du pied que je suis incapable de marcher. Mon palais est si sec que j'ai toujours soif. Je ne puis presque pas dormir. Il m'est souvent aussi impossible de travailler. Autrefois je transpirais souvent, mais plus du tout maintenant. Toutes ces souffrances me rendent mélancolique. Je suis allé plusieurs fois aux eaux, j'ai pris des remèdes, mais tout fut en vain."

Je prescrivis le traitement suivant :

1) De s'envelopper deux fois par semaine dans un peignoir trempé d'eau dans laquelle on avait fait bouillir de la paille d'avoine. Le peignoir devait être chaud et le malade devait le garder une heure et demie.

2) De se doucher les épaules et les jambes un jour, de prendre le lendemain un bain jusqu'à la ceinture, et de se doucher les reins le troisième jour.

Ce traitement devait durer trois semaines. Le malade eut alors un bon sommeil, un excellent appétit, fut plus gai et ne demanda qu'à vivre. Il avait pris, deux fois par jour et 30 gouttes à chaque fois, de la teinture de baies de genièvre, de cynorrhodon et d'absinthe. Deux fois en quatre semaines il avait bu une tasse de „*Wühlhuber*"* en trois fois à chaque jour.

Effets : Le peignoir dissolvait, les douches donnaient de la vigueur et expulsaient les principes maladifs. Les gouttes remettaient tout en ordre à l'intérieur, en même temps qu'elles agissaient sur les reins et sur la digestion. Le „*Wühlhuber*" débarrassait des principes malsains.

Maladie de la moelle épinière.

Un homme de 32 ans vint un jour à moi en marchant avec des béquilles et me dit : „Depuis quatre ans je souffre énormément, et je puis à peine marcher, même avec des béquilles. Trois médecins déclarèrent que j'avais une maladie de la moelle épinière, et qu'il n'y avait plus de remède. J'ai fait beaucoup pour y remédier. Je suis même allé aux eaux. Mais partout où je me suis rendu cela allait de mal en pis. Si l'eau ne me donne pas de soulagement, c'est fini, je suis perdu."

La figure de cet homme faisait autant de peine à voir que sa marche. Je lui prescrivis :

1) De se doucher chaque jour une fois les épaules et deux fois les jambes ; on lui lavait chaque jour aussi les reins avec de l'eau additionnée de vinaigre ; cela dura dix jours.

---

* Voir à la fin de ce volume un extrait d'un autre ouvrage de notre auteur, qui donne l'explication de ce mot.

2) On lui doucha ensuite deux fois par jour les épaules, on le faisait marcher chaque jour dans l'eau et on lui douchait les jambes ; cela dura encore dix jours.

3) On lui doucha chaque jour les reins et on lui fit prendre un bain jusqu'à mi-corps. Ceci encore pendant dix jours. — Après ce traitement le malade put marcher très bien. L'organisme et la marche étaient rétablis. Le sommeil et l'appétit revinrent, et le malade continua à se doucher les épaules et les jambes de deux jours l'un, et à prendre un bain le lendemain. Au bout de trois semaines on n'eut plus à suivre si strictement le traitement. La santé revint bientôt complètement.

Les effets du traitement étaient les suivants : 1) En douchant les épaules on donnait de la vigueur à la partie supérieure du corps et surtout à l'épine dorsale ; en douchant les jambes on rendait le même service à la partie inférieure du corps.

2) En lavant le corps avec de l'eau et du vinaigre on donnait de la chaleur et de la vigueur aux reins. 3) En douchant les reins on fortifiait toute l'épine dorsale. Les bains rendaient à tout le corps le même service que les douches sur chaque partie séparément.

Au bout de six à huit semaines cet homme fut complètement rétabli.

Attaques.

1.

Un homme de 63 ans avait de temps à autre des vertiges, et quiconque a quelque notion de médecine pouvait dire que cet homme aurait bientôt une attaque. Un jour cet homme se mit à parler avec plus de surexcitation qu'à l'ordinaire ; il était plus agité que de coutume, et pendant son travail il commença à parler d'une façon inintelligible en courant de droite et de gauche, et tomba tout d'un coup. Qu'y a-t-il à faire en pareil cas ?

Si l'on a de l'eau chaude à sa portée, il faut y tremper les pieds aussitôt que possible, jusqu'aux mollets. Cette eau peut avoir de 30° à 35° de chaleur. Cette eau chaude augmente d'une façon extraordinaire la chaleur naturelle,

le sang est tiré de la tête aux pieds et la véritable attaque
est ainsi évitée. ·

Le malade peut rester presque un quart d'heure dans
cette eau. Il se rétablira ensuite une fois couché dans
son lit. Aussitôt que l'on s'aperçoit que les pieds deviennent froids et que le sang remonte vers la tête, il faut
de nouveau employer le bain de pieds. — On peut aussi
mettre rapidement les mains dans l'eau chaude et tirer
le sang de la tête. Une serviette trempée dans l'eau chaude
et dans le vinaigre et placée sur le ventre tire aussi très
rapidement le sang de la tête et de la poitrine.

Quand on fait échapper ainsi un malade à une attaque, il faut avoir soin de le laver deux ou trois fois par
jour dans le lit. Par ce simple traitement on rétablira
l'état normal ; pour fortifier la nature et lui donner toute
son activité, il est bon de prendre chaque semaine deux
ou trois bains jusqu'à mi-corps dans l'eau froide.

2.

Un homme sciait du bois, quand tout à coup il tomba,
un bras et une jambe étaient paralysés, et il avait perdu
l'usage de la parole. Que faire ?

Couchez sans retard le malade dans son lit, frictionnez
les reins et les pieds jusqu'à ce que vous ayez de l'eau
chaude, et mettez ensuite une serviette sur le ventre. Mais
si vous ne pouvez pas avoir rapidement de l'eau chaude,
il faut brosser aussi fortement que possible la plante du
pied pour y attirer le sang. On peut aussi frictionner les
reins et ainsi faire descendre le sang. Quand le malade
a repris ses sens, ou mieux quand la chaleur naturelle est
rétablie, la chose est en bon état, et on peut, en lavant
le corps, rétablir le cours régulier du sang. De cette façon
toutes les suites de l'attaque disparaîtront bientôt.

On peut préserver des conséquences les plus fâcheuses
l'homme qui est frappé d'attaque en lui douchant les épaules aussi rapidement que possible, et deux ou trois heures
après en douchant les genoux. Le sang est arrêté par le
premier traitement et entraîné aux pieds par le second.

3.

Un homme de 49 ans eut une attaque ; un bras, un
pied et tout un côté étaient insensibles et sans chaleur :

la bouche était toute de travers, la parole inintelligible et
bégayante ; au bout d'un mois il commença une cure d'eau
parce qu'il ne pouvait pas être soulagé autrement.

1) Chaque jour je fis doucher les épaules, les genoux
et les cuisses du malade.

2) Chaque jour, comme il était fort, on lui lavait deux
fois le corps entièrement avec de l'eau et du vinaigre.

Au bout de quelques jours le pied et le côté devinrent
de nouveau sensibles. Bientôt après de violentes douleurs se
firent sentir dans ce pied comme prodromes de la guérison.

Ce n'est qu'au bout de trois semaines que le bras
redevint sensible, et le malade y ressentit de violentes
douleurs avant-coureurs de la guérison.

On continua ainsi pendant quatre semaines, puis on
employa les douches complètes, une ou deux fois par jour,
on continua aussi à laver le corps avec de l'eau et du
vinaigre. De jour en jour l'état général s'améliora, la parole
devenait plus compréhensible, et, au bout d'un mois, avec
l'aide d'une canne il pouvait se mettre gaîment en chemin.

Six semaines après, toutes les conséquences de l'attaque étaient combattues.

En continuant à laver entièrement le corps on produisait une augmentation de la chaleur naturelle et de la
transpiration, et on redonnait une nouvelle vie à tout
l'organisme. Les douches activaient et fortifiaient tout le
corps et favorisaient la circulation du sang. Toute la
machine se ressentait de cette bonne transformation. Il
faut remarquer aussi que ce traitement n'avait rien de
désagréable pour le malade qui le considérait plutôt comme
un bienfait.

4.

Un homme de 74 ans avait de grands étourdissements,
et il ne pouvait plus parler. Cela dura quelques jours
ainsi, puis l'on craignit une attaque. Bientôt il ne put
plus travailler et fut obligé de se coucher ; il ne respirait
plus que difficilement, il ne parlait plus, enfin tout indiquait qu'il allait avoir une attaque. En lui lavant les
pieds promptement et activement avec de l'eau et du vinaigre, en les enveloppant ensuite dans une couverture pour
recommencer la même chose au bout d'une heure, on

réussit à faire reprendre connaissance à cet homme. Il
ne bégaya bientôt presque plus, et cinq heures après il
demandait ce qui lui était arrivé, car il ne s'en doutait pas.

En lavant encore ce vieillard une ou deux fois par
jour, au lit, avec de l'eau et du vinaigre, on le rendit
capable de reprendre son travail.

Les scrofules.

1.

Une femme, âgée de 45 ans, avait gardé au cou, à la
suite d'une opération, une blessure longue d'au moins un
doigt et qui ne voulait pas guérir. Elle avait une seconde
blessure au bras droit, un peu au-dessus du coude. On
avait ouvert un abcès à cet endroit. Une autre blessure,
qui ne voulait pas guérir non plus, était à la jambe droite
un peu au-dessus du genou. La malade avait peu d'appétit
et mauvais estomac. Elle était toute jaune et toute faible.
Elle était atteinte de mélancolie, car elle avait consulté
plusieurs médecins et aucun ne l'avait soulagée ; l'eau,
c'était sa dernière espérance.

Dans le cas présent on voyait clairement ce qui manquait. Les plaies qui étaient sur le corps venaient évidemment de scrofules. Cette femme était complètement
scrofuleuse bien qu'elle fût grande et bien bâtie.

Voici le traitement : 1) Doucher chaque jour les
épaules et les cuisses, et laver entièrement le corps chaque
nuit, et cela pendant huit jours ; 2) doucher les épaules,
les reins, les cuisses, et faire des applications de linges
mouillés, une fois par semaine ; ceci devait durer quinze
jours ; 3) doucher chaque jour les épaules et prendre deux
fois un bain jusqu'à mi-corps. — On lui donna trois sortes
de tisanes : 1) du fœnum graecum avec un peu d'absinthe ;
2) de la sauge, de l'herbe de la Saint-Jean et du mille-
feuilles ; 3) du tussilage (voir la figure p. 322), du plantain
(voir la figure p. 324), et de la petite centaurée.

En un mois la personne fut guérie. Les blessures se
guérissaient d'elles-mêmes. On appliquait simplement un
peu de coton sur les blessures. La malade dut expectorer

beaucoup de glaires, et l'intérieur devenait ainsi bien portant. La nourriture était tout à fait simple.

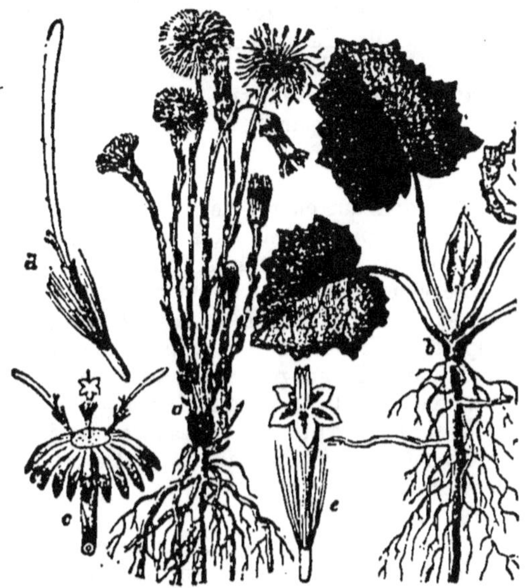

Tussilage ou Pas-d'âne.
(Tussilago Farfara L.)

a) Plante à fleurs (demi grandeur); b) plante à feuilles (tiers de sa grandeur); c) involucre et réceptacle; d) anthère (plus grand que nature); e) Carpel (plus grand que nature).

Effets: 1) Le fœnum graecum avec l'absinthe fortifiaient l'estomac et dissolvaient les matières; 2) la sauge améliorait les sucs gastriques et agissait comme dépuratif; l'herbe de la Saint-Jean était favorable à l'amélioration du sang et à sa circulation; le mille-feuilles bonifiait les sucs gastriques; 3) le tussilage dépurait, et le plantain de même. La petite centaurée agissait favorablement sur la digestion et fortifiait l'estomac.

Les douches sur les épaules fortifiaient la partie supérieure du corps et débarrassaient chaque partie des matières malsaines. Les douches sur les cuisses faisaient pour la

partie inférieure du corps ce que les autres douches faisaient
sur la partie supérieure. En lavant tout le corps pendant
la nuit on provoquait une forte transpiration et on élevait
la chaleur naturelle. Les douches sur les reins fortifiaient
la colonne vertébrale. Enfin les bains achevaient de donner
de l'activité à tout l'organisme ; la personne fut ainsi
guérie et débarrassée par le fait de toutes les matières
malsaines.

2.

On m'apporta un enfant de neuf ans dans l'état suivant : Le pauvre petit avait trois trous aux pieds, deux
trous au bras et à l'avant-bras, qui avaient beaucoup
suppuré. Le cou était raide et un peu enflé. La figure
était pâle et luisante comme de la porcelaine ; il avait
plus d'appétit pour les mets nuisibles que pour les aliments fortifiants. Il ne pouvait marcher que très peu.
Depuis son enfance il était maladif, mais plus il avançait
en âge plus il dépérissait. Ses frères et sœurs étaient bien
portants ; la mère prétendait que le mal avait commencé
après la vaccination.

Je prescrivis donc :

1) de revêtir l'enfant trois fois par semaine pendant
1 heure ½ ou 2 heures d'une chemise trempée dans une eau
où on avait fait bouillir de la paille d'avoine ;

2) de laver chaque jour tout le corps avec de l'eau
additionnée de vinaigre, mais quatre ou cinq heures seulement après le traitement précédent ;

3) d'envelopper les plaies tous les jours pendant trois
heures avec une décoction de fleurs des prés.

Alimentation : Chaque matin on donnait au petit
malade du café de malt avec du lait dans lequel on avait
infusé du fenouil. Il mangeait chaque après-midi un petit
pain blanc, et le soir une soupe fortifiante, cuite un jour
avec du lait et le lendemain avec du bouillon gras ; à
midi la nourriture devait être tout à fait ordinaire et simple.
Il ne devait boire ni bière, ni vin, ni café véritable. Cela
dura ainsi pendant tout un mois. A l'exception d'une
seule, toutes les plaies étaient guéries. Bien que l'enfant
ait accepté difficilement cette nourriture, il se portait cependant très bien. Il était devenu joyeux et fort.

Traitement : L'enfant prenait chaque jour pendant une demi-minute un bain jusqu'à la ceinture, et pendant ce bain on lui lavait le haut du corps. Chaque jour on lavait encore le corps avec de l'eau et du vinaigre. Chaque matin il mangeait une soupe fortifiante ; le soir encore une soupe fortifiante avec une autre nourriture tout à fait simple. Il mangeait aussi chaque jour six baies de genièvre. Ce traitement fut continué pendant un mois. L'état général s'était tellement amélioré que l'enfant put aller chaque jour à l'école ; les forces intellectuelles se développaient de pair avec les forces physiques. Tous les abcès étaient guéris. Il n'avait plus besoin que d'une nourriture simple,

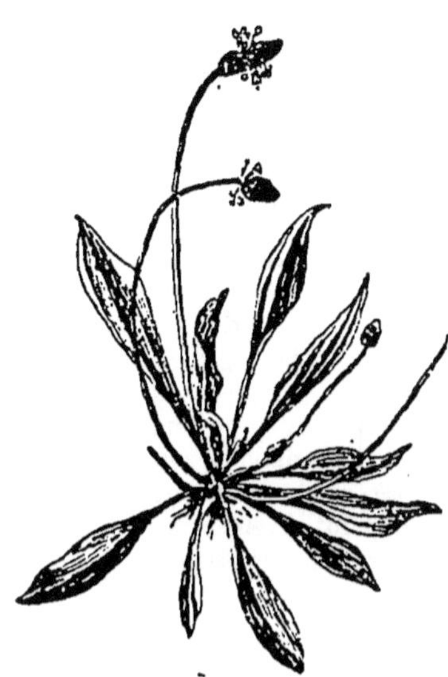

Plantain.

(Plantago lanceolata L.)

fortifiante et de prendre tous les deux jours un bain jusqu'à la ceinture.

Les matières malsaines accumulées dans le corps se transformaient en abcès et venaient d'un sang mauvais, et il ne pouvait pas en être autrement puisque l'enfant ne mangeait que des aliments qui lui fournissaient un sang corrompu. L'enfant buvait volontiers de la bière, du vin, mangeait surtout des aliments sucrés et buvait du café naturel. La nouvelle nourriture lui donnait un sang meilleur et fortifiait le corps. Les serviettes mouillées dissolvaient les dépôts de matières et les faisaient évacuer ; en lavant le corps et en prenant des bains jusqu'à la ceinture, on procurait à tout l'organisme une chaleur plus grande et une nouvelle activité. Cet enfant est un exemple des conséquences que peut avoir une mauvaise alimentation.

~~~~~~~

La gravelle.

1.

Un père me disait: „Mon fils souffre beaucoup à la vessie; plusieurs médecins ont dit qu'il avait une grosse pierre dans la vessie et que l'on ne pouvait l'en extraire que par une opération difficile et dangereuse." Je prescrivis donc: 1) de lui faire boire chaque jour une petite tasse d'une infusion de baies de genièvre et de prêle; 2) de mettre chaque jour sur la partie malade une serviette trempée dans une décoction de prêle et de l'envelopper d'une couverture de laine.

On continua d'ailleurs pendant quelque temps de faire de ces applications sur la partie malade. Au bout de quinze jours la pierre finit par se dissoudre et sortit par petits morceaux. L'enfant redevint joyeux, ne sentit plus de souffrances, et remercia Dieu de son secours.

2.

Un homme de 40 ans disait: „Je souffre de la gravelle depuis de nombreuses années, j'ai cherché le secours chez les médecins et chez ceux qui ne le sont pas, j'ai quelquefois été soulagé mais jamais guéri. Il m'est souvent impossible de travailler. Maintenant je souffre comme je n'ai jamais souffert. Je crierais presque en urinant, mais à quoi cela servirait-il?" J'ordonnai à ce malade: 1) de prendre quotidiennement pendant dix jours un bain chauffé de 28° à 30° R. et composé avec de l'eau dans laquelle on avait fait bouillir de la paille d'avoine; de prendre aussitôt après ce bain un autre jusqu'à mi-corps pendant qu'on lui lavait la partie supérieure du corps; 2) de boire chaque jour trois tasses d'une infusion de baies de genièvre, de cynorrhodons et de prêle. Dès le second jour bien des morceaux de pierre sortirent, et cela augmentait chaque jour, aussi en dix jours n'y avait-il plus trace de soufffrances. Le malade n'avait plus besoin que de prendre chaque semaine un bain et de boire une infusion tous les deux ou trois jours.

~~~~~~~

Le typhus.

Le typhus vient souvent des refroidissements, mais il
est causé plus particulièrement par les habitations qui ne
sont pas bien aérées ou dont les murs sont humides, parce
que l'air que l'on respire est mauvais et gâte le sang;
il en résulte des inflammations et des abcès. Il est on ne
peut plus dangereux d'habiter des maisons construites sur
d'anciens marécages ou auprès de fossés qui empestent
l'air. Il faut veiller aussi à ce que l'on ne boive pas
de l'eau mauvaise et gâtée. — Je ne suis pas préoccupé
de savoir comment les médecins guérissent. Je suis convaincu que l'on peut guérir le typhus avec l'eau. J'ai
même entendu parler de villes où l'on guérit le typhus par
les bains. Des personnes qui ont été guéries du typhus
m'ont raconté qu'on leur faisait prendre des bains froids
à différentes reprises pendant cinq, dix et quinze minutes.
Je suis persuadé qu'on peut guérir cette maladie d'une
façon plus facile que celle-là, car il est dur de faire prendre
tant de bains froids à un malade, et les soins à donner
sont alors difficiles.

1.

Pour un homme malade du typhus depuis 12 jours et
dont l'état était dangereux, j'ordonnai : 1) de le laver deux
fois par jour dans son lit, ce que pouvait faire la garde-
malade la plus faible ; 2) de lui placer sur la poitrine et
sur le ventre un morceau de toile grossière trempée dans
l'eau la plus froide, et de le renouveler chaque fois que
la chaleur s'était élevée. On n'évaluait pas la chaleur au
thermomètre ; quand le malade se trouvait plus mal et
que la fièvre augmentait on enlevait la toile et on la
trempait de nouveau dans une eau très froide. Cet exercice pouvait se répéter six fois et plus. Quand la fièvre
était moins forte on cessait ces applications avec la toile
mouillée. Ce malade avait une fièvre si intense que le palais
était desséché, et la langue était si raide qu'il ne pouvait
plus parler, je lui fis donner à de courts intervalles une
ou deux cuillerées de fœnum graecum qui enlevait la fièvre
et guérissait la gorge et la langue. Au bout de dix jours
le malade n'avait plus de fièvre et la convalescence commençait.

Il faut remarquer aussi que ce malade buvait deux fois par jour une cuillerée d'huile à salade pour dompter la chaleur intérieure. Il s'est guéri très vite et ne s'est nullement ressenti des suites. On pourrait de même guérir un malade de typhoïde en le lavant aussi longtemps que la fièvre augmente. L'exemple précité nous montre avec quelle facilité on peut entraver le typhus quand on le traite à son début.

En lavant le corps on fait sortir par les pores tous les principes maladifs. Les applications de linges mouillés enlèvent l'inflammation et les principes malsains disparaissent de suite. La guérison sera encore plus rapide, si le malade, au lieu des applications de linges mouillés, s'étendait deux fois par jour sur une toile repliée et qui aurait été trempée dans une eau très froide ; il ne faudrait pas y laisser le malade plus d'une heure.

Quand on en a la facilité on peut utiliser des bains d'eau froide d'une demi-minute à une minute de durée

2.

Un homme de 29 ans racontait : „J'avais le typhus, on me croyait perdu. Quand je me crus guéri j'eus de violentes douleurs d'intestins, comme disaient les médecins. J'avais non seulement des douleurs dans les intestins mais aussi dans la vessie. Je souffre toujours et souvent d'une façon insupportable. Voilà deux ans que je souffre ainsi sans pouvoir être soulagé. J'ai un mauvais appétit, et mes souffrances ne me laissent pas dormir."

Il fallait donc : 1) chercher à débarrasser le corps de certains restes de maladie ; 2) fortifier les parties du corps qui étaient affaiblies, et donner plus d'activité et de vigueur à tout l'organisme.

Pour arriver à ce but, j'ordonnai : 1) de faire des applications avec des serviettes trempées d'eau dans laquelle on a fait bouillir de la paille d'avoine. C'était le moyen de dissoudre et d'entraîner hors du corps les matières empoisonnées ;

2) de doucher chaque jour le haut du corps pour le fortifier et permettre aux parties intérieures de se porter mieux ;

3) de doucher les cuisses chaque jour pendant une semaine pour leur donner la force de se débarrasser des principes malsains.

Ce traitement produisit d'excellents résultats et l'amélioration était visible de jour en jour. Les douleurs se firent de nouveau sentir fortement mais pendant peu de temps.

Au bout de 10 jours je prescrivis :

4) de prendre chaque semaine quatre bains jusqu'à mi-corps, et de faire une application de serviette mouillée. Les bains donnaient de la vigueur à toute la nature, et le linge mouillé était suffisant pour faire disparaître les matières malsaines ;

5) de doucher les épaules tous les deux jours.

Au bout de trois à quatre semaines le malade était guéri. Pour conserver la santé il continua à prendre deux ou trois bains par semaine.

Douleurs d'intestins (Inflammation, crampes, faiblesse etc.).

1.

Un homme me fit les plaintes suivantes : „J'ai eu une inflammation d'intestins deux fois en deux ans, et depuis ce temps je ne puis plus faire ce que je dois, j'ai presque toujours mal aux intestins, soit constipation, soit manque d'appétit, etc. Quand je crois avoir de l'appétit pour quelque chose, j'en suis presque aussitôt dégoûté. Le sommeil est tellement agité, que je suis plus fatigué le matin que le soir ; j'ai presque toujours une certaine inflammation dans l'estomac.“

„Cette inflammation m'a causé une grande faiblesse ; les parties enflammées ne sont pas encore entièrement fortifiées.“

J'ordonnai en conséquence :

1) de nouer chaque jour sur le ventre pendant une heure et demie des fleurs des prés ;

2) de se lever chaque nuit pour laver entièrement le corps avec de l'eau et du vinaigre, et de se recoucher sans l'essuyer ;

3) de boire chaque jour une tasse d'infusion de prêle, de baies de genièvre, et d'absinthe.

Au bout de huit jours, j'ordonnai :

1) de prendre un jour un bain de siège et le lendemain un bain jusqu'à la ceinture ;

2) de se doucher tous les deux jours les épaules et les genoux, et de continuer à boire l'infusion.

Pour compléter la cure, je lui conseillai de prendre 2 ou 4 bains chaque semaine. Au bout de quatre semaines le corps était rétabli, l'appétit et le sommeil étaient revenus, et la digestion se faisait régulièrement.

Les fleurs des prés achevaient de débarrasser les intestins. Les bains de siège donnaient de la vigueur à la partie inférieure du corps, et les autres bains au corps entier. En lavant le corps on ouvrait les pores et on fortifiait tout l'organisme. La décoction de prêle servait de purgatif, les baies de genièvre agissaient sur les conduits urinaires et l'absinthe sur l'estomac.

2.

„Je me suis tellement refroidi en conduisant mon chariot que j'ai eu des frissons dès que je me suis mis au lit, me disait un paysan. Je souffre beaucoup aux intestins et je ne puis pas uriner. Les douleurs sont si fortes qu'il m'est impossible de rester tranquille au lit."

Dans le cas précité le refroidissement a causé une inflammation ; la preuve en est dans cette alternative de frissons et de transpirations.

Voici le traitement suivi :

1) nouer sur le bas-ventre des fleurs des prés aussi chaudes que possible, et les y laisser pendant une heure et demie, et faire deux applications par jour ;

2) laver le corps deux fois par jour avec de l'eau et du vinaigre.

L'inflammation provenait de ce que le froid ayant eu la suprématie, la chaleur naturelle était disparue ; aussi fallait-il seconder cette chaleur naturelle par une chaleur artificielle. En lavant le corps on le débarrassait de la fièvre et on rétablissait l'équilibre entre la chaleur et le froid dans tout le corps. En buvant à chaque heure deux cuillerées d'une infusion de prêle, le malade luttait contre l'inflammation des conduits urinaires. En buvant chaque jour une cuillerée d'huile à salade ou de Provence on combat facilement l'inflammation intérieure. En trois jours le malade fut guéri.

3.

Une jeune fille de 24 ans souffrait depuis des mois de douleurs des intestins et de la vessie, le mal était si violent qu'elle criait. On faisait écouler l'urine d'une façon artificielle ; le corps était très enflé ; et la malade ressentait de fréquentes douleurs dans les reins. Un médecin avait dit que l'intestin était ruiné.

Qu'y avait-il à faire ? Il fallait dissoudre les matières corrompues et les faire disparaître soit par les pores soit par les voies ordinaires, en enveloppant le corps depuis les aisselles jusqu'aux genoux dans une toile trempée dans une décoction de fleurs des prés. Mais il fallait de plus que ces fleurs touchassent à la peau et que tout le bas-ventre en fut enveloppé cela pendant une heure et demie. Cette application devait se renouveler pendant trois jours de suite, puis tous les trois ou quatre jours.

En plus de cela la nature avait besoin qu'on la fortifiât en la lavant chaque jour avec de l'eau mêlée à du vinaigre et en faisant prendre chaque jour un bain au corps pendant une demi-minute.

La malade buvait chaque jour en trois fois une tasse d'infusion de fœnum graecum et de fenouil. Les applications de linges mouillés devaient dissoudre et entraîner les matières hors du corps, mais en lavant le corps on l'empêchait de se débiliter, et la transpiration existait également sur toutes les parties du corps. Le fenouil améliorait l'estomac.

Au bout de quinze jours la personne allait mieux, mais pour donner de la résistance au corps je lui conseillai : 1) de prendre deux bains par semaine ; 2) de prendre un bain de siège tous les deux jours, et 3) de boire chaque jour une tasse d'infusion d'absinthe et de prêle.

4.

Une jeune fille de 28 ans se plaignit ainsi : „Je suis malade depuis six mois. Mon état ne fait qu'empirer. Le médecin qui m'a examinée a déclaré que j'avais dans les intestins des excroissances qui ne pouvaient disparaître que par une opération. J'en ai si peur que je ne pourrai jamais m'y résoudre, aussi voudrais-je essayer une cure d'eau !"

Je conseillai donc à la malade:

1) D'appliquer sur le ventre quatre fois par semaine une serviette trempée dans une décoction de fleurs des prés.

2) De se doucher chaque jour les épaules et les cuisses.

3) De prendre tous les trois jours un bain jusqu'à mi-corps.

4) De boire chaque jour une tasse d'une infusion de fenouil, de mille-feuilles et d'herbe de la Saint-Jean.

Cela dura quinze jonrs. Voici les effets: Une masse de mucosités furent entraînées par l'urine. Elle eut deux fois de grands dévoiements. Les intestins revinrent ensuite à l'état normal. L'appétit qui manquait complètement revint avec le sommeil.

La suite du traitement fut: de prendre deux fois par jour un bain jusqu'à mi-corps et se doucher les épaules une fois par jour. Les bains fortifiaient le corps en entier, et les douches la partie supérieure du corps. Au bout de quinze jours la guérison fut complète.

5.

„Je souffre énormément dans les intestins et aucun médecin ne peut me soulager," disait en pleurant une jeune fille de 28 ans. „Tantôt les douleurs sont au côté droit, tantôt au côté gauche. Quelquefois les souffrances sont si violentes que je ne dors pas un quart d'heure pendant une nuit. Les douleurs montent parfois aussi du ventre à la poitrine et alors je suis sûre qu'elles ne tardent pas à arriver à la tête qui semble vouloir éclater. J'ai consulté plusieurs médecins et chacun y a vu une autre maladie. Ils étaient tous d'accord pour dire que mes intestins s'étaient rétrécis. J'avais en effet la mauvaise habitude de trop serrer mon corset. On m'a fait deux fois une opération sans que cela me soulage. Il faudrait que je me fasse de nouveau opérer, mais je ne puis m'y résoudre. Des excroissances se sont formées et c'est ce qui me fait souffrir."

Pour soulager cette pauvre infortunée je lui prescrivis :

1) De faire trois fois par semaine des applications avec une serviette trempée dans une décoction de fleurs des prés, l'application doit être chaude et durer une heure et demie ;

2) de prendre trois fois par semaine un bain jusqu'à mi-corps pendant une demi-minute ;

3) de doucher les épaules et les cuisses une fois par semaine.

Les applications dissolvaient, donnaient plus de flexibilité aux organes et fortifiaient les intestins. Les bains donnaient de la vigueur à l'organisme et de l'activité à la circulation du sang. Au bout de quinze jours la malade se portait bien mieux. Elle avait uriné beaucoup, les selles étaient régulières, et les couleurs du visage étaient complètement changées.

La suite du traitement était : de prendre quatre fois par semaine un bain jusqu'à mi-corps, de faire une application, et de doucher deux fois les épaules et une fois les cuisses.

Ce traitement réussit à guérir la malheureuse jeune fille. Elle put de nouveau travailler, tout en éprouvant encore de temps à autre de légères douleurs. — C'est là un triste exemple de notre époque. Combien de milliers se sacrifient ainsi à une sotte mode, et n'ont de repos que quand elles ont abîmé leur corps. Les parents devraient veiller avec plus de soin sur ce point, pour que leurs enfants n'obéissent pas ainsi à l'esprit de mode.

6.

Une jeune fille de 21 ans se plaignait de violents maux de tête, d'abondance de sang à la tête, de douleurs dans les intestins, de froid aux pieds, de manque d'appétit et de sommeil. Elle avait usé de beaucoup de remèdes mais en vain. Elle avait trop serré son corset bien qu'elle ne voulût pas l'avouer. Au commencement la mère prenait la défense de sa fille. Enfin le père vint me trouver, il crut à ma parole et obligea sa fille à porter des vêtements plus amples ou il se faisait fort de la corriger. C'était là le meilleur traitement. Le corset empêchait la circulation régulière du sang. Le sang qui descendait aux pieds ne pou-

vait plus revenir au cœur, et le trouble était le même dans
la partie supérieure du corps. Le corps une fois rétabli à
son état normal, la circulation du sang devenait régulière
d'elle-même, et un bain pris chaque jour y aidait. En quelques jours la jeune fille fut de nouveau bien portante.

7.

Une femme du monde me dit un jour: „Je souffre
beaucoup à la tête et à la poitrine, mais les plus grandes
souffrances sont dans les intestins. J'en arrive quelquefois
au désespoir quand je songe que rien ne peut me soulager. J'avais tant de difficulté d'aller à la garde-robe que
j'étais quelquefois obligé de prendre trois et quatre laxatifs pour obtenir une selle. Je restais même douze jours
sans pouvoir aller à la garde-robe.“

En considérant cette femme, je ne doutai plus que
ses vêtements fussent cause de ses souffrances; elle portait
tant de vêtements qu'un singe aurait facilement pu prendre
place sur la bosse qu'ils formaient au bas du dos. Ces
vêtements développaient évidemment une chaleur extraordinaire. Cette inflammation attirait le sang surtout dans
le ventre et produisait une grande sécheresse dans les intestins. La pauvre femme ne voulait pas y croire et comme
je ne pouvais pas lui conseiller autre chose que de s'habiller
très simplement pour faire disparaître cette inflammation et
rétablir le cours régulier du sang, elle consentit à m'obéir.

Voici le traitement:

1) Se laver entièrement le corps toutes les nuits au
sortir du lit. La chaleur fut ainsi uniforme sur tous les
points, la nature reprit son activité et le sang suivit un
cours normal.

2) Prendre tous les deux jours un bain jusqu'à la ceinture, tout le corps y gagnait en force et l'inflammation
était combattue.

Elle but pendant huit jours une tasse d'infusion de
foenum graecum et de fenouil pour calmer la chaleur intérieure et améliorer l'estomac.

Plus tard ce fut une infusion d'absinthe, de sauge et
de trèfle.

Au bout de six semaines la malade était à peu près
rétablie. Il est bon d'observer que pendant toute la cure

elle buvait à chaque heure une cuillerée d'eau. Elle a
avoué que les vêtements portés à la dernière mode avaient
été la cause de ses souffrances.

Je puis assurer pour ma part que le grand nombre
des personnes qui sont venues se faire soigner étaient
obligées d'attribuer à leurs vêtements toutes leurs souffrances, car ces vêtements entravent la circulation du sang.

8.

Une dame de qualité se plaignait d'avoir continuellement des hémorroïdes. Elle avait des clous non seulement
aux pieds mais aussi aux cuisses, et au bas des reins elle
avait des varices. Elle avait souvent des moments de folie.
Elle n'avait pas une heure de gaieté dans la semaine. Son
entourage lui pesait énormément, elle était si surexcitée
que ses domestiques la fuyaient. Elle portait des culottes
de laine, et au-dessus de son jupon elle portait encore, suivant la mode, trois ou quatre autres vêtements. Elle était
tellement constipée qu'elle était obligée de prendre cinq
ou six lavements avant d'obtenir un résultat.

Dans ce cas encore le vêtement était la cause du mal,
parce qu'il développait une trop grande chaleur; de plus,
les habits étant serrés autour du corps, la circulation du
sang en souffrait, et quiconque entrave la circulation du
sang fait son propre malheur.

Voici le traitement:

1) Laver chaque jour entièrement le corps, développer
ainsi une chaleur naturelle suffisante et combattre la paresse;

2) doucher chaque jour les épaules et les cuisses pour
donner plus d'activité au sang;

3) prendre tous les deux jours un bain jusqu'à la
ceinture;

4) marcher tous les jours pieds nus sur l'herbe ou sur
le sol humide le plus longtemps possible. Les bains donnant de la vigueur à la nature, enlevant l'inflammation ou
écartant les nouvelles, cette femme pouvait se débarrasser
chaque jour d'un vêtement superflu. Au bout d'un mois
la cure fut terminée et cette personne se trouvait de nouveau très heureuse. Les dépôts de sang étaient disparus
et la circulation était de nouveau régulière; elle eut aussi
depuis ce temps une grande horreur des vêtements super-

flus. Elle se trouvait tout aussi heureuse sans le bourrelet qu'elle portait autrefois.

~~~~~~~~

Danse de Saint-Guy et maladies semblables.

1.

Une jeune fille, se trouvant mal, alla se coucher, et bientôt elle commença à rouler les yeux, à branler la tête, accrochant les mains après le lit comme pour le déchirer, puis tout le corps s'agita tellement que l'on put à peine la lier bien qu'elle ne fût âgée que de 16 ans. Une de ses amies apprenant sa maladie vint lui faire une visite. Elle trouva son amie au moment d'une crise, elle s'affaissa, resta un instant sans connaissance puis se mit à faire tous les mouvements qu'elle avait vu faire à son amie. La maladie venait donc de se déclarer aussi chez cette jeune fille.

Je m'inquiète peu du nom que l'on donne à cet état — attaque de nerfs ou danse de Saint-Guy ! Mais ce qu'il faut constater c'est que l'anxiété, la crainte, la pitié, communiquent ce mal à un enfant comme un héritage. Cela prouve aussi qu'il y a une grande faiblesse dans le corps et que les maladies ont plus de prise sur les gens débiles que sur les autres. Et c'est une raison de plus pour bien endurcir le corps, lui donner des forces, et pour montrer aux parents qu'ils ne sauraient trop songer à donner à leurs enfants une nourriture saine et fortifiante.

Les deux jeunes filles furent guéries par le traitement suivant :

1) On leur fit revêtir une chemise trempée dans de l'eau salée. C'était dompter toute surexcitation.

2) On leur lavait entièrement le corps avec de l'eau et du vinaigre, ce qui les faisait dormir pendant plusieurs heures.

3) On leur douchait les genoux pour faire descendre le sang de la tête.

Ce traitement procura un repos complet au bout de deux jours. Quand la surexcitation fut disparue les deux malades se trouvaient être tout à fait épuisées — ce qui était un bon signe. En prenant chaque jour un bain jusqu'à mi-corps, en douchant les épaules et les genoux on
~~~~~~~~

fortifia l'organisme et on provoqua un grand appétit. Elles prirent goût à la nourriture fortifiante, et, au bout de six semaines, les deux jeunes filles furent bien portantes et heureuses, mais ne se mirent plus en adoration devant une sotte mode.

2.

On m'apporta un jour un petit garçon de dix ans. Les traits du visage étaient tout-à-fait tirés ; l'enfant n'avait plus de courage, le corps était plutôt froid que chaud, les mains et la tête n'avaient pas de repos ; la peau était sèche ; il n'avait pas d'appétit et manquait de force. Le pauvre petit être avait tous les avant-coureurs de cet état nerveux que l'on appelle la danse de Saint-Guy.

Cet enfant n'avait pas assez de sang. Il ressemblait à une voiture qui n'est pas graissée. Et de même que l'essieu crie, son petit corps gigotait. Le corps manquait de graisse et de sucs gastriques.

J'ordonnai donc :

1) de le laver entièrement tous les jours avec de l'eau et du vinaigre ;

2) de le faire marcher nu-pieds le plus possible ;

3) de lui donner une nourriture simple, pas de bière, pas de café, pas de vin, mais une soupe fortifiante, et de lui servir plus de farine que de viande ;

4) de lui faire boire chaque jour une cuillerée d'huile à salade ;

5) de lui donner un jour trois cuillerées d'une infusion d'absinthe, et le lendemain six à huit baies de genièvre.

En lavant le corps on ouvrait les pores et on facilitait la transpiration. Le vinaigre aidait aussi à développer la chaleur. La marche nu-pieds communiquait de la vigueur et de la résistance au corps. L'organisme fonctionnant bien, la nourriture profitait davantage aussi. L'infusion de thé facilitait la digestion en augmentant les sucs gastriques.

3.

Une enfant de treize ans devint subitement insubordonnée, triste, remuante, n'ayant jamais les mains tranquilles, tournant les yeux, et passait subitement de la violence à la plus profonde mélancolie. L'enfant avait la danse de

Saint-Guy. Les remèdes des médecins n'ayant pas produit d'effet, on voulut essayer une cure d'eau.

Il est facile d'augurer que chez ces malades il existe un grand trouble dans la circulation du sang, et une différence de chaleur se laisse deviner. Pour rétablir la santé il fallait donc mettre l'équilibre dans la circulation du sang, et le corps retrouverait alors toute sa chaleur naturelle. L'appétit ne tarderait pas à venir non plus, il suffirait de fournir à la nature une bonne alimentation, et l'enfant se porterait aussi bien que possible.

1) En lavant le corps au sortir du lit et en l'y recouchant de suite on ramènerait sûrement la chaleur naturelle.

2) En douchant quotidiennement les épaules et les genoux on ramenait aussi le sang à son état normal.

3) Un bain pris chaque jour aidait puissamment aussi à donner de la vigueur et de la chaleur au corps.

4) Enfin une nourriture fortifiante donnait de la qualité au sang et de la force à la nature: je recommandai de lui donner une soupe fortifiante ou toute autre nourriture semblable, mais d'éviter de lui donner des spiritueux.

Au bout de six semaines de ce traitement la santé était complètement revenue.

Mauvaise alimentation (ses conséquences).

1.

Une mère m'amena un jour son fils âgé de huit ans. Le pauvre enfant était tout triste, sans courage, sans vie, sans joie. Je demandai comment on le nourrissait, la mère me répondit: „Le matin et le soir il a du café, à midi un peu de viande, des légumes, et un verre de bière. Il ne veut ni soupe, ni lait, ni autre nourriture de ce genre. Sa croissance ne se fait pas bien, il a souvent les yeux rouges et se plaint beaucoup de maux de tête." Cet enfant est trop peu nourri, répondis-je, ce qu'il mange ou boit ne lui profite pas et il ne lui reste que l'excitation du café. La bière qu'il boit à midi ne contient presque pas d'azote, fait du bien à l'enfant mais ne le nourrit pas suffisamment.

Comment avec si peu de sucs gastriques une nature si faible pourrait-elle digérer de la viande!

Je prescrivis donc de donner une cuillerée de lait à l'enfant à chaque heure depuis le matin jusqu'à midi; pour déjeuner: une soupe au pain, cinq ou six cuillerées suffisent; pour dîner: une nourriture simple mais fortifiante, pas échauffante, de la viande mais peu de légumes et qu'ils soient nourrissants, comme de la purée de pois, de haricots, etc.; depuis midi jusqu'au soir toutes les deux heures une cuillerée d'eau, ou plutôt une cuillerée d'eau mêlée à du lait. Pour dîner une bonne soupe fortifiante.

Traitement: Laver tout le corps chaque jour avec de l'eau additionnée de vinaigre. Tous les trois jours faire revêtir à l'enfant une chemise trempée dans de l'eau chaude mêlée à du vinaigre, l'envelopper ensuite dans une bonne couverture et le coucher au lit. Au bout de trois semaines l'enfant s'était habitué à la nourriture, les couleurs étaient changées, et l'enfant était de nouveau joyeux. Voici les effets du traitement: le lait donnait beaucoup de principes nutritifs et l'enfant pouvait très bien en supporter une cuillerée. La soupe le matin et le soir était aussi une excellente nourriture. Le repas de midi donnait de la force. La cuillerée d'eau et de lait était rafraîchissante et augmentait les sucs gastriques.

En lavant le corps on le faisait revivre avec plus d'activité. La chemise faisait sortir du corps les principes maladifs, ouvrait les pores et favorisait la transpiration. Au bout de trois semaines, l'enfant supportait parfaitement chaque matin et chaque soir une soupe fortifiante, et pendant la journée il dévorait encore un bon morceau de pain. Un jour on lui lavait le corps entièrement, le lendemain on lui faisait prendre un bain jusqu'à mi-corps pendant une demi-minute. Six semaines de ce genre de vie avaient complètement changé l'enfant. Le corps et l'esprit étaient enfin ceux d'un enfant de huit ans.

2.

Une mère, âgée de 36 ans, me fit les plaintes suivantes: „Je suis tout à fait sans forces, je dors très peu, et le matin je suis encore plus fatiguée que le soir. J'ai souvent des douleurs dans les intestins et l'estomac oppressé.

Je ne puis pas prendre de café, ni de nourriture fortifiante.
La bière seule me plaît. Un verre de bière me donne de
la gaieté et m'enlève mes souffrances. Je suis obligée de
boire au moins quatre bocks par jour, autrement je ne
pourrais plus aller à la garde-robe. Dès mon jeune âge je
fus habituée à la bière, mais je n'ai jamais eu d'appétit
comme les autres personnes. J'ai vécu ainsi, la plupart du
temps, de bière, sans exagération cependant."

Ce corps avait été nourri d'aliments peu riches en
azote; aussi n'atteignit-il jamais toute sa force. Quelques
organes étaient tout à fait débilités, et tout l'organisme
manquait de vigueur. Il était donc urgent de changer l'alimentation et d'une façon raisonnable. On commença par
de petites quantités et par des aliments peu gras. Donc,
pour déjeuner cette femme mangea, une soupe fortifiante
cuite avec du lait. Le soir elle mangeait encore une soupe
cuite avec du bouillon gras ou avec de l'eau, à midi un
peu de viande, et comme légumes des légumes à cosse.
Quand l'appétit se faisait sentir pendant la journée, on lui
donnait un peu de lait et de pain ou seulement du pain
et de l'eau.

Je lui prescrivis aussi: de se laver entièrement le
corps trois fois par semaine, et de prendre deux ou trois
fois un bain jusqu'à la ceinture. Pour aider à la digestion
elle prenait deux ou trois fois par jour et chaque fois trois
cuillerées d'une infusion d'absinthe et de sauge. Les aliments étaient ainsi riches en principes nutritifs. Le bain
fortifiait l'organisme, et en lavant le corps on provoquait
la transpiration. L'infusion aidait la digestion et améliorait
les sucs gastriques. Au bout de six semaines la malade se
portait de nouveau très bien, et si elle n'était pas encore
bien forte, du moins lui était-il facile de le devenir en
faisant usage d'une nourriture fortifiante.

Humeurs glaireuses.

Une servante, âgée de 42 ans, se sentait une fatigue
générale. Tout l'extérieur était maladif, les traits étaient
tirés, les joues paraissaient toutes jaunes; elle ne respirait
que difficilement, elle bâillait continuellement et crachait

souvent des glaires. Tout le corps était enflé, les pieds
étaient lourds comme du plomb et ne se remuaient qu'a-
vec peine; bref, elle n'était pas malade et cependant elle
souffrait. Qu'y avait-il à faire?

Dans la crainte de devenir malade elle avait bu une
infusion de baies de genièvre qui débarrassa la vessie d'une
grande quantité d'eau, ce qui lui procura du soulagement.
Je lui ordonnai aussi:

1) de faire trois fois par semaine des applications de
linges froids pendant une heure et demie;

2) de se lever chaque nuit et de se laver le corps entièrement avec de l'eau et du vinaigre.

Tandis que les applications froides débarrassaient le
corps des mucosités, la transpiration était rétablie grâce
à cette façon de laver le corps.

Au bout de quinze jours l'extérieur était complètement
changé. Elle urina beaucoup. Plusieurs fois pendant la
nuit elle transpira très fort, ce qui ne pouvait qu'être
favorable à la santé; l'appétit revint ainsi que le sommeil,
les forces se rétablirent bientôt aussi. Mais pour préserver
la nature de toute rechute, elle prenait chaque semaine
deux ou trois fois un bain jusqu'à la ceinture pendant une
demi-minute.

Blessures et empoisonnements.

Combien de fois n'arrive-t-il pas que l'on se blesse par
imprévoyance! Ce qui est toujours un embarras pour le
blessé comme pour ceux qui l'entourent. Il y a bien des
moyens de porter un prompt secours. Mais souvent on
prend des remèdes qui n'en méritent pas le nom parce qu'ils
ne procurent pas le soulagement que l'on en attend. Je
vais recommander quelques remèdes.

Dans nos contrées croît sur la lisière des bois et aussi
dans les bois une fleur jaune très odorante, c'est l'arnica
(voir la figure p. 341). Cette plante mérite d'être placée
au premier rang des remèdes à employer contre les blessures. On fait avec cette plante ce que l'on appelle la
teinture d'arnica. On la prépare en faisant sécher les
fleurs à l'ombre, puis ces fleurs une fois séchées on les met

dans un verre que l'on remplit d'alcool, au bout de cinq
ou six jours d'infusion, on obtient la teinture d'arnica. On
peut aussi employer la racine de la même façon et c'est
même ce que l'on fait d'ordinaire. On peut conserver cette
teinture très longtemps. Elle se trouve d'ailleurs dans
toutes les pharmacies.

Cette teinture est le meilleur remède pour les blessures et
on ne saurait trop la recommander. Il ne devrait pas y avoir de
famille qui ne possède cette teinture afin de pouvoir porter secours de suite en cas de blessure.
Par les exemples suivants on verra comment on l'emploie.

1.

Une jeune fille de 14 ans s'était laissé prendre le médius
de la main droite dans une machine. Le doigt fut tellement
maltraité que l'os était découvert en plusieurs endroits, on ne pouvait même pas déclarer que l'os n'avait pas été touché. Selon
l'ancienne méthode le chirurgien voulut recoller au moyen d'emplâtres les parties arrachées puis
abandonner le doigt à son sort.
Il croyait que le doigt était perdu.
Sur mon conseil il agit de la façon suivante : Toute la blessure fut
lavée soigneusement avec de l'eau dans laquelle on avait versé un

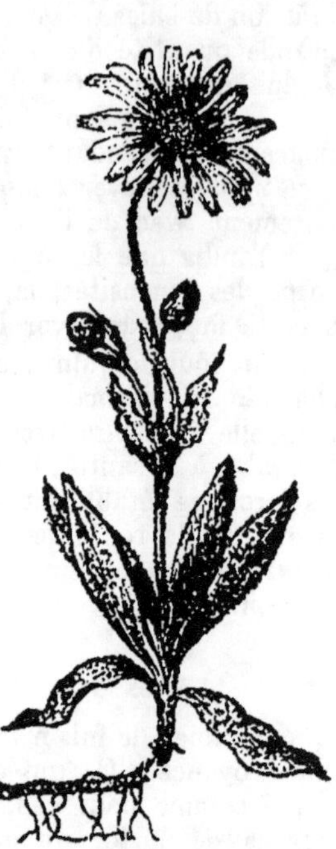

Arnica.
(Arnica montana L.)

peu d'arnica, afin qu'il n'y restât point d'ordures. On
trempa ensuite dans la teinture d'arnica un petit bout de
toile de la largeur d'un doigt. Quand le doigt fut bien
débarrassé des ordures, on remit à sa place chacun des
morceaux arrachés, on les lia avec la petite bande de
toile pas trop fortement, mais suffisamment pour retenir
tous les morceaux à leur place. Sur la bande on plaça

de la ouate imbibée de teinture d'arnica et on mit une
autre bande par dessus. En quelques minutes la douleur
était calmée. Au bout de trois jours on regarda le doigt
et on fut tout étonné de voir que tout se recollait. On
ne retira pas la bande mais on y versa de l'arnica et on
l'enveloppa de nouveau de ouate. Douze jours après, le
doigt était guéri. — Je ne connais pas un remède qui ait
un effet aussi rapide, aussi beau et si peu douloureux.

2.

Un palefrenier avait été tellement mordu au bras par
un cheval, que la chair était tout-à-fait détachée. La
blessure saigna beaucoup. On lava le bras avec de l'eau
dans laquelle on avait versé de la teinture d'arnica ; on
remit ensuite aussi bien que possible la chair à sa place.
On trempa de la ouate dans la même teinture et on enveloppa la plaie le plus soigneusement possible pour empêcher l'air d'y arriver. Il n'y eut pas de fièvre, la douleur disparut rapidement, la chair se recolla, et la guérison
fut si complète que l'on voyait à peine la cicatrice. Au
bout de deux jours, on versa de la teinture sur la ouate
qui la faisait pénétrer dans la plaie. Quel remède aurait
agi ainsi ?

3.

Un enfant de quinze ans avait été mordu par un chien
au mollet, les dents avaient pénétré dans la chair de toute
leur longueur. La douleur était très forte mais on craignait
surtout que la blessure n'ait les plus fâcheuses conséquences. Comme il y avait de la teinture d'arnica à la
maison, on en versa promptement sur la morsure, on lava
la plaie et on en fit sortir le sang autant que possible ;
on recouvrit la blessure d'une bande de toile trempée dans
la teinture d'arnica et on enveloppa soigneusement le tout.
La douleur cessa et au bout de quelques jours la blessure
était guérie sans la moindre fièvre. — On ne craint rien
tant que la morsure d'un chien, et l'on a raison, aussi
ne saurait-on trop recommander de bien laver ces sortes
de blessures et d'en faire sortir le sang. Quand une blessure saigne, elle n'est pas aussi dangereuse, mais si le
sang ne sort pas, les principes nuisibles pénètrent dans la
blessure et dans le sang.

4.

Un maçon, en tombant d'un échafaudage, se fit une telle contusion à la jambe droite qu'il ne pouvait plus se tenir sur pied. Après un examen sérieux on fut certain que les os étaient tous à leur place et qu'il n'y avait absolument que de fortes contusions. Ordinairement dans ce cas on fait des applications d'eau froide pour qu'il ne s'y développe pas une trop grande inflammation. J'apprécie ce moyen et je le recommande, mais l'effet serait plus rapide si on lavait la place contusionnée avec de la teinture d'arnica. Ce qu'il y aurait de mieux ce serait de tremper une bande de toile dans l'arnica, de l'appliquer sur la plaie et de recouvrir cette bande avec une toile mouillée d'eau. Le résultat est plus sûr et plus rapide. On ne touche pas à la première bande et on renouvelle celle qui l'enveloppe en la trempant dans de l'eau mélangée à la teinture d'arnica.

5.

Charles fendait du bois; la hache lui échappa, tomba sur son pied et lui fit une grave blessure. On appela de suite le médecin, mais il ne put pas arrêter le sang. Un voisin connaissait la teinture d'arnica, il lava promptement la plaie, la ferma et la lia avec de la ouate trempée dans de la teinture d'arnica. Aussitôt le sang cessa de couler Au commencement on versait chaque jour un peu de teinture d'arnica dessus, et en quelques jours la plaie fut fermée.

6.

Un manœuvre tomba d'un second échafaudage sur un premier et de là sur le sol; il saigna tellement de la bouche qu'il perdit au moins un litre de sang. La tête était abîmée, et sur le côté gauche la peau était presque toute arrachée. Le malheureux avait perdu connaissance. Qu'est-ce qui pouvait le soulager le mieux? On lui donna aussi rapidement que possible une infusion de prêle. Au bout de vingt minutes le sang avait cessé de couler.

On lava d'abord les blessures de la tête avec de l'eau afin de les débarrasser de toute souillure. On l'enveloppa ensuite de ouate imbibée d'eau et de teinture d'arnica. Les douleurs disparurent en même temps que le sang cessait de couler. Au bout d'un jour le manœuvre reprit connaissance. On lavait chaque jour la plaie avec de l'arnica et en peu de temps la guérison avait lieu.

7.

En chargeant une voiture de fumier, une jeune fille avait fait un faux pas et était tombée si malheureusement sur la fourche qu'une des pointes lui traversa le pied.

Que faire? Aussi vite que possible on lava la plaie avec de l'eau; on versa ensuite dans la blessure un peu d'arnica additionné d'eau. Quand la blessure fut tout-à-fait propre et qu'il n'y eut plus la moindre ordure, on y mit de la ouate imbibée de teinture d'arnica; chaque jour on arrosait la ouate avec la teinture et en quatre jours la blessure fut guérie.

8.

Beaucoup de paysans emploient aussi le plantain pour les blessures; ce remède peut aussi être recommandé très chaudement. Je l'ai souvent expérimenté dans des cas assez graves.

Une faulx était tombée un jour sur le bras d'un journalier et lui avait fait une blessure si profonde que l'on aurait pu y placer le doigt. On lava de suite la blessure, on pressura quelques feuilles de plantain et l'on fit couler la sève dans la blessure. On ferma la plaie et on la recouvrit de feuilles de plantain. Elle se referma promptement. Chaque jour aussi l'on faisait couler jusque sur la blessure un peu de jus de feuilles de plantain. — On prépare ce jus de la manière suivante: On pile les feuilles fraîches dans un mortier, on les met ensuite dans un linge et on les pressure. Si l'on n'a besoin que de peu de jus, on prend six ou huit feuilles, on les écrase avec les doigts et on fait couler le jus sur la blessure.

***

Bain involontaire. (Précautions à prendre ensuite.)

Une enfant s'était aventurée sur la glace, celle-ci céda et l'enfant tomba dans l'eau jusqu'au cou. Sa sœur la vit et voulut aller lui porter secours, mais la glace céda encore et elle tomba de même. Heureusement un homme se trou-

vait dans le voisinage et les sauva toutes deux. Elles avaient
été pendant 8 ou 10 minutes dans l'eau. Que faire en
pareil cas ? Un hydropathe fit porter les enfants dans une
chambre chaude, les fit déshabiller et revêtir de vêtements
secs puis marcher dans la chambre jusqu'à ce qu'elles se
fussent complètement réchauffées. En même temps il leur
fit boire une tisane bien chaude afin de les réchauffer intérieurement. Cet hydropathe a-t-il bien agi ? Certainement et bien mieux que s'il les avait fait coucher dans
un lit bien chaud. Car par la marche le sang était remis
en mouvement, et il se développait promptement une chaleur
naturelle. Quant à la tisane, on peut prendre soit une infusion d'absinthe ou de camomille, ou encore une tasse
de lait chaud qui serait excellente si on y avait fait bouillir
un peu de cumin ou de fenouil. Il faut le boire aussi chaud
que possible.

<hr>

Hydropisie.

Il est étonnant comme le corps absorbe les aliments
et les boissons, les mêle, pour vivre et pour exister. Bien
que les liquides, inutiles à l'organisme, s'écoulent soit par
l'urine, soit par la transpiration, il arrive cependant souvent qu'une partie du corps devient malade et ne peut
plus se débarrasser du superflu ni par l'urine, ni par la
transpiration. Ces liquides s'amassent alors dans le corps,
s'y accumulent, ne trouvent pas d'issue, et il s'ensuit une
maladie que l'on nomme hydropisie. Ces liquides peuvent
stationner dans la partie inférieure du corps ou dans la
partie supérieure, et il en peut résulter par exemple une
hydropisie cardiaque. Si l'on s'en aperçoit à temps et que
la partie du corps qui est attaquée soit assez forte, on
peut encore obtenir la guérison. On peut faire des ponc-
tions et guérir l'hydropisie. Mais si ce n'est pas le cas,
la mort s'ensuit tôt ou tard quand la partie malade devient plus ou moins inutile. L'eau peut s'amasser au cœur
petit à petit, mais il arrive alors un moment où le cœur
est noyé et où les battements cessent; la mort s'ensuit.
Quand l'hydropisie siège dans le ventre elle peut durer
plus longtemps parce que l'eau y trouve plus de place

Au commencement ou aussi longtemps que l'organe n'est
pas trop malade, l'hydropisie est assez facile à guérir, plus
tard cela devient plus difficile. Il peut aussi s'accumuler
de l'eau entre la peau et la chair quand les pores sont
complètement fermés et que la transpiration ne peut plus
s'effectuer; dans ce cas aussi la mort s'ensuivra si on ne
la soigne pas à temps.

1.

Le jeune André, âgé de 11 ans, avait la fièvre scarlatine, et une inflammation extraordinaire, mais les organes
intérieurs étaient très sains et la fièvre scarlatine ne fut
pas trop redoutable. On croyait même que l'enfant était
déjà sauvé. Tout-à-coup les pieds, les mains, la tête et
tout le corps gonflèrent. Le mal empirait très rapidement,
et, la peau étant reluisante comme de la porcelaine, il
était évident que les liquides ne s'écoulaient plus. Si on
ne l'avait pas soigné de suite ou si on lui avait seulement donné des remèdes pour l'intérieur, l'enfant serait
mort. Mais on lui fit revêtir une chemise trempée dans
l'eau salée, et on l'enveloppa ainsi de la tête aux pieds;
les pores s'ouvrirent et les liquides trouvèrent là une issue.
La toile pompait l'eau et le malheureux André se porta
mieux. En faisant cela deux ou trois fois par jour, et
chaque fois pendant une heure et demie, toute l'eau se trouva
bientôt pompée. De plus on lava le corps de l'enfant une
ou deux fois par jour avec de l'eau additionnée de vinaigre
et on le recouchait au lit sans l'essuyer; on fortifiait ainsi
tout le corps et l'enfant se porta de mieux en mieux. Au
bout de quelques jours il était sauvé. On put aussi donner à boire à l'enfant à chaque heure une cuillerée d'une
infusion de prêle et de baies de genièvre; de cette façon
les liquides ne s'accumulèrent plus dans le corps ou bien
disparaissaient par les selles et par l'urine. On continua
encore à laver le corps tous les trois jours ou à lui faire
prendre un bain pendant très peu de temps; tout l'organisme
se remit ainsi promptement.

2.

Berthe avait la diphtérie et pendant plusieurs jours
elle eut une forte fièvre. On douta longtemps que l'on
pût la sauver. Berthe échappa cependant à la mort, mais

alors l'hydropisie se déclara et l'enfant enfla très rapidement. On lui faisait revêtir deux fois par jour une chemise trempée dans l'eau salée et on le plongeait pendant
cinq secondes dans l'eau. On lui faisait boire aussi une
infusion de sureau noir et à chaque heure elle en buvait
deux cuillerées. Berthe transpira beaucoup et en très peu
de temps l'hydropisie disparut.

3.

Une femme, de 42 ans, avait remarqué que la peau
des mains et des pieds devenait de plus en plus luisante.
Tout le corps se mit à enfler, la respiration devint difficile et une forte inflammation se fit sentir. Le médecin
déclara qu'elle était hydropique. Les remèdes ordonnés ne
la soulagèrent pas, elle était déclarée perdue quand je la
connus. Je lui prescrivis:

1) de revêtir tous les jours pendant une heure et
demie une chemise trempée dans une décoction de fleurs
des prés; les pores étaient alors ouverts;

2) de s'envelopper tous les jours dans une toile
mouillée;

3) de boire tous les jours deux tasses d'une infusion
de fleurs de sureau, de prêle et de baies de genièvre; la
malade commença à transpirer, une grande quantité d'eau
disparut, et en six jours l'hydropisie était guérie.

Ordinairement les hydropiques ont très soif. Mais
plus ils boivent et plus l'eau se chauffe dans leur corps
et plus grande devient la transpiration. Il faut donc qu'ils
boivent très peu d'eau. Cette soif se calmera bien plus
facilement si d'heure en heure le malade boit une cuillerée
d'eau. Les spiritueux ne valent rien dans ce cas et nuisent
plutôt, car l'inflammation s'ajoute à l'inflammation sans
donner de forces à l'organisme, ce dont les hydropiques
ont cependant bien besoin.

4.

Antoine ressentait depuis des semaines une fatigue
générale dans le corps et ne pouvait pas travailler. On ne
savait trop ce qui lui manquait; il souffrait dans toutes
les parties du corps. Son ventre gonflait ainsi que ses
pieds; il urinait peu et avait très soif. Le médecin déclara que c'était une hydropisie.

Traitement: 1) prendre chaque jour deux fois des bains jusqu'à la ceinture;

2) boire une tisane de bourgeons de genièvre cuits pendant une demi-heure ;

3) s'envelopper chaque jour dans un peignoir mouillé. L'eau s'en alla par les pores, par l'urine et par les selles. En douze jours le malade était guéri.

5.

Thérèse souffrait depuis longtemps déjà d'une maladie de foie, elle a pris beaucoup de remèdes mais en vain. On lui déclara un beau jour qu'elle était hydropique. Sans retard je lui prescrivis :

1) de se placer toute chaude sur le ventre une décoction de fleurs des prés ;

2) de boire une infusion de prêle ;

3) de manger chaque jour de 15 à 20 baies de genièvre.

Les douleurs hépathiques, grâce à certains soins, cessèrent aussi, et on put facilement faire écouler l'eau. En quelques jours Thérèse fut sauvée. Elle but encore des infusions pendant quelque temps et prit des bains tantôt deux par jour, tantôt un.

6.

Augustin avait depuis longtemps une maladie de l'intestin. Les remèdes ne servaient à rien. Enfin arriva l'hydropisie. Le salut était dans l'emploi de l'eau. Il prit donc :

1) chaque jour deux bains jusqu'à mi-corps pendant une minute ;

2) chaque jour une application de fleurs des prés ;

3) il avait attaché sur la partie malade tout le contenu d'une corbeille de fleurs des prés ;

4) il buvait aussi assidûment une infusion de millefeuilles, de baies de genièvre, de prêle, en alternant avec une infusion d'absinthe.

En peu de jours l'eau s'était écoulée, et Augustin était sauvé. Pendant un certain temps il continua cependant à prendre chaque semaine trois bains de siège et deux bains jusqu'à la ceinture, afin de fortifier les intestins et les reins.

7.

Marie ne comprenait pas pourquoi depuis longtemps déjà elle perdait ses forces et avait une soif extraordinaire. 1) Elle but chaque jour trois verres de vin de romarin : 2) elle se faisait chaque jour une application de linges froids pendant une heure et demie, et l'hydropisie disparut.

8.

Depuis des années Michel toussait beaucoup et expectorait énormément. Tous les médicaments restaient sans succès. On remarqua un jour que les pieds enflaient ; on crut qu'il était perdu. La maladie de poitrine avait déjà fait des progrès et sur elle se greffait l'hydropisie ! Je lui ordonnai donc :

1) de se doucher deux fois par jour le haut du corps ;

2) de s'envelopper chaque jour pendant une heure et demie dans un linge mouillé.

Le haut du corps était fortifié de cette façon ; il se débarrassait d'une masse de mucosités ; l'urine était sale et épaisse. L'enflure disparut et en quinze jours le malade fut sauvé. Les poumons et la poitrine furent nettoyés et fortifiés et ainsi la cause de l'hydropisie disparaissait.

9.

Joseph avait bu beaucoup de bière, il était très bien portant et pouvait se vanter d'une corpulence respectable ; il respira bientôt plus difficilement, perdit toutes ses forces au point qu'il ne pouvait plus marcher. Il s'aperçut aussi que ses chaussures étaient trop étroites et que tout le corps enflait. Le médecin déclara que le sang était décomposé et que c'était une hydropisie. Malgré son horreur de l'eau il l'employa comme un sauveur.

1) On l'enveloppait chaque jour dans une toile imbibée d'eau salée ; ce qui le fit transpirer beaucoup.

2) Il prenait chaque jour deux bains jusqu'à mi-corps, et au bout de 12 jours l'hydropisie était disparue.

Il buvait chaque jour deux tasses d'une infusion d'absinthe et de sauge, et mangeait chaque jour de 12 à 18 baies de genièvre pour aider la digestion, améliorer l'estomac et expulser les matières malsaines. Pendant quelque temps il prit encore trois fois par semaine des bains jus-

qu'à la ceinture, s'abstint de bière, mangea une bonne
nourriture bourgeoise et reconnut l'eau comme son sauveur.

10.

Une femme me parlait ainsi: „Personne ne me croit
malade et l'on sourit quand je me plains. Je ne mange pas
extraordinairement et cependant je suis si grosse! je ne
bois pas non plus de bière, j'use d'une nourriture toute
simple; mes pieds sont si enflés que je ne puis souvent plus
marcher. Mon ventre est tellement enflé que je crains d'être
hydropique. Je ne puis pas supporter l'air frais ni le froid.
Quand je vais à l'air j'en reviens couverte de rhumatismes."

Ici encore cette sotte façon de s'habiller à la mode
avait de nouveau fait des siennes. Il était donc nécessaire
de débarrasser le corps de tous les dépôts d'humeurs et
d'endurcir la nature.

Je prescrivis:

1) de laver le corps entièrement chaque jour afin de
donner plus de régularité à la transpiration;

2) d'envelopper le corps quatre fois par semaine dans
une toile trempée dans une décoction de fleurs des prés pour
faire disparaître l'enflure des pieds et du ventre;

3) de prendre chaque semaine deux bains jusqu'à la
ceinture. — Ce traitement devait durer trois semaines.

Les vêtements superflus furent quittés petit à petit
et la malheureuse put revivre.

11.

Un missionnaire était devenu très corpulent malgré
sa dure vocation, et cela parce qu'il se donnait peu de
mouvement, la gorge au contraire était très fatiguée. Ses
pieds étaient tellement enflés qu'ils reluisaient comme de
la porcelaine, et quand on les pressait du doigt il s'y formait
comme des trous. Le ventre était trop gros, la respiration difficile, ce qui le rendait incapable de remplir ses
devoirs. Il était âgé d'environ 52 ans.

Le peu de mouvement et le surmenage intellectuel
étaient cause de cette corpulence et de ce commencement
d'hydropisie. Il fallait donc réveiller la paresse du corps
et le fortifier, afin que la transpiration fût plus régulière
et qu'il pût se débarrasser des matières malsaines.

Quiconque n'emploierait pas l'eau dans ce cas, ne ferait qu'exciter la paresse du corps au lieu de la combattre. Donc: emploi de l'eau pour donner de la force au corps.

1) Pendant huit jours doucher les épaules deux fois par jour. — Ces douches fortifient toutes les parties du corps et lui donne de l'activité. Il ne se formait plus de matières malsaines et dès le troisième jour les pieds désenflaient et les voies urinaires fonctionnaient bien.

2) Doucher une fois par jour les cuisses afin de fortifier les parties affaiblies et donner de la vigueur à la peau. Cela pendant huit jours; enfin:

3) doucher les reins deux fois par jour, puis les épaules et les genoux.

En douchant les épaules on achevait de donner de la vigueur à la partie supérieure du corps; en douchant les reins on communiquait de l'activité à tout le corps. Le malade se trouva bientôt plus à l'aise, l'urine fut plus propre, et l'appétit revint. Les pieds étaient bien dégonflés. Dès la troisième semaine les forces avaient déjà fait beaucoup de progrès. La nature était devenue assez vigoureuse pour résister au mal. Mais il fallait encore débarrasser le corps des matières corrompues, je prescrivis donc:

1) de s'envelopper tous les jours le corps dans un linge mouillé;

2) d'envelopper deux fois par semaine et pendant une heure et demie une partie seulement du corps. — Par la seconde manière on agissait sur la partie du corps comprise entre les aisselles et les genoux et par la première façon on donnait de l'activité à tout le corps. — Grâce à ce traitement, le malade vit la santé revenir de jour en jour.

Pour aider le traitement extérieur, le malade buvait chaque jour une tasse d'infusion de baies de genièvre et de prêle, qui nettoyait le corps et aidait la digestion. Le malade fut rétabli en quatre semaines.

Pour conserver la santé, le missionnaire prenait encore de temps à autre un bain, et se nourrissait d'une façon très simple.

Ruine du corps par différents excès.

1.

Un jeune homme au visage pâle et couleur de plomb
disait : „Je n'ai pas bien vécu, je me suis nui à moi-
même et j'ai causé beaucoup de peine à mes parents et
à mes frères et sœurs. J'eus souvent des avertissements ;
mais je fis comme l'ivrogne qui prend de bonnes résolutions
et y manque. Je n'ai plus ni courage, ni joie. Ma force
intellectuelle est disparue avec mes forces physiques. J'ai
déjà consulté bien des médecins mais je ne sens pas d'amélioration. Mon sommeil n'est pas bon ; je n'ai plus d'appétit
pour les aliments qui devraient me donner des forces. Par
mon immoralité je suis comme un infirme au bord du
tombeau. Pouvez-vous me secourir ?“

Traitement : Doucher les épaules une fois par jour,
se tenir deux fois par jour dans l'eau jusqu'aux genoux
pendant une minute ; cela pendant une semaine. Ensuite
doucher un jour les épaules et les cuisses, le lendemain
prendre un bain jusqu'à la ceinture, et marcher tous les
jours nu-pieds pendant un quart d'heure sur des pierres
humides ; ceci pendant quinze jours. Avaler deux fois par
jour une pincée de phosphate, et boire deux fois par jour
et 15 gouttes chaque fois d'une tisane d'absinthe, de centaurée et d'herbe de la Saint-Jean infusées pendant une
demi-heure dans dix cuillerées d'eau.

Effets : La marche dans l'eau donnait de la vigueur
à la partie inférieure du corps de même que les douches
le faisaient pour la partie supérieure. Les bains fortifiaient
tout l'organisme, et l'infusion remplissait le même rôle à
l'intérieur. Pour compléter la guérison, le malade continua
à prendre deux ou trois bains par semaine.

2.

Un étudiant me disait : „J'ai vingt ans et j'ai été
bien portant pendant 16 ans ; mais j'ai mené une vie qui
m'a conduit à la mort. Je suis incapable de penser ; mon
intelligence n'a plus la moitié de sa valeur précédente, je
suis dans un abattement continuel. J'ai à moitié perdu la
vue. Au moindre bruit je tressaille d'effroi. Bref, je suis

aussi malheureux que je suis jeune. Deux médecins ont tenté de me guérir de mon mal, mais en vain. Ma digestion est mauvaise. J'ai une triste vie dans mes plus belles années !"

Dans ce cas le système nerveux est profondément attaqué et le sang est gâté. Il faut donc tout d'abord augmenter la chaleur naturelle et donner de la vigueur à l'organisme afin qu'une bonne digestion et une bonne nourriture fournissent au corps un sang plus riche.

Traitement: 1) se tenir dans l'eau jusqu'aux genoux deux fois par jour pendant 1 à 3 minutes ; 2) doucher les épaules une fois par jour et même deux fois si la nature le permet ; 3) boire tous les jours une tasse d'infusion de sauge, d'herbe de la Saint-Jean et d'absinthe en trois fois ; 4) si possible, boire à chaque heure une cuillerée de lait dans lequel on a fait bouillir pendant trois minutes de la poudre de fenouil ; de plus, manger chaque jour de 5 à 8 baies de genièvre. Quinze jours après je prescrivis :

1) de prendre trois fois par semaine un bain jusqu'à la ceinture pendant une demi-minute ; 2) quatre fois par semaine marcher dans l'eau jusqu'aux genoux ; 3) frictionner chaque jour le ventre avec de l'eau et du vinaigre ; 4) continuer à prendre du lait et des baies de genièvre. Ceci pendant quinze jours encore.

Pendant ces quatre semaines il s'était formé une véritable révolution dans tout l'organisme. La vue s'était améliorée, les forces étaient revenues et avec elle une vie nouvelle. Comme alimentation il mangeait surtout une soupe fortifiante de pain noir et de pain blanc cuite avec du lait ou du bouillon gras ou de l'eau.

Pour compléter le traitement il prenait des bains jusqu'à la ceinture. Petit à petit le malheureux put ainsi reprendre ses études interrompues.

Grâce à cette marche dans l'eau et grâce aux douches, l'organisme regagna en chaleur et en force. Le lait pris d'heure en heure augmentait le sang, les baies de genièvre facilitaient la digestion et fortifiaient les organes intérieurs.

3.

Un étudiant en venant me demander de le soulager m'expliqua ainsi son état : „A l'université je suis tombé

sur une mauvaise compagnie, et grâce à l'ivrognerie et à
un autre vice j'ai tellement abîmé mon organisme que je
doute de sa guérison. Pendant la nuit j'ai les cauchemars
les plus épouvantables, et quand je m'éveille tout mon
corps en frissonne. Je n'ai pas de goût et de plaisir à
étudier car aussitôt que je m'adonne à l'étude j'ai des maux
de tête et des étourdissements. J'ai souvent la fièvre. La
plupart du temps mes pieds et mes mains sont froids. Mon
estomac est mauvais. Que faire pour ne pas succomber
au mal ?"

Je prescrivis : 1) de marcher tous les jours au moins
trois fois nu-pieds sur le sol et pendant 15 ou 20 minutes
chaque fois. (Pendant l'hiver il devait le faire sur les dalles
d'une cuisine ;) 2) de doucher les épaules deux fois par jour ;
3) de nouer sur le ventre tous les deux jours pendant une
heure et demie une serviette trempée dans de l'eau additionnée de vinaigre, de la retremper au bout de trois
quarts d'heure ; 4) de boire tous les jours une tasse d'infusion d'herbe de la Saint-Jean, de fenouil et d'absinthe,
chaude ou froide. Cela devait durer trois semaines.

Comme aliments je lui recommandai une soupe fortifiante et une nourriture simple. Les spiritueux étaient
défendus. Au bout de trois semaines l'état général s'était
amélioré. Pour conserver la santé il continua à prendre
chaque semaine trois bains de siège pour fortifier l'intestin
et trois bains jusqu'à la ceinture.

En marchant sur le sol froid il luttait contre l'inflammation intérieure et attirait le sang aux pieds. Les
douches donnaient de l'activité et de la vigueur à tout
l'organisme, la tisane améliorait les sucs gastriques et
facilitait la digestion.

Appendice.

1. L'Arnica Bienfait. (Arnica montana.)

Je demandais un jour à un médecin s'il estimait les herbes comme remèdes. Pas du tout, me répondit-il. Je lui posai alors une seconde question : Croyez-vous cependant à la vertu de l'arnica ? Il répondit encore : „Je n'estime pas celle-là non plus, elle est bannie de la médecine, bien que, avec son secours, on vienne à bout des plus grands troubles." Cette réponse me fit bien réfléchir; car ordinairement c'est ce que l'on estime le moins qui est le meilleur. Il y a à peu près un an j'ai reçu d'un médecin une lettre dans laquelle il me demandait pourquoi je n'avais pas recommandé l'arnica, puisque cette plante jouait un si grand rôle dans la science médicale. Il m'engageait à l'expérimenter si je n'en connaissais pas suffisamment les effets, afin de la vanter dans mon livre comme elle le mérite. Il joignit à sa lettre une petite brochure qui traitait des nombreux effets de l'arnica. Je l'ai expérimentée bien des fois et avec beaucoup de soin, et je me suis dit : puisque sa tige est jaune comme l'or on devrait l'appeler la fleur d'or. D'ailleurs le nom que cette plante portait autrefois et que je lui donne encore aujourd'hui indique bien ses effets : Bienfait (bienfaitrice). On l'emploie ordinairement comme teinture, elle se prépare alors de la façon suivante : On met dans un verre les fleurs que l'on a ramassées et séchées, on les arrose d'alcool, c'est-à-dire que l'on met autant d'alcool que de fleurs. On laisse reposer pendant quatre ou cinq jours et la teinture est faite. Les fleurs font plus d'effet, les racines sont un peu plus faibles, et les tiges et les feuilles sont encore bien plus faibles. Cette fleur croît en abondance sur les montagnes, mais on la rencontre aussi en Souabe au bord des bois. Son odeur est assez forte. La teinture d'arnica est surtout employée pour les blessures, et il ne devrait pas y avoir de famille où l'on n'ait de la teinture d'arnica.

Une jeune fille s'était coupé si fortement le doigt qu'elle l'avait presque détaché. On voyait l'os très bien. On lava aussitôt le doigt avec de l'eau additionnée de teinture d'arnica afin de bien enlever toutes les ordures de la plaie. On rejoignit bien les morceaux et on les lia avec une bande de toile trempée dans de la teinture d'arnica. Sur cette bande on mit de la ouate imbibée d'arnica et on l'enveloppa. Les souffrances cessèrent sur-le-champ. Le lendemain on ne découvrit la blessure que juste pour y laisser couler quelques gouttes d'arnica, et comme il n'y avait pas de douleur on laissa le doigt enveloppé pendant cinq jours. Quand on enleva la bande, tout était guéri.

Pour les blessures l'arnica est certainement le plus simple et le plus énergique des remèdes. Il faut toujours avoir soin de bien laver avec de l'eau additionnée de teinture d'arnica, environ une cuillerée de teinture dans le quart d'un litre d'eau. Quand la blessure est bien lavée, il faut rejoindre les parties de façon à ce qu'elles prennent bien toutes leur place; et enfin on lie le tout avec une bande de toile. Sur cette bande on met de la ouate imbibée d'arnica, ou quelquefois au lieu de bande on met deux cordons de ouate selon qu'il est plus facile. La douleur cesse subitement et ne reparaît plus; la guérison se fait ensuite tout tranquillement. Quand ce sont de petites blessures il suffit de mettre une seule bande. Pour les grandes blessures il faut veiller à ce qu'il ne se forme pas de pus, et s'il y en avait il faudrait le laver et recouvrir avec une nouvelle ouate. On peut guérir bien des blessures comme celle citée précédemment et sans que l'on souffre davantage.

L'arnica est bonne non seulement pour les blessures mais aussi pour les contusions. Un cheval avait reçu à la jambe de derrière un tel coup de pied d'un autre cheval qu'il ne pouvait plus se tenir debout ; les clous du fer avaient arraché la chair, et le sang coulait si abondamment que je crus qu'il fallait livrer le cheval à l'équarrisseur. Mais c'était pour moi l'occasion d'expérimenter les bons effets de l'arnica, et je fis laver la blessure avec de la teinture d'arnica mêlée à l'eau. On pansa la plaie deux fois par jour et on la lava avec de l'arnica, la guérison s'ensuivit avec une rapidité extraordinaire. Au bout de quelques jours le cheval fut aussi fort qu'auparavant ; les blessures se guérirent très vite et on ne pouvait même plus voir les cicatrices. En 12 jours le cheval fut guéri. L'arnica non seulement guérit les blessures mais est aussi un précieux résolutif.

Jacques souffrait depuis longtemps de maux de reins ; il fit beaucoup pour s'en débarrasser mais en vain. De temps en temps il lui semblait qu'un abcès se formait sur les reins ; ce qui n'arriva jamais, la nature était trop faible. Il se frictionna trois jours de suite avec de la teinture d'arnica. La douleur fut ainsi adoucie et au bout de trois jours une éruption se fit voir sur le dos, elle disparut en quatre jours et toutes les souffrances cessèrent en même temps. Ce qui prouve une fois de plus que l'arnica résout facilement les matières malsaines et permet à la nature de s'en débarrasser.

Une domestique tomba d'une meule de foin et s'abîma tellement la cuisse qu'il en résulta des ecchymoses et de grandes douleurs. On fit bouillir des feuilles d'arnica avec de l'eau et du vinaigre pendant dix minutes, on trempa une serviette dans cette décoction et on l'appliqua sur la partie contusionnée ; au bout de deux heures on trempa de nouveau la serviette et on fit une nouvelle application. La douleur cessa aussitôt, et le sang, par suite de l'application du résolutif, fut pompé par les pores. L'arnica non seulement arrête l'écoulement du sang comme le vinaigre mais il guérit, et cette application tout en ayant un double effet agit très rapidement.

Une comtesse était tombée sur un escalier et il en était résulté deux contusions qui la faisaient bien souffrir. On lui conseilla de faire bouillir des fleurs d'arnica dans du vin, d'en faire des applications sur les parties malades et de les renouveler toutes les trois ou quatre heures. Les douleurs cessèrent aussitôt et les taches violettes disparurent en même temps si bien que la guérison s'effectua en un temps très court. On peut donc employer l'arnica indifféremment avec de l'eau ou du vinaigre ou du vin, les résultats seront toujours excellents. On peut indifféremment aussi faire bouillir ces fleurs dans l'eau pendant un quart d'heure ; les résultats seront bons mais beaucoup plus faibles.

Une demoiselle, âgée de 20 ans, eut une piqûre de guêpe. La douleur fut assez violente et le bras enfla très fort. Cette partie du bras était très rouge et l'on craignit un empoisonnement du sang. On mélangea de la teinture d'arnica à de l'eau dans la proportion d'un cinquième, on y trempa une serviette et on l'appliqua sur la partie malade en la renouvelant toutes les deux heures ; l'inflammation disparut en peu de temps.

Pour laver les vieilles blessures on prend ordinairement de l'acide carbonique que l'on additionne d'eau. La teinture d'arnica mélangée à l'eau rend les mêmes services et n'est pas un poison comme l'acide carbonique.

L'arnica produit d'excellents résultats quand elle est employée à l'extérieur mais ses effets ne sont pas moins bons quand on en fait un usage interne. Si l'arnica guérit les inflammations extérieures, écarte les matières malsaines, pourquoi n'agirait-elle pas de même contre l'inflammation de l'estomac ou contre les autres maux de l'intérieur du corps ? Il faut évidemment dans ce cas l'additionner fortement d'eau. — Isidore souffrait depuis des mois d'une maladie d'estomac, et les médecins avaient déclaré que c'était une inflammation des intestins. Aucun remède n'apportait de soulagement. Il prit chaque jour de 50 à 60 gouttes de teinture d'arnica dans le quart d'un litre d'eau, et en ressentit bientôt les bons effets ; il choisit ses aliments avec précaution et en peu de temps l'estomac fut guéri. Si extérieurement l'arnica dissout le sang qui s'amasse à la suite d'une contusion, pourquoi ne produirait-elle pas le même résultat quand il s'agit de l'intérieur. Dans ce cas encore c'est un excellent remède. L'arnica donnant de la vigueur, employée extérieurement, doit produire les mêmes effets à l'intérieur ; mais il faut toujours avoir soin de ne pas l'employer pure. Ce remède guérissant d'une façon extraordinaire les blessures extérieures peut rendre les mêmes services aux organes intérieurs. Je remercie une fois de plus le médecin qui a attiré mon attention sur ce point ; j'ai expérimenté les bons effets de cette plante, et bien qu'elle soit méprisée par beaucoup de médecins, je la recommande comme une amie de l'homme.

2. Anémie.

Un aubergiste me disait : „Depuis plusieurs mois j'ai une grande faiblesse dans les jambes. Je ne peux presque plus marcher, les pieds enflent et deviennent raides. Quelquefois ils désenflent mais jamais complètement. J'ai une forte inflammation dans les jambes. J'éprouve quelquefois de violentes douleurs au côté droit un peu au-dessus des cuisses. Je respire aussi très difficilement. L'appétit n'est pas très grand, et si cela dure je ne pourrai plus m'adonner à mes occupations. Depuis quelque temps je bois peu de bière, peut-être deux bocks par jour, mais je dois avouer qu'autrefois j'en buvais 8 ou 10 bocks.“

Le mal provenait certainement de ce que la bière avait été la principale nourriture. Le malade était anémique et très faible. D'après toutes les apparences il y avait dans les intestins beaucoup de matières malsaines. La respiration difficile et les battements de cœur prouvaient l'anémie et la diminution des forces. Il fallait donc songer tout d'abord à soigner la partie supérieure du corps et ses organes puis l'intestin et les pieds. Une bonne nourriture devait fournir un sang plus riche, et l'on pouvait songer ensuite à donner plus d'activité à toutes les parties du corps. Il fallait aussi éloigner toutes les matières malsaines et les remplacer par le sang produit par l'alimentation. Dans ce but il était bon que le corps du malade fût lavé entièrement chaque nuit avec de l'eau additionnée de vinaigre. Tout l'organisme se fortifiait de cette façon. Les pores étaient ouverts et les principes malsains trouvaient une issue. Chaque jour aussi on douchait les épaules

et les cuisses du malade. En douchant les épaules on
donnait de la vigueur à toute la partie supérieure du corps
et on communiquait une certaine activité aux organes
intérieurs ; la respiration et la circulation du sang y gagnaient en puissance. En douchant les cuisses on donnait
de la vigueur à la partie inférieure du corps, on empêchait
les pieds d'enfler, on donnait plus de vie et d'activité à
chaque partie ; les selles devenaient alors régulières, l'urine
s'écoulait d'une façon normale, et l'inflammation de l'intestin disparut tout comme celle des pieds. Ce traitement
fut suivi pendant 12 jours. Les pieds étaient désenflés et
la respiration était plus facile. Les forces étaient aussi
revenues ; et le malade ne pouvait qu'être satisfait. Je lui
prescrivis alors le traitement suivant : Doucher chaque jour
les épaules et prendre un bain jusqu'à la ceinture ; on
fortifiait ainsi tout l'organisme en le débarrassant des matières malsaines et en lui donnant plus d'activité. Le bain
avait de l'action sur tout le corps. Ce qui donnait de
l'importance à ce traitement c'est qu'il réussissait à remettre de l'ordre dans tous les organes. Au bout de trois
semaines le malade sentait toutes ses forces revenues, sa
respiration plus facile, et l'inflammation avait cédé la place
à l'appétit et au sommeil. Pour conserver la santé il continua cependant à prendre un bain trois ou quatre fois par
semaine.

Il buvait chaque jour aussi une tasse d'infusion de
prêle et de baies de genièvre pour faire écouler l'urine et
pour nettoyer l'estomac ; plus tard il but chaque jour une
tasse d'infusion d'absinthe pour améliorer les sucs gastriques.

Une femme me disait un jour : J'ai 34 ans, mon plus
jeune enfant est âgé de huit semaines. Je suis si faible
que je ne puis plus marcher, surtout le matin. La tête
est quelquefois si lourde que j'en ai des étourdissements.
Je n'ai pas d'appétit et je ne puis pas m'adonner à mes
occupations. Le matin je bois du café ainsi qu'à midi
et souvent même le soir. Je bois de la bière et du bon
vin comme me l'a ordonné le médecin. Malgré cela je suis
de jour en jour plus malheureuse."

Où cela péchait-il et qu'y avait-il à faire ? Il y avait
de l'anémie venant d'une mauvaise alimentation. Le café

renferme peu d'azote et peu d'autres principes nutritifs et
entraine le pain et le lait à travers l'estomac sans qu'ils
soient digérés ; de telle sorte que la malheureuse femme
n'était pas nourrie. A midi encore le café entraînait les
principes nutritifs et la nature en souffrait. La bière
nourrissait mais très peu ; d'ailleurs elle ne renferme
pas d'azote et ne pouvait pas donner beaucoup de sang.
Le vin ne renferme pas davantage de principes nutritifs.
De cette façon la pauvre femme dépérissait et se décou-
rageait. Comment la secourir ? Il fallait d'abord réveiller
cette nature paresseuse et lui donner de l'activité. Ce qui
devait arriver si elle se douchait chaque jour les épaules
et les cuisses. La douche sur les épaules fortifiait les
parties supérieures du corps et leur donnait de l'activité,
la douche sur les cuisses faisait descendre le sang aux
pieds et excitait les parties inférieures du corps. En lavant
entièrement le corps chaque jour on remettait toute la
machine en mouvement et on lui communiquait des forces.
Matin et soir la malade mangeait une soupe fortifiante,
et à midi elle se nourrissait d'une façon simple en ayant
soin de ne faire usage ni de vin, ni de bière, ni de café.

Au bout de trois semaines la malade fut complètement rétablie. Elle mangeait très bien la soupe fortifiante,
et elle avait aussi de l'appétit pour des aliments qu'elle
ne pouvait pas supporter auparavant. Les forces s'étaient
augmentées et tout concourait à lui donner une santé
excellente.

Elle se doucha pendant trois jours les épaules et les
cuisses, puis elle prit chaque jour un bain jusqu'à la ceinture, se doucha les reins, et en peu de temps jouit d'une
santé excellente. Pour conserver ce bien-être, elle continua à prendre chaque semaine deux ou trois bains, et
chacun tout au plus pendant une minute.

3. La goutte.

C'est un grand bonheur pour une famille nombreuse
quand les aliments sont préparés avec soin et simplement,
et quand une ménagère bien entendue veille à tout. Toute
la famille se porte alors très bien ; chaque membre est

bien nourri, et les forces et la santé de tous sont en très
bon état. Mais quand une cuisine n'est pas bonne, que
la cuisinière ne s'y entend pas et que les aliments ne sont
pas très bons, chacun s'en ressent. On n'est pas bien
nourri et on n'acquiert pas de forces ; les uns se plaignent
d'une chose, les autres d'une autre.

Cet exemple me sert très bien quand il s'agit des
goutteux. La cause de cette maladie vient de ce que
l'estomac n'est pas en bon état ; c'est-à-dire que la cuisine
n'est pas bonne. Les aliments ne sont pas assez triturés
dans cet estomac, ou, pour mieux dire, ne sont pas assez
cuits. C'est la même chose que si une ménagère manquait
de combustible et servait les mets cuits, les uns plus, les
autres moins, la nature ne pourrait pas s'approprier tous
les principes nutritifs ou se nourrirait de matières nuisibles. Ce qui est surtout le cas quand pénètrent dans
l'estomac des matières qui ne sont pas très bonnes par
elles-mêmes, et que les goutteux préfèrent la plupart du
temps. Les racines abîment l'estomac ; les vins forts n'a-
méliorent pas non plus l'estomac. Le sel pris en grande
quantité et les mets recherchés gâtent aussi la cuisine de
l'estomac. Ce qui est utile à la nature l'estomac le déverse
dans le sang, mais le sang nourrit à son tour toute la
nature. Aussi quand le sang reçoit des éléments malsains
ou inutiles et en nourrit la nature, il ne faut pas être
étonné si dans les différentes parties du corps il se forme
des dépôts de matières qui n'ont pas été bien cuites dans
l'estomac, et si ces matières stationnent dans différents
endroits de l'organisme et y durcissent. La nourriture au
lieu d'aider au développement des muscles n'a produit que
des tumeurs. Un goutteux ressemble un peu à une prairie
couverte de taupinières. Plus ces dépôts resteront dans le
corps plus ils seront durs, et plus ils seront difficiles à
guérir ; ordinairement on n'arrive même pas à les faire
disparaître. De temps en temps une inflammation se détermine à l'intérieur de ces dépôts, tout comme il se forme
souvent sur la peau des clous par lesquels suppurent les
matières malsaines du corps. Seulement chez les goutteux
cette suppuration n'a pas lieu. L'inflammation s'y détermine, y cause même des douleurs insupportables, et ce

feu intérieur carbonise les matières, tout comme on fait du charbon avec le bois. Quand l'inflammation a ainsi cuit ces dépôts goutteux, la transpiration les entraîne hors de l'organisme. La plupart du temps il en reste encore une grande partie dans le corps, et la misère recommence de nouveau parce que l'on n'a pas fait de changement ni dans la cuisine ni dans les aliments. On jouit d'abord d'une nourriture qui est nuisible et qui entretient les dépôts goutteux, puis se déclare l'inflammation et commencent les souffrances qui dureront pendant des mois jusqu'à ce que la transpiration ait fait son œuvre. Trois médecins m'ont assuré qu'il n'y avait pas de remède contre la goutte. Voilà ce que dit la science! Voici ce que je dis: „On peut guérir la goutte tout comme l'on peut détruire les taupinières dans une prairie." C'est quelquefois facile quand la goutte n'est pas trop ancienne, mais la plupart du temps c'est difficile. Les dépôts goutteux ne sont pas des os, par conséquent ils sont solubles. Quand les souffrances sont trop grandes on peut absorber des poisons qui les soulageront mais qui ne réussiront pas à les guérir. Puisque j'ai pris une bonne cuisine comme exemple, je répète: pour que la cuisine soit bonne, il faut tout d'abord un bon matériel pour faire cuire les aliments. Il faut veiller à ce que l'estomac digère bien, et à ce que la nature transpire bien pour se débarrasser des matières malsaines. De cette façon on garantira la nature contre les rechutes. Pour obtenir la guérison, il faut: 1) amollir, dissoudre les matières empoisonnées; 2) expulser ces matières; 3) ne pas laisser la nature s'amollir, et pour cela veiller à ce que toute la machine ait son activité pour éloigner tout ce qui est nuisible. C'est alors que les goutteux pourront être guéris.

Il y a 20 ans un prêtre eut à supporter pendant trois mois des douleurs de goutte très violentes; les médecins lui avaient dit de se mettre en garde contre l'humidité et contre l'air frais. Il n'y a d'ailleurs pas de malades pour craindre autant que les goutteux l'eau et ses différents usages, soit parce qu'ils se sont déjà nui par l'humidité, soit aussi parce qu'ils ont été mis trop souvent en garde contre cet unique remède. Ce prêtre pensait qu'il ne pou-

vait pas souffrir davantage même en faisant usage de l'eau
et était résolu à employer les remèdes les plus violents.
Au bout de six semaines il fut guéri, ne sentit plus aucune trace de la maladie et est resté bien portant. Cela
prouve donc que l'on peut guérir la goutte.

Pour faire disparaître du corps les principes goutteux
il faut : 1) Laver entièrement le corps ; 2) faire des applications de linges mouillés ; 3) se doucher ; 4) prendre des
bains. Celui qui sait se servir de l'eau de ces différentes
façons peut guérir la goutte. Il ne faut pas oublier non
plus que l'on peut guérir en quelques jours un corps qui a
été goutteux pendant de longues années. J'ai expliqué dans
quelques exemples comment s'effectuait la guérison et comment le traitement devait avoir lieu. A mon avis donc
l'eau est le remède contre la goutte bien que les médecins prétendent qu'il n'y a pas de remède. Quiconque a
des oreilles pour entendre, entende !

4. Quelques mots sur la soupe fortifiante.

Si la soupe fortifiante était connue et utilisée, on
ferait le bonheur de bien des gens malheureux, j'en suis
convaincu. Cette soupe ne doit pas seulement être recommandée à cause de ses principes nutritifs mais aussi parce qu'elle n'est pas chère et est facile à préparer.

Un homme riche qui avait connu cette soupe acheta
deux miches de pain noir à un paysan. (Le pain noir est
fait avec de la farine de seigle, et cette farine faite spécialement pour les paysans a conservé presque tout le son
de façon à ne pas perdre les principes nutritifs du seigle).
Cet homme fit couper les miches en petites tranches, les
fit mettre sur un plat d'étain placé sur l'âtre chaud afin
de sécher le pain autant que possible. Il pila dans un
mortier ce pain bien sec afin de le réduire en grosse poudre.
Quand il désirait manger une soupe fortifiante, il versait
dans du bouillon bouillant deux à trois cuillerées de cette
poudre, n'y ajoutait que peu ou plutôt pas de légumes,
et y mettait un grain de sel. En deux minutes la soupe
était faite. Elle sentait bon, était une excellente nourriture et ne produisait pas ou peu de gaz. — Au lieu de
bouillon gras, cet homme prenait souvent du lait et quand

il cuisait il y versait sa poudre. En deux minutes la soupe
était terminée. Elle avait un grand avantage sur celle qui
était préparée avec le bouillon gras, parce que le lait renferme le plus de principes nutritifs.

Quand notre homme n'avait ni lait, ni bouillon, il faisait
bouillir de l'eau et y versait sa poudre. Il y ajoutait alors
un peu de légumes et de graisse ; cette soupe pouvait encore
s'appeler soupe fortifiante.

Un jour le même homme arriva dans une maison où
la paysanne venait de cuire du pain d'épeautre qui est
semblable au froment. (Cette sorte de froment est aussi
envoyé au moulin par nos paysans). Il acheta deux de
ces pains et fit comme avec le pain noir. Il mêla cette
poudre avec celle du pain noir et avec ce mélange il se
préparait une soupe fortifiante. Il eut ainsi cinq ou six
sortes de soupes qui étaient différentes l'une de l'autre par
leur force. Il est bon de changer pour que l'on ne se dégoûte pas.

Cette soupe fortifiante est excellente pour les enfants
faibles, parce qu'elle se digère facilement, qu'elle est très
nourrissante et ne produit pas de gaz. Je la recommande
aussi aux jeunes gens faibles, afin de faire disparaître l'anémie dont le corps souffre beaucoup.

Cette soupe fortifiante est excellente pour les malades parce qu'elle fournit à la nature des principes nutritifs. Enfin je la recommande aux vieillards ; faute de dents
ils ne peuvent pas mâcher les aliments un peu fermes, il
est donc bon qu'ils aient cette soupe. Il ne devrait pas
y avoir une famille où l'on ne fasse usage de cette soupe.
Je l'ai recommandée un jour à un haut fonctionnaire qui
m'assura plus tard qu'il ne connaissait pas de soupe plus
saine et plus fortifiante.

5. Action de l'eau.

1. Ablutions.

Au printemps, quand les jours deviennent plus longs,
quand le soleil devient plus ardent et réchauffe toute l'at-
mosphère, les ménagères portent à la blanchisserie ou étalent

dans leurs jardins pour la blanchir et la débarrasser de ses impuretés la toile qu'elles ont filée au coin du feu. Cette toile est arrosée d'eau cinq ou six fois par jour ; l'eau détache de la toile les rugosités, et la lumière et la chaleur du soleil ou plutôt la température chaude pompe l'eau versée sur la toile, or l'eau ayant détaché les rugosités de la toile elles sont pompées avec elle. Si l'on arrose soigneusement cette toile pendant quelque temps, la couleur grise disparaît d'une façon visible chaque jour, et la couleur blanche apparaît de plus en plus jusqu'à ce que la toile soit complètement blanche.

Quand quelqu'un meurt on lave ordinairement les draps de lit et les vêtements et on les porte à la blanchisserie. On est convaincu que l'arrosage et la chaleur du soleil enlèvent toutes les saletés et les principes de maladie. On croit communément aussi que, pour échapper aux fièvres dangereuses quand l'on visite les malades, il est bon de se laver de suite après la visite et que l'on n'a plus rien à craindre.

Tout cela prouve l'action de l'eau. Quand un corps est bien lavé et bien enveloppé, quand l'eau a bien pénétré dans les pores, qu'elle y a résolu toutes les matières nuisibles ou inutiles, et que la transpiration les a enlevées, le malade peut être content, car la chaleur s'augmentera d'autant plus et agira plus profondément sur la nature que cet exercice se répètera plus souvent. La nature se débarrassera aussi de plus en plus des matières malsaines, et l'on peut dire : De même que la toile se purifie de plus en plus en étant lavée et exposée au soleil, ainsi les plus grandes maladies peuvent être guéries par les ablutions et par une chaleur bien entendue.

Cette façon d'employer l'eau pour laver le corps est excellente surtout pour les enfants. Quel est l'enfant dont on ne peut pas laver le corps ? En lavant l'enfant on lui donne plus de chaleur et on le débarrasse plus facilement des matières inutiles. Les ménagères n'emploient que l'eau froide pour la blanchisserie, elle a plus d'action ; l'eau froide a aussi plus d'action que l'eau chaude sur la nature de l'homme ; on ne saurait donc assez recommander aux mères qui veulent avoir des enfants robustes de commencer à les laver dès leur jeune âge, mais sans les frictionner et sans les essuyer ; quand on n'essuye pas le développement de chaleur est bien plus grand. D'ailleurs la ménagère expose son linge à la chaleur sans le tordre afin qu'en séchant doucement il se débarrasse plus facilement de toutes ses rugosités.

Les ablutions sont utiles aux personnes faibles tout autant qu'aux enfants, parce qu'elles ont peu de chaleur naturelle et qu'elles ne pourraient pas supporter aisément un bain. Chacun peut supporter facilement qu'on lui lave tout le corps puisque tout le monde se lave chaque matin le visage avec l'eau froide et n'en meurt pas pour cela. Par ces ablutions continuées avec soin on peut venir à bout des plus grandes maladies, de même que par l'eau et le soleil on arrive à blanchir une toile. Il y a bien des personnes faibles a qui fait défaut une chaleur naturelle complète, la tête est brûlante et les pieds sont glacés. Si on lave le corps rapidement, avec méthode, et sans le couvrir trop, on développe dans tout le corps une excellente chaleur, mais il faut toujours avoir soin de ne pas s'essuyer. L'eau développe sur le corps une vapeur agréable et chaude qui soutire tous les principes malsains et répand sur tout l'épiderme une chaleur uniforme. Si on essuyait le corps cette chaleur ne se produirait pas plus que l'action réclamée.

Les ablutions sont utiles aux personnes faibles, à tous les âges, pour augmenter la chaleur naturelle et pour débarrasser la nature des matières maladives, mais elles sont utiles surtout aux personnes âgées. Dans un âge avancé l'homme a ordinairement moins de chaleur naturelle, mais une ablution froide l'augmente bien vite. Chez les vieillards aussi la transpiration fait souvent défaut parce qu'alors il n'y a plus une très grande activité. Grâce aux ablutions la chaleur est augmentée ainsi que la transpiration, ce qui fait que la peau sèche éprouve les bons effets à la moindre activité. La circulation du sang n'est pas très bien réglée non plus chez les vieillards, mais l'eau y obvie et dirige le sang vers toutes les directions. Quand le marasme, ou la faiblesse sénile se fait sentir aux pieds parce qu'il n'y vient plus de sang et que la mort y a plus facilement

accès, grâce aux ablutions le sang est dirigé de nouveau
vers les extrémités et la vie se prolonge.

L'eau est donc un moyen de conserver les enfants
sains et frais, c'est aussi un remède pour toutes les personnes faibles qui ne peuvent pas supporter les grands
traitements. On peut laver le corps des personnes les plus
malades tout aussi bien que leur visage et leurs mains,
mais il faut y aller avec beaucoup de précaution et de la
façon qu'il a été dit plus haut; mais toujours sans frictionner et sans essuyer.

C'est aussi un excellent remède pour les vieillards.
Leur sort serait bien plus supportable avec les ablutions,
et bien de petites infirmités disparaîtraient. Ces ablutions
agissent non seulement sur le corps mais aussi sur l'esprit.
Si le corps est la demeure de l'esprit, il faut admettre
que l'esprit est plus satisfait quand son habitation est
propre et débarrassée des principes maladifs. Peut-on comparer un misérable enfant privé de nourriture et de vêtements avec un enfant endurci grâce aux ablutions, qui a
bonne mine et bon appétit. Cette comparaison de l'enfant
peut se faire pour n'importe quel âge.

Il y aurait cent fois moins de souffrances morales,
d'abattements, de mélancolie, de désespoir, et de décou-
ragements de toutes sortes, si on soignait avec l'eau fraîche
la demeure de l'esprit. Que personne ne craigne de se
laver avec l'eau froide et que chacun au contraire cherche
son salut dans l'usage de l'eau.

Que l'on ne s'imagine pas qu'il faille se laver le corps
plusieurs fois par jour ou être toujours à la fontaine comme
l'ivrogne auprès de sa cruche de bière ou de son verre
de vin; il suffit de se laver le corps deux ou trois fois
par semaine, ce qui demande une minute, ou de bien le
laver le matin en même temps que la figure et les mains,
et on en tirera un grand profit. Les ablutions des malades
sont déterminées par les différents cas de maladie. D'après
mon système les ablutions ont un triple but: dissoudre
les matières malades, en débarrasser le corps et fortifier
la nature.

2. Applications de linges mouillés.

Quand les ménagères veulent blanchir leur toile, elles font de temps en temps une lessive. On verse de l'eau bouillante sur les cendres, et comme l'eau bouillante dissout, cela donne la lessive. On met le linge pendant plusieurs heures dans cette lessive pour que les matières dures se détachent plus facilement. On expose ensuite la toile à la chaleur du soleil, afin que les matières dissoutes soient pompées par la chaleur. Les ménagères agissent de même pour leur savonnage. L'une se fait de la lessive avec des cendres, l'autre prend de la soude ou autre dissolvant, et elles arrivent rapidement à approprier ainsi ce qu'elles n'auraient pas pu sans cela. Cela doit encore servir d'exemple aux hydropathes. Imaginons-nous que nous avons un corps malade. Il a les pieds froids, par conséquent il n'y a pas de sang, la tête au contraire est très chaude, c'est-à-dire qu'il y a trop de sang, ou bien on ressent un poids sur le cœur, parce que le sang s'y porte; le sang n'est donc pas bien distribué, il y a des dépôts. Mais il peut y avoir de petits ou de grands dépôts de sang sur toutes les parties du corps; il peut en être avec le sang comme avec un ruisseau. Les enfants arrivent et jettent des pierres dans le ruisseau, il se produit alors des tourbillons et l'eau subit un arrêt dans son cours et cherche une issue à droite ou à gauche. Le ruisseau coule plus difficilement ou même pas du tout pendant un instant. L'eau a trouvé un chemin à côté, elle s'y maintient et se creuse un nouveau lit. Il en est de même pour la circulation du sang, celui-ci peut avoir trouvé une issue; il peut s'arrêter à la tête, aux reins, et même partout, aussi les troubles de la circulation peuvent-ils être très variés. Une partie de ce sang détourné de sa voie s'en va par la transpiration, une autre partie se coagule, ce que l'on peut remarquer souvent dans la viande que nous mangeons, de façon que ces dépôts de sang forment dans les muscles une masse ferme. Quelques muscles peuvent se développer d'une façon extraordinaire et prendre la forme d'un abcès. Prenons pour exemple le gros cou ou goître; il peut certainement s'en former beaucoup sur le corps, variant seulement de grosseur. La circulation du sang est evidemment entravée d'une

façon très forte. Combien de fois ne voit-on pas l'homme
le mieux portant frappé d'attaque! Il peut y avoir un
trouble du sang dans un endroit quelconque de façon à
empêcher le sang de suivre son cours, le sang remonte
alors à la tête et aussitôt il y a une attaque. De même
que le sang peut remonter à la tête, il peut aussi affluer
au cœur et il en résulte une attaque. Qui donnera un remède capable d'empêcher ces troubles et ces dépôts de
sang et de rétablir la bonne circulation? Tel médecin
aiguillonnera l'activité du cœur, tel autre la supprimera par
un remède. Mais ce n'est pas là faire disparaître les dépôts
de sang, à mon avis, mais plutôt les provoquer, parce que
de fait la circulation du sang est alors plus faible, et porte
davantage à former des dépôts. Autrefois on faisait une
saignée de façon à ce que le malade avec moins de sang
pût se rétablir en un temps plus court. Aujourd'hui on
dit que ce moyen est une sottise, autrefois au contraire
on le regardait comme une méthode savante. J'ai connu
une personne très faible que l'on saigna 400 fois parce
qu'elle était anémique, jusqu'à ce que le sang se changea
en eau et qu'elle mourut. Pour faire disparaître les dépôts et faire suivre au sang le cours normal, l'hydropathe
a d'excellents remèdes, un surtout qui consiste à faire des
applications de linges froids. Ces applications peuvent se
faire soit à la tête, soit au cou, soit aux pieds, être longues ou courtes, etc. On les emploie partout où il y a un
dépôt de sang. Quand, par exemple, un enfant est piqué
par une abeille et qu'une inflammation se produit, il prend
un linge, le trempe dans l'eau, en enveloppe la partie malade et répète la chose. L'enfant a assez d'intelligence pour
comprendre que cet emmaillottement enlève l'inflammation.
Si les applications d'un linge mouillé ont tant d'action sur
la main, pourquoi n'en auraient-elles pas sur tout le corps
ou sur différentes parties et n'aideraient-elles pas à faire
disparaître l'inflammation et à ramener tout à son état normal. Un médecin qui avait vu des personnes guéries de
la goutte et leur avait parlé, dit: „Maintenant nous avons
un moyen de combattre la goutte, jusqu'ici nous n'en avions
réellement pas.“ La ménagère pour blanchir son linge
emploie de temps à autre de la lessive ou de la soude, on

peut donc aussi ajouter des dissolvants à l'eau destinée
aux applications. Une décoction de paille d'avoine dissout
parfaitement les dépôts goutteux; les fleurs des prés sont
regardées comme supérieures à la paille d'avoine par bien
des gens. Si on fait disparaître les dépôts goutteux, on
peut aussi faire disparaître les dépôts sanguins, et, quiconque sait distinguer les dépôts, fait ses applications dans
les endroits nécessaires et n'en accable pas tout le corps.
Si quelqu'un avait par exemple un gros ventre et qu'il s'y
soit formé quelque dépôt, ce serait une folie d'envelopper
les pieds de linges froids parce que le sang n'y descen-
drait plus. Je ferai remarquer à quiconque veut guérir
qu'il doit prêter la plus grande attention à la circulation
du sang. Celle-ci étant régulière, tout le corps se portera
bien à condition que le sang sera bon. Pour chaque maladie j'ai expliqué la façon de faire ces applications.

3. Douches.

Quand un domestique veut approprier les vêtements
de son maître, il ne se met pas à les laver, il prend
d'abord une canne et une brosse. Avec la canne il bat
les vêtements de façon à faire sortir la poussière qui y a
pénétré profondément et l'amener à la surface. Il prend
ensuite la brosse et enlève la poussière qui n'a pas été
balayée par l'air. Si la poussière a pénétré profondément
dans le vêtement et y a formé une croûte, on s'en débarrasse assez facilement de cette façon. Les habits sont
ainsi appropriés et tout en les frappant on les conserve.
Ce que je viens de dire là s'applique indifféremment à tous
les vêtements aussi bien à ceux de laine qu'aux autres.

Cette simple image nous montre la conduite à tenir
quand nous employons l'eau comme remède. Si on voyait
tous les dépôts formés dans le corps, soit grands, soit
petits, on serait étonné d'avoir tant de points malades et
on se dirait: Comment pourrai-je en venir à bout? L'un
est frappé d'une attaque par suite d'un dépôt de sang:
il ne pourra se bien porter qu'après avoir fait disparaître
ce dépôt. L'autre a le pied à moitié paralysé; le pied est
très maigre, il n'est pas suffisamment nourri, c'est pourquoi il est malade; il y a dans le corps un dépôt que

pas un remède ne dissoudra. Un troisième a de violents maux de tête, il y a un dépôt de sang dans la tête. Les souffrances de ce genre sont innombrables. La médecine n'a habituellement pas de remède pour les cas semblables ; ma façon de guérir avec l'eau a ici tout son avantage, elle est plus ou moins forte selon qu'il s'agit des enfants ou des hommes faits, sans en excepter les vieillards, de même que le domestique a des cannes plus ou moins fortes. On ne saurait croire tout ce que peuvent les douches. On voit souvent des exemples de guérison qui paraissaient impossibles parce que l'on n'avait pas de remèdes spéciaux pour guérir ces maladies. On croyait voir mourir une jeune fille tellement elle saignait du nez et tellement le sang lui montait à la tête ; un arrosoir d'eau versé sur la nuque et sur la tête suffit pour arrêter le sang.

Les différentes douches peuvent être comprises sous le nom de : Douches du cou, douches supérieures parce qu'elles concernent surtout la partie supérieure du corps ; douches des bras (quand il s'est formé par exemple un dépôt de sang que l'on ne peut pas faire disparaître par d'autres remèdes, il suffit d'y verser un ou deux arrossoirs d'eau pour le faire disparaître) ; douche des reins, elles se font sur tous les reins soit que le mal vienne du sang soit qu'il se produise par la moelle. Quand la circulation du sang est trop inactive, la douche ressemble au fouet dont on se sert pour faire avancer les chevaux. Ces dépôts de sang se forment avec une extrême facilité soit dans les reins, soit dans les cuisses. Quiconque voudra donner du mouvement au sang qui stationne par suite de paresse, emploiera les douches, ce sera le moyen de faire suivre au sang son chemin, de le faire arriver dans toutes les veines, de l'empêcher de s'arrêter dans différents endroits, et de le ramener au cœur. Combien n'y en a-t-il pas qui souffrent aux pieds soit par le froid, soit par la chaleur, soit par la marche ? Il ne faut pas s'étonner si ces maux sont la conséquence de dépôts de sang ; les douches des cuisses et des genoux produiront dans ce cas le même effet que les douches des reins sur les reins. Quelqu'un a les genoux enflés, l'inflammation s'y met et les douleurs sont grandes. Qui voudra nier qu'il s'est formé des dépôts de sang qui troublent la circulation. La douche sur les genoux frappe, et frappe à coups redoublés jusqu'à ce que ce dépôt disparaisse. C'est ainsi que de simples douches arrivent souvent à faire disparaître les plus grandes inflammations et les plus violentes douleurs, quand on sait les faire d'une façon intelligente comme le domestique avec ses vêtements. — Christian, au dire des médecins, souffrait d'un emphysème qui était la conséquence d'une pneumonie. Il est évident qu'après la guérison il était encore resté beaucoup de glaires qui s'étaient collées aux organes intérieurs et qui n'allaient pas plus loin. Six douches sur les épaules et la poitrine vinrent à bout de tout; une certaine quantité de glaires s'étaient détachées et le malade respirait parfaitement. Quelques-uns diront peut-être qu'il suffit de donner la douche, comme le recommandent les médecins, en une sorte de pluie torrentielle. Je ne suis pas de cet avis, parce qu'une telle pluie enlève trop de chaleur à la nature et s'applique aussi aux parties du corps qui ne sont pas malades. C'est comme si le domestique prenait une grande canne et frappait indifféremment à tort et à travers sur les vêtements qu'il a à approprier. Celui qui sait bien arroser est un artiste dans l'art de guérir. Celui au contraire qui méprise ce moyen est gêné et ne peut pas être utile à un malade. Par différents exemples j'ai montré comment on pouvait employer indifféremment les douches.

4. Les bains.

De même qu'il y a plusieurs façons d'arroser les différentes parties du corps, il y a aussi différentes sortes de bains qui ont de l'action sur certaines parties malades ou sur tout le corps. Combien de fois n'arrive-t-il pas que ceux qui souffrent de maux de tête prennent un bain de pieds chaud, dans lequel on a mis des cendres et du sel, pour tirer le sang de la tête, et se débarrassent ainsi de leurs souffrances. De même qu'il y a des bains de pieds il y a aussi des bains de genoux et de cuisses, des bains jusqu'à mi-corps ou des bains complets, des bains chauds et des bains froids. Ils agissent sur différentes parties du corps ou sur tout le corps comme l'exige la situation. On emploie les bains chauds quand la chaleur manque et que

la nature a besoin d'être secondée, ou bien encore quand
pour les dépôts goutteux et semblables où il faut agir
énergiquement, on veut pouvoir faire des applications de
linges froids comme il est dit dans les exemples cités. J'ai
désigné de cette façon les différents bains : Bains de pieds,
bains de genoux, bains de cuisses, bains entiers, bains de
mains, bains d'yeux, etc. Les cas cités montrent suffisamment quand il faut y avoir recours.

5. Wühlhuber. — Thé régulateur. I.*

Il y a 40 ou 50 ans il était de mode de se saigner
à telle partie de l'année et de prendre un ou deux purgatifs à telle autre date notée sur le calendrier. Mais les
époques des temps et les opinions des hommes se succè-
dent sans se ressembler !

Aujourd'hui encore bien des gens sont convaincus
qu'ils doivent de temps à autre curer l'estomac de fond
en comble.

On en rirait volontiers si le sujet n'était souvent
assez grave pour tirer des larmes. D'ailleurs on recon-
naîtra bien vite la fausseté de l'opinion précitée si, avec
un esprit réfléchi, calme et sain, on veut bien se donner
la peine d'étudier l'hygiène de certains hommes, pour ne
pas dire de toute la société, et de songer aux aliments
et aux boissons qu'ils absorbent.

Si l'estomac ainsi fatigué et martyrisé pouvait parler
il réclamerait du secours contre tous ses bourreaux aussi
audacieux que fous. Mais il ne peut que tout engloutir
en silence, et ainsi non seulement se gâter mais encore se
ruiner complètement.

A mon avis il faut donc faire suivre à notre estomac
une hygiène raisonnable, et traiter humainement cet ouvrier
qui pose les fondements nécessaires aux travaux du lendemain. De cette façon seulement on conservera la santé de
l'estomac, ce travailleur fidèle et actif. S'il devenait malade — et cela peut arriver — je suis tout-à-fait opposé
à l'emploi de laxatifs violents ou drastiques, et je repousse
toutes les médecines un peu fortes, quel que soit leur nom.

---

* Voir la page 317.

Par les laxatifs on cherche surtout à produire des selles plus abondantes sans nuire à la santé et en fortifiant le corps. Ce résultat peut s'obtenir d'une autre façon, aussi simple qu'inoffensive, et grâce à laquelle les plantes employées n'attaquent pas l'estomac comme un ennemi, mais le sustentent et le soutiennent comme de bons amis, lui communiquent de l'activité et de la force, et prêtent leur aide aux sucs gastriques.

Pendant longtemps j'ai cherché parmi les plantes celles qui, en dehors de leur vertu particulière, n'agissent cependant sur l'estomac d'une façon efficace que *viribus unitis*, c'est-à-dire que, tout en débarrassant l'estomac des matières corrompues, ces plantes le fortifient suffisamment pour ne pas provoquer d'arrêt dans son travail et ne pas déterminer des vents et des gargouillements.

Je crois avoir trouvé ce remède et son dosage. Ces deux sortes de thé ne doivent pas demeurer un secret. Je souhaite au contraire que beaucoup de personnes en usent et l'utilisent pour adoucir les maux de leurs semblables.

Ce produit a été baptisé par une main étrangère et non par moi. Le thé ayant donné de la régularité aux selles d'un de mes amis, celui-ci le nomma : thé régulateur. Je n'avais rien à dire contre ce nom ou à y changer. Depuis, ce thé a soulagé des centaines de personnes et pourrait raconter beaucoup, car il a été expédié en grandes quantités, et souvent, jusqu'en Suisse et en Hongrie.

Les deux recettes du médicament sont les suivantes. Prenez deux cuillerées à bouche de fenouil moulu, deux cuillerées de baies de genièvre broyées, une cuillerée de fœnum græcum, une cuillerée de poudre d'aloès. Mêlez bien le tout et gardez-le au sec dans une boîte. Le médicament n'agit qu'après 12 ou 30 heures. On boit ce thé, c'est-à-dire la contenance d'une petite tasse, ordinairement le soir avant de se coucher. Pour une tasse de thé on fait bouillir pendant ¼ d'heure une cuillerée à café du mélange ; on peut le boire chaud ou froid, avec ou sans sucre.

Les natures robustes peuvent boire une tasse de ce thé deux jours de suite. Les personnes malades agiront sagement en mettant deux ou trois jours pour boire le contenu d'une tasse, c'est-à-dire en buvant chaque jour cinq ou six cuillerées du liquide. Sans éprouver la moindre douleur on sent le remède travailler, chercher, ramasser, fouiller dans l'estomac.

Beaucoup de personnes, tout en faisant usage du thé, ne constatent pas de résultat positif, malgré le travail interne. La police cherche souvent aussi le voleur sans le trouver. Le médicament cherche ; mais là où il n'y a rien à trouver et à expulser, il laisse du moins le reste en repos, et ne provoque pas une grande et douloureuse faiblesse comme cela a lieu pour les autres laxatifs.

Ce remède agit non seulement sur les selles mais sur l'urine ; il débarrasse aussi la poitrine de ses amas glaireux.

Plusieurs fois il est arrivé que des diarrhées difficiles à guérir avaient été complètement enrayées par ce thé qui enlevait le reste des matières corrompues et faisait succéder le calme au feu intérieur. Il suffit de boire en trois fois une tasse de thé par jour.

Thé régulateur. II.

Voici la seconde recette du médicament :

Deux cuillerées à bouche de fenouil moulu,
Trois cuillerées à bouche de baies de genièvre broyées,
Trois cuillerées à bouche de poudre de racine de hièble,
Une cuillerée à bouche de fœnum grecum,
Une cuillerée à bouche de poudre d'aloès.

Ce thé n'exclut pas l'action sur les selles ; mais agit plutôt sur les reins et la vessie que sur l'estomac et l'intestin ; il expulse les matières malsaines par les voies urinaires. Il faut employer tranquillement cette seconde recette quand on ressent du malaise dans le bas-ventre (aux environs de la vessie), ou quelque difficulté à uriner, ou encore des douleurs dans la vessie et aux reins, c'est-à-dire les prodromes de l'hydropisie.

Les règles données dans le premier cas pour l'emploi du médicament sont à observer pour la deuxième recette.

Conclusion.

Dans mon livre intitulé „Ma cure d'eau" j'ai fait observer que je publierais en son temps un livre sur l'éducation. Depuis que „Ma cure d'eau" a été lu un peu partout, j'ai reçu de nombreuses lettres pour me demander quand devait paraître l'ouvrage annoncé. Malgré la meilleure volonté du monde je n'ai pas trouvé le temps de l'écrire et cependant je ne voulais pas manquer à ma parole. Je me suis donc enfermé pour travailler et pouvoir produire le livre à son temps. Le voici terminé ; il doit aborder le monde comme „Ma cure d'eau." Vu le manque de temps je n'ai pas pu travailler l'ouvrage comme on s'y attendait sans doute. Mon désir n'était pas non plus d'écrire un ouvrage scientifique, et je ne prétends d'ailleurs pas le moins du monde être un savant et un érudit. Au contraire, mon but était de parler aux gens dans un langage tout à fait familier, tout comme le simple curé de campagne qui dans un sermon pratique dit à ses ouailles ce qui est utile et raisonnable. Avec l'expérience de toute une vie et les observations recueillies durant ce temps, je veux pouvoir dire à tous les lecteurs „comment il faut vivre."

Comme les sermons pleins de dures vérités sont souvent mal accueillis, ainsi les leçons exposées dans mon livre ne vont sans doute pas être bien reçues par tout le monde. Mais cela n'exclut rien ; car, on n'accepte pas plus les vérités de la vie ordinaire que l'on n'accepte toutes les vérités énoncées dans un sermon. Il est à souhaiter que l'on fasse une expérience et l'on verra déjà qui a tort et qui a raison.

Dans „Ma cure d'eau" qui s'est répandu un peu partout, j'avais formé le souhait de voir des spécialistes s'occuper des cures d'eau et me décharger de ce poids, car j'ai suffisamment à faire dans mon ministère spirituel. Quand même on ne le croirait pas, je puis dire que je n'ai pas fait d'études médicales et que je ne me suis pas adonné passionnément à la pratique. La nécessité m'a poussé à étudier les bons effets d'une cure d'eau, et j'ai continué par compassion pour tous les malheureux qui souffrent; je souhaite ardemment cependant que l'on me débarrasse de cette charge. Un médecin que j'ai recommandé a commencé à appliquer cette méthode aux bains de Jordan, et il s'en trouve très bien, et les malades sont contents d'être guéris par des moyens aussi simples. — Un autre médecin qui a appris à traiter par l'eau et l'a fait pendant six mois, disait: „Il est étonnant que l'eau puisse agir d'une façon aussi simple." Il avait fondé une espèce de clinique et les malades se trouvaient bien de ce traitement. — Un troisième médecin, Dr. Bilfinger, est venu ici aussi, a tout examiné avec soin, et au bout de quelques jours il s'est épris de toute la méthode, et cherche maintenant à être utile aux malades de la même façon. Comme on lui demandait si la méthode lui plaisait, il répondit: „Les malades qui sont partis de Stuttgard pour y revenir guéris m'ont convaincu de l'excellence de la méthode. Ils m'ont fourni l'occasion d'étudier cette méthode de plus près, et je suis émerveillé de la simplicité et des bons résultats du traitement. Je ferai mon possible pour faire prévaloir cette méthode. — Le Dr. Bernhuber, médecin aux eaux de Wœrishofen est parti pour Rosenheim. Ce médecin, célèbre par ses opérations, disait souvent: „Si je n'avais pas les exemples sous les yeux, je ne pourrais pas croire que l'eau puisse produire de tels résultats." On demanda un médecin pour Rosenheim, „afin de traiter les malades par la même méthode" dit-on. — Comme les autres médecins, le Dr. Klotz de Neu-Ulm a étudié la méthode pendant six semaines, l'a pratiquée et il disait finalement: „La médecine me réjouit de nouveau parce que j'ai appris à guérir des maladies que l'on désespérait de guérir." Ce médecin a aussi commencé par la cure d'eau, et dans une visite qu'il me fit il disait que la méthode lui réussissait parfaitement et qu'il avait déjà guéri bien des personnes qu'il n'aurait pas pu guérir sans cela. — Le Dr. Schlichte, médecin à Biberach, a aussi étudié cette méthode et l'a mise en pratique. — A Prague (en Bohème) le professeur Jezek a aussi guéri quelques malades.

C'est avec le plus grand plaisir que j'ai vu tous ces hommes s'adonner ainsi avec zèle à l'étude de ce qu'ils croyaient utile à l'humanité, et je souhaite qu'il y en ait beaucoup d'autres convaincus que l'eau employée d'une façon si simple est un excellent remède. Je ne veux pas me faire passer pour avoir découvert que l'eau est un remède ; je cherchais seulement à employer le jet de l'eau pour le salut de l'homme et de la façon la plus simple. J'ai reçu bien des lettres d'écrivains qui me demandaient d'envoyer dans leur contrée un médecin qui aurait étudié ma méthode. Cela me peinait de ne pouvoir envoyer des médecins à ces braves gens.

Si quelque jeune médecin, sans position assurée, lisait ces lignes, je lui dirais : „Apprenez à connaître ce simple traitement ! Vous serez utile à l'humanité et vous vous ramasserez une fortune !“ Je puis assurer à tous que le but de mon ouvrage n'est pas de me rendre célèbre ni de me faire passer pour plus qu'un praticien, au contraire j'ai beaucoup d'estime pour tout état quand il est bien exercé. Nous apprenons tous les jours, et pendant toute l'existence nous sommes à l'école de l'expérience, et au jour même de notre mort nous ne savons pas encore tout.

On dira : „On meurt même en suivant la méthode de la cure d'eau ; on n'a pas pu sauver un tel et un tel“ ou bien encore : „Mon état a empiré en suivant cette méthode.“ A cela je réponds simplement : „Il n'y a pas d'herbe spéciale pour empêcher la mort ; chacun doit mourir.“ Souvent aussi il y a des personnes qui viennent pour suivre une cure d'eau quand elles ont été abandonnées par tous les médecins. Ou bien d'autres viennent quand la mort a déjà la main sur elles, et poussées par le besoin d'être bien portantes. Un pareil malade vint de fort loin, il était épuisé par le voyage et ne pouvait même pas me dire quelle était sa maladie. Il dut se coucher de suite, il avait une pneumonie. On ne pouvait pas songer à employer l'eau. Au bout de neuf jours il mourut, et beaucoup dirent „La cure d'eau l'a tué !“ Un homme vint me trouver avec une telle maladie de cœur qu'il ne pouvait pas monter un escalier. Deux fois seulement il s'était lavé dans sa chambre, et pendant qu'il se promenait dans le jardin il tomba mort. On rejeta sur l'eau la cause de cette mort. Mais quiconque a appris à réfléchir, ne fait pas attention à tout cela. Il est évident que la cure d'eau peut être nuisible à l'un ou à l'autre ; mais cela n'arrive que faute de précautions prises pour le traitement. Un des médecins précités disait : „Les différents traitements sont si délicats qu'il est très difficile de choisir l'un plutôt que l'autre, quand l'on n'a pas appris à connaître l'action de l'eau et qu'on ne l'a pas expérimentée.“ C'est pourquoi je n'ai pas seulement décrit dans mon ouvrage les différents cas de maladie avec leurs traitements respectifs, mais j'ai fait remarquer chaque fois les effets des traitements, pour qu'il n'y ait pas la moindre obscurité, et je mets en garde de nouveau contre les exagérations, les imprévoyances, et l'irréflexion. Par la description exacte des maladies et de leurs traitements, il est facile pour chacun de trouver ce qui le concerne. Je fais cette observation parce qu'il m'est impossible de répondre d'une façon particulière.

Et maintenant, toi aussi, cher conseiller, va comme „Ma cure d'eau“ à travers le monde, et enseigne chaque jour, ainsi que l'indique ton titre : „Comment il faut vivre !“ Si l'on suit ton conseil, c'est bien ; — si on ne t'écoute pas et que l'on te méprise, supporte-le ; car l'adversité est un peu le lot de tous. Ne marche pas sans la consécration de la religion ; mais pars avec cette bénédiction comme l'enfant avec celle de ses parents quand il quitte sa patrie. Que le ciel te bénisse ! Ton auteur demandera lui-même chaque jour à Dieu de te donner sa bénédiction comme guide.

Wœrishofen, fête de Ste-Justine patronne de la paroisse ; 26 septembre 1889.

L'auteur.

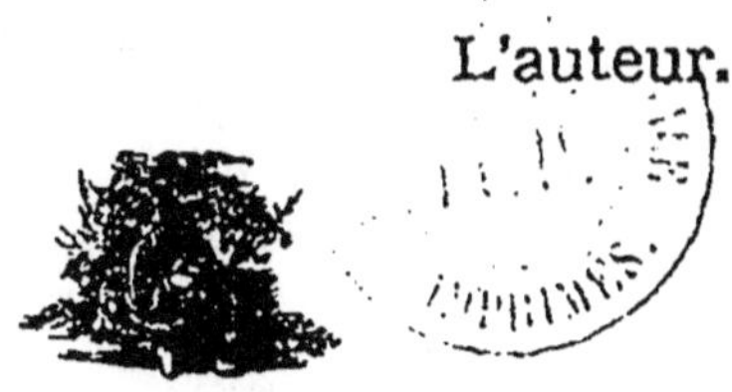

Table alphabétique.

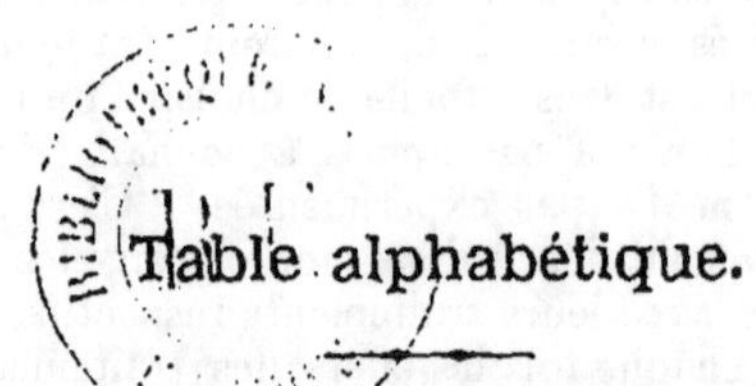

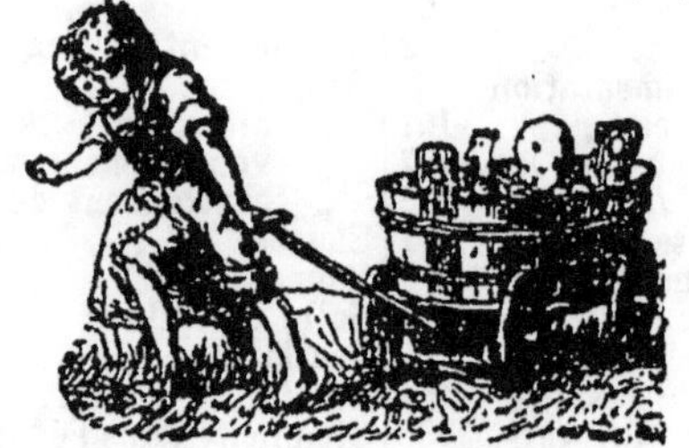

Monsieur Séb. Kneipp, curé à Wœrishofen, qui s'est
acquis en peu de temps une célébrité universelle par son
original traitement hydrothérapique, a publié, bientôt après
l'apparition de son premier livre, un second ouvrage intitulé : „Voilà comment vous devez vivre." Cet ouvrage a
eu, en Allemagne seulement, dix éditions, dont la présente
traduction est la seule qui soit légitime et autorisée par
Monsieur Kneipp lui-même.

Les matières contenues dans ce livre se divisent en
deux parties.

La première, destinée surtout aux personnes bien
portantes, traite des conditions d'une bonne santé et des
moyens de la conserver. Monsieur Kneipp y fait connaître
les nombreuses expériences qu'il a faites dans l'espace de
71 ans sur le genre de vie le plus conforme à la nature,
le plus simple et le plus raisonnable : il traite notamment
avec un luxe de détails tout particulier les chapitres con-
cernant la nourriture, les vêtements, l'éducation, le soin
de la santé.

Dans la seconde partie, l'auteur rapporte une suite
de cas dans lesquels des maladies d'une nature particulière ont été guéries par l'emploi de son traitement hydrothérapique : il y donne des indications pratiques, des conseils nombreux sur les différentes manières d'employer
l'hydrothérapie, tout en expliquant les motifs qui assurent
le succès à tel procédé dans certain cas, à tel autre dans
un cas différent.

On trouvera dans la „Brochure sur Kneipp" des
enseignemens plus précis sur l'origine et la propagation
de son traitement hydrothérapique, sur les ouvrages publiés
par lui, sur les opinions de la presse, les avis des médecins au sujet des procédés employés par Monsieur Kneipp,
enfin l'annonce de l'atlas végétal — c'est-à-dire des gra-
vures (coloriées) représentant toutes les plantes médici-
nales, dont l'emploi est recommandé par Monsieur Kneipp.

Il est facile de faire venir, gratis et franco, cette
petite brochure de 64 pages, richement illustrée, en s'adres-
sant à l'éditeur.